达医达药济天下丛书

达州重点药用植物图鉴

DAZHOU ZHONGDIAN YAOYONG ZHIWU TUJIAN

陈铁柱 周先建 主编

四川科学技术出版社

图书在版编目（CIP）数据

达州重点药用植物图鉴 / 陈铁柱, 周先建主编. ——
成都 : 四川科学技术出版社, 2024.3
（达医达药济天下）
ISBN 978-7-5727-1266-1

Ⅰ.①达… Ⅱ.①陈… ②周… Ⅲ.①药用植物—达
州—图集 Ⅳ.①R282.71-64

中国国家版本馆CIP数据核字(2024)第053398号

达医达药济天下丛书
达州重点药用植物图鉴
DA YI DA YAO JI TIANXIA CONGSHU　　DAZHOU ZHONGDIAN YAOYONG ZHIWU TUJIAN

主　　编　陈铁柱　周先建

出 品 人　程佳月
策划组稿　钱丹凝
责任编辑　税萌成
营销编辑　鄢孟君
封面设计　筱　亮
责任出版　欧晓春
出版发行　四川科学技术出版社
　　　　　成都市锦江区三色路238号　邮政编码 610023
　　　　　官方微博 http://weibo.com/sckjcbs
　　　　　官方微信公众号 sckjcbs
　　　　　传真 028-86361756
成品尺寸　210 mm×285 mm
印　　张　12.25
字　　数　200千　　插页 1
印　　刷　成都市金雅迪彩色印刷有限公司
版　　次　2024年3月第1版
印　　次　2024年10月第1次印刷
定　　价　98.00元

ISBN 978-7-5727-1266-1

邮　　购：成都市锦江区三色路238号新华之星A座25层　邮政编码：610023
电　　话：028-86361770

《达医达药济天下丛书》编辑委员会

张 鑫 四川省中医药发展服务中心　　贾国夫 四川省草原科学研究院

张雪梅 西华师范大学　　顾 健 西南民族大学

陈 莹 四川省中医药管理局　　徐 涛 四川省中医药管理局

陈发军 内江师范学院　　高兰阳 西南医科大学附属医院

陈铁柱 四川省中医药科学院　　黄春萍 四川师范大学

易进海 四川省中医药科学院　　董洋利 德阳市食品药品安全检验检测中心

罗 冰 四川省中医药科学院　　蒋舜媛 四川省中医药科学院

罗 诚 绵阳市中医院　　辜云杰 四川省林业科学研究院

罗 敏 内江市食品药品检验检测中心　　程 俐 乐山市农业科学研究院

周 琅 四川省中西医结合医院　　税丕先 西南医科大学

周 毅 四川省中医药科学院　　舒光明 四川省中医药科学院

周先建 四川省中医药科学院　　温川彪 成都中医药大学

赵 川 中国科学院成都生物研究所　　裴 瑾 成都中医药大学

胡 平 四川省中医药科学院　　廖 建 四川省中医药管理局

侯 凯 四川农业大学　　谭 睿 西南交通大学

祝之友 洪雅县中医院　　谭莉业 四川省中医药管理局

祝正银 四川省食品药品学校　　黎跃成 四川省食品药品检验检测院

祝世杰 四川省食品药品学校　　潘仁平 自贡市中医院

贺 飞 四川省中医药管理局

本书编委会

主　编

陈铁柱　四川省中医药科学院

周先建　四川省中医药科学院

副主编

李青苗　四川省中医药科学院

林　娟　四川省中医药科学院

吴　萍　四川省中医药科学院

周　霞　四川省中医药科学院

编　委（以姓氏笔画为序）

王　育　达州市食品药品药检所

王化东　四川中医药高等专科学校

王洪苏　四川省中医药科学院

方清茂　四川省中医药科学院

向　缅　四川省中医药科学院

刘姿怡　西南医科大学

刘彪杰　成都师范学院

孙　川　乐山职业技术学院

李青苗　四川省中医药科学院

杨玉霞　四川省中医药科学院

吴　萍　四川省中医药科学院

张　美　四川省中医药科学院

陈铁柱　四川省中医药科学院

林　娟　四川省中医药科学院

罗　冰　四川省中医药科学院

周　毅　四川省中医药科学院

周　霞　四川省中医药科学院

周先建　四川省中医药科学院

胡　平　四川省中医药科学院

钟廷瑜　四川省中医药科学院

贺雪峰　达州中医药职业学院

黄春萍　四川师范大学

舒光明　四川省中医药科学院

裴天兵　万源市中医院

廖瑞熙　中国药科大学

程婷婷　四川省中医药科学院

总　序

　　四川省达州市，地处四川东北部、大巴山南麓、中国南北气候分界线，历史源远流长，有近 5 000 年的考古史、2 300 余年的建制史，从商到秦汉就是巴人活动的中心地带，与中原文化交相辉映，又称"巴人故里"。4 亿年前泥盆纪海侵，隆起横亘的大巴山，成为三世纪冰川南下的"物种避难所"，保留着较为完整和原始的自然生态系统，栖息、孕育、分化了种类繁多的野生动植物，素有"秦巴药库"之称。

　　"秦巴无闲草，遍地皆灵药"。《本草经解要》和历代地方志均有记载药用资源，最新普查 2 103 种，全市中药材种植面积达 80 万亩①、品种 89 个，规模 5 000 亩以上的中药材种植基地 16 个，乌梅、天麻、淫羊藿等大宗品种 30 多个。如达川的乌梅、白芷；宣汉的黄连、淫羊藿、党参、厚朴；万源的天麻、杜仲、黄柏；渠县的白芍、百合；大竹的百部；开江的银杏叶……建成乌梅、厚朴等 39 个现代中药科技产业、道地中药材种植基地。"达川乌梅"被评为全国十大优异农作物种质资源，万源成为国家中药材可追溯系统试点县。

　　20 世纪 50 年代，达州收集整理民间中医药偏方验方多达 5 000 个，汇聚了巴人 4 000 多年的智慧结晶。近代巴渠杏坛人才济济，中医内科伍佰伦、周道成、余丹成、唐科香、覃义昌，儿科龙先明，骨科谭云成、龚益斋……至今有省市名中医 61 人、中医药高层次人才 480 人，名方验方不胜枚举。

　　近年来，达州市委、市政府高度重视中医药工作，在全国率先单独设置政府组成部门——达州市中医药管理局，全力推进中医药事业、产业、文化"三位一体"高质量发展和中医药强市建设，潜心挖掘本土中医药资源宝藏，组织编撰《达医达药济天下丛书》，赋能传承创新，浓郁杏林春暖。

---

① 1 亩 ≈ 666.7 m²。

如今丛书付梓，邀我写序，样书初读，感慨万千。既有陈福安老先生耄耋之年仍呕心沥血亲自主笔《疑难杂病证治宝鉴》，也有陈铁柱等青年砥柱厚朴行医、心存远志编撰《达州中药资源志要》《达州重点药用植物图鉴》，资源荟萃，经验宝鉴，达医达药，薪火相传，是目前全面阐述达州中医药资源的一套专著，对于服务百姓健康、促进达州中医药发展必有借鉴、传承和资政作用。

传承不泥古，创新不离宗。坚信《达医达药济天下丛书》沐浴在新时代的阳光中，一定会历久弥新、赓续辉煌！

诚为记。

四川省中医药科学院院长　　王超

2023 年 6 月 28 日于成都

前　言

　　地处秦巴山脉生态系统核心区的四川省达州市，有着得天独厚的地理环境优势，素有"动植物基因库"和"秦巴药库"之称。

　　2011 年 11 月至 2022 年 12 月，四川省中医药科学院作为四川省中药资源普查技术牵头单位，组织四川师范大学等高等院校参与了达州市的中药资源普查工作，普查组在野外调查中跋山涉水、风餐露宿、日夜兼程，经过艰苦的努力，取得了详细的物种照片、标本等资料，共采集标本 15 000 多份，鉴定人员主要有四川省中医药科学院舒光明研究员、周毅研究员、钟廷瑜副研究员、周先建副研究员、王化东副教授等。根据全国第四次中药资源普查成果，达州市共有中药资源 2 103 种，其中药用植物 1 632 种，有大宗品种 30 多个，达川乌梅为国家地理标志保护品种，宣汉黄连、党参、木香、厚朴等品种量大质优，万源"三木药材"、太白贝母（莩贝）、皮窝桔梗和渠县白芍、白芷、百合等大宗药材品种具有显著的地方特色。

　　2022 年 12 月，四川省中医药科学院受达州市中医药管理局委托，组织团队编写《达州重点药用植物图鉴》等书。本书共记载列入《中华人民共和国药典·一部》（2020 年版）的重点药用植物 224 种，占全省重点药用植物的 58.3%，首次全面介绍了重点药用植物资源概况，包括植物名、药材名、植物照片、药材照片、生长环境、资源保护与开发利用产地、生境及药用价值等。本书不仅具有较高的学术价值，也具有一定的经济价值，既可方便查阅达州市各地的药用植物分布状况，又可为实现中药资源的有效保护和可持续开发利用提供理论依据，对于广大中医药科研和管理人员、中药开发技术人员、环境保护管理者及政府决策部门实为一本好的参考书和工具书。

　　本书的编写工作得到了国家中医药管理局全国中药资源普查项目（GZY-KJS-2018-004）、2017 年中医药公共卫生服务补助资金"全国中药资源普查项目"（财社〔2017〕66 号）、2018 年公共卫生服务补助资金"全国中药资源普查项目"（财社〔2018〕43 号）、2019 年医疗服务与保障能力提升补助资金（中医药事业传承与发展部分）"全国中药资源普查项目"（财社〔2019〕39 号）等普查项目的支持，同时得到了国家中医药管理局全国名老中医药专家传承工作室项目（舒光明全国名老中医药专家传承工作室）的支持，在此表示感谢。

　　由于编者水平有限，若有遗漏之处，希望广大中药资源工作者能够提供更详实的资料和信息，以便我们再版之时修订完善。

编者

2024 年 8 月

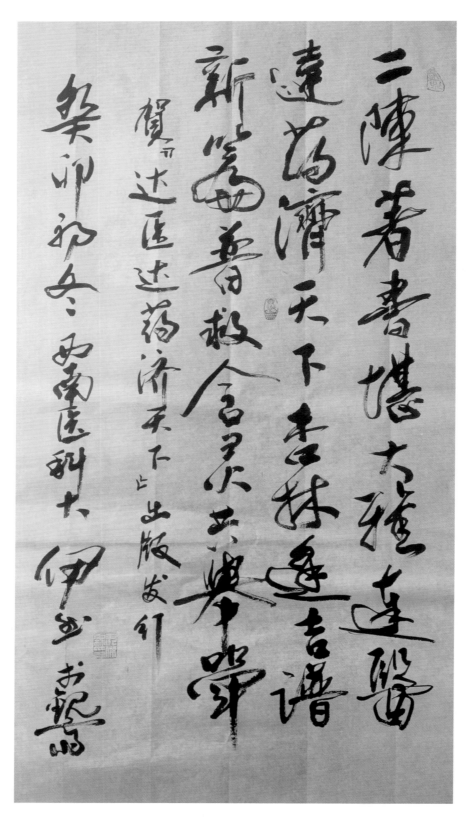

二陈著书堪大雅连医

远药济天下杏林春意浓

新篇普救众灵五类十堂

贺《达医达药济天下》出版发行

癸卯初冬，西南医科大

伊杰霖

四川省中医药科学院原党委书记尹杰霖先生为本书题字

目　录

艾

【药材名】 艾叶。

【来源】 本品为菊科植物艾*Artemisia argyi* Levl.et Vant.的干燥叶。夏季花未开时采摘，除去杂质，晒干。

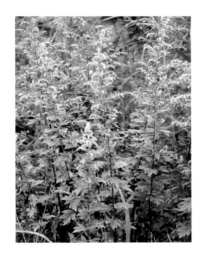

原植物

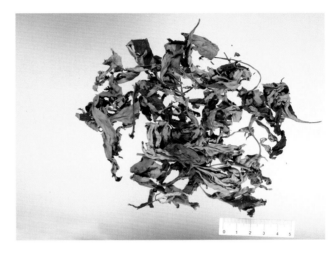

药材

【植物形态要点】 主根明显，略粗长，直径达1.5 cm，侧根多。茎单生或少数，有明显纵棱，褐色或灰黄褐色，基部稍木质化，上部草质，并有少数短的分枝。叶厚纸质，上面被灰白色短柔毛，并有白色腺点与小凹点，背面密被灰白色蛛丝状密绒毛。头状花序椭圆形，无梗或近无梗，每数枚至10余枚在分枝上排成小型的穗状花序或复穗状花序，并在茎上通常再组成狭窄、尖塔形的圆锥花序，花后头状花序下倾。瘦果长卵形或长圆形。

【功能主治】 温经止血，散寒止痛，祛湿止痒。用于吐血，衄血，崩漏，月经过多，胎漏下血，少腹冷痛，经寒不调，宫冷不孕；外治皮肤瘙痒。醋艾炭温经止血，用于虚寒性出血。

【生长环境与产地分布】 生于低海拔至中海拔地区的荒地、路旁河边及山坡等地，局部地区为植物群落的优势种。达州各地均有分布。

【资源保护与开发利用】 艾的产地分布极广，除极干旱与高寒地区外，几乎遍及全国。艾具有抗逆性及适应性强、管理粗放、自繁能力强、观赏价值较高等优点，在城市园林绿化中具有广阔的应用前景。艾叶的化学成分主要有挥发油、黄酮类、鞣质类、三萜类、桉叶烷类、多糖类、微量元素等。艾叶所含的组分相当复杂，其成分组成以及主要成分含量随着产地、栽培方式、品种选用、采收时间等的不同有所差异。

凹叶厚朴

【药材名】 厚朴。

【来源】 本品为木兰科植物凹叶厚朴*Magnolia officinalis* var. *biloba* Rehd.et Wils.的干燥干皮、根皮及枝皮。4—6月剥取，根皮和枝皮直接阴干；干皮置沸水中微煮后，堆置阴湿处，"发汗"至内表面变紫褐色或棕褐色时，蒸软，取出，卷成筒状，干燥。

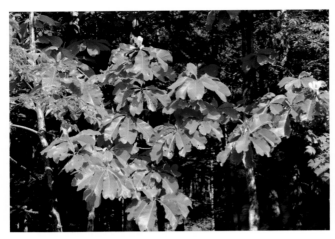
原植物

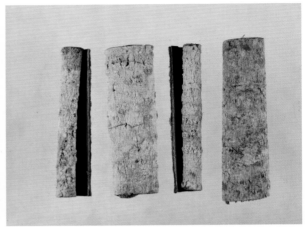
药材

【植物形态要点】　叶先端凹缺，呈2钝圆的浅裂片，但幼苗之叶先端钝圆，并不凹缺，聚合果基部较窄。

【功能主治】　厚朴燥湿消痰，下气除满。用于湿滞伤中，脘痞吐泻，食积气滞，腹胀便秘，痰饮喘咳。

【生长环境与产地分布】　生于山区。多栽培于山麓和村舍附近。达州各地均有分布。

【资源保护与开发利用】　厚朴主要有"川朴""温朴"和"永道"三大产区。"川朴"产区主要在四川中西部、湖北西部、重庆等地。厚朴的化学成分主要有木脂素类厚朴酚、厚朴醇、挥发油、生物碱、黄酮类、鞣质、皂苷等。

❦ 菝葜 ❦

【药材名】　菝葜。

【来源】　本品为百合科植物菝葜 *Smilax china* L.的干燥根茎。秋末至次年春采挖，除去须根，洗净，晒干或趁鲜切片，干燥。

【植物形态要点】　攀援灌木；根状茎粗厚，坚硬，为不规则的块状，粗2～3 cm。茎长1～3 m，少数可达5 m，疏生刺。叶薄革质或坚纸质，干后通常为红褐色或近古铜色，圆形、卵形或其他形状，长3～10 cm，宽1.5～6.0（10.0）cm，下面通常为淡绿色，较少苍白色；叶柄长5～15 mm，几乎都有卷须，脱落点位于靠近卷须处。伞形花序生于叶尚幼嫩的小枝上，具十几朵或更多的花，常呈球形；花序托稍膨大，近球形，较少稍延长，具小苞片；花绿黄色；雄花中花药比花丝稍宽，常弯曲；雌花与雄花大小相似，有6枚退化雄蕊。浆果直径6～15 mm，熟时红色，有粉霜。

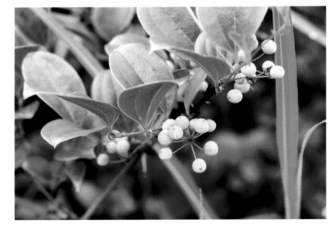
原植物

【功能主治】　利湿去浊，祛风除痹，解毒散瘀。用于小便淋浊，带下量多，风湿痹痛，疔疮痈肿。

【生长环境与产地分布】　生于海拔2 000 m以下的林下、灌丛中、路旁、河谷或山坡上。达州各地均有分布。

【资源保护与开发利用】　菝葜科药用植物资源多分布于喀斯特地貌的石缝或灌丛中，生长周期长，资源逐年减少，采挖越来越困难，而用量却在逐年增加，导致了市场价格的直线上升。其成分中的甾体皂苷具有很好的抗炎、抗肿瘤和降血脂活性, 黄酮及其苷类成分具有抗菌、抗病毒、抗氧化、消炎镇痛、保肝、降压、抗衰老等药理活性, 甾醇及其苷类化合物具有预防心血管系统疾病、抑制肿瘤、促进新陈代谢等生理功能, 其余成分还有有机酸以及醛酯等。

白花前胡

【药材名】 前胡。

【来源】 本品为伞形科植物白花前胡*Peucedanum praeruptorum* Dunn的干燥根。冬季至次春茎叶枯萎或未抽花茎时采挖, 除去须根, 洗净, 晒干或低温干燥。

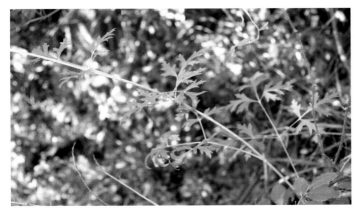
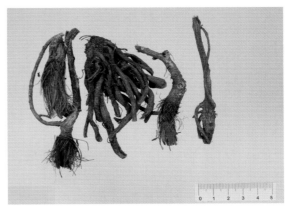

原植物　　　　　　　　　　　　　　　　　药材

【植物形态要点】 多年生草本, 高0.6～1.0 m。根茎粗壮, 直径1.0～1.5 cm, 灰褐色, 存留多数越年枯鞘纤维; 根圆锥形, 末端细瘦, 常分叉。茎圆柱形, 下部无毛, 上部分枝多有短毛, 髓部充实。复伞形花序多数, 顶生或侧生; 花序梗上端多短毛; 总苞片无或1至数片, 线形; 伞辐6～15, 不等长, 内侧有短毛; 小总苞片8～12, 卵状披针形, 有短糙毛; 小伞形花序有花15～20; 花瓣卵形, 小舌片内曲, 白色; 萼齿不显著; 花柱短, 弯曲, 花柱基圆锥形。果实卵圆形, 背部扁压, 棕色, 有稀疏短毛, 背棱线形稍突起, 侧棱呈翅状, 比果体窄, 稍厚; 棱槽内油管3～5, 合生面油管6～10; 胚乳腹面平直。

【功能主治】 降气化痰, 散风清热。用于痰热喘满, 咯黄稠痰, 风热咳嗽、痰多。

【生长环境与产地分布】 生于海拔250～2 000 m的山坡林缘, 路旁或半阴性的山坡草丛中。达州各地均有分布。

【资源保护与开发利用】 目前, 前胡主要来源于大田种植, 野生前胡资源甚少。白花前胡野生资源目前主要分布于我国安徽的皖南山区, 浙江的西北部地区, 湖北的鄂西南地区, 贵州的黔东南地区和铜仁地区, 河南的豫西南地区, 湖南的湘中、湘西地区, 江西东北部地区以及成都等地; 白花前胡的栽培资源主要分布于四川、湖北、安徽、浙江、贵州、重庆等地区。化学成分主要为香豆素类及挥发油、菲醌类、有机酸、甾醇类等有机化合物。

白 及

【药材名】 白及。

【来源】 本品为兰科植物白及*Bletilla striata* (Thunb. ex A.Murray) Reichb. f.的干燥块茎。夏、秋二季采挖, 除去须根, 洗净, 置沸水中煮或蒸至无白心, 晒至半干, 除去外皮, 晒干。

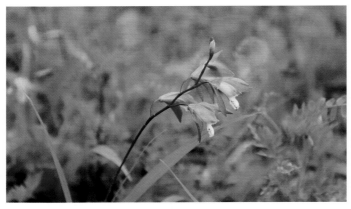

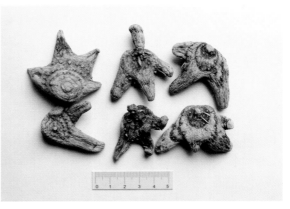

原植物　　　　　　　　　　　　　药材

【植物形态要点】　植株高18～60 cm。假鳞茎扁球形，上面具荸荠似的环带，富黏性。茎粗壮，茎直。叶4～6枚，狭长圆形或披针形，长8～29 cm，宽1.5～4.0 cm，先端渐尖，基部收狭成鞘并抱茎。花序具3～10朵花，常不分枝或极罕分枝；花序轴或多或少呈"之"字状曲折；花苞片长圆状披针形，花大，紫红色或粉红色；花瓣较萼片稍宽；唇瓣较萼片和花瓣稍短，倒卵状椭圆形，白色带紫红色，具紫色脉；蕊柱长18～20 mm，柱状，具狭翅，稍弓曲。

【功能主治】　收敛止血，消肿生肌。用于咯血，吐血，外伤出血，疮疡肿毒，皮肤皲裂。

【生长环境与产地分布】　生于常绿阔叶林或针叶林下、路边草丛或岩石缝中。达州各县均有栽培。

【资源保护与开发利用】　白及野生资源濒临灭绝，目前主要为栽培资源。白及种子无胚乳，正常自然条件下萌发率低，且人工栽培面积少，生长周期长，近年受自然条件恶化、人工过度滥挖、白及种质退化等影响，目前白及供应量难以满足医疗市场的需求，白及资源匮乏成了制约白及产业发展的重大难题。因此，应保护白及种质资源、培育白及新品种、攻克栽培关键技术，合理、综合利用白及有效成分，从而实现白及资源长产业链开发。白及的主要化学成分有菲类、联菲类、联菲醚类、联苄类以及甾体和三萜类、糖苷等化合物。此外，还含有少量黏液质、挥发油、白及甘露聚糖、葡萄糖等。

❧ 白蜡树 ❧

【药材名】　白蜡树皮。

【来源】　本品为木犀科植物白蜡树 *Fraxinus chinensis* Roxb.干燥枝皮或干皮。春、秋二季剥取，晒干。

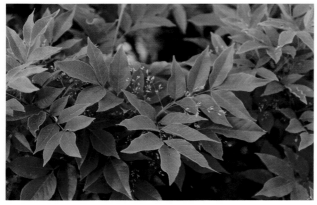

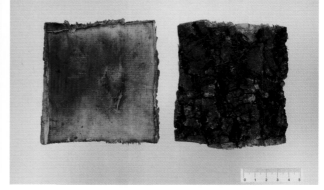

原植物　　　　　　　　　　　　　药材

【植物形态要点】 落叶乔木，高10～12 m；树皮灰褐色，纵裂。芽阔卵形或圆锥形，被棕色柔毛或腺毛。小枝黄褐色，粗糙，无毛或疏被长柔毛，旋即秃净，皮孔小，不明显。羽状复叶长15～25 cm；叶柄长4～6 cm，基部不增厚；叶轴挺直，上面具浅沟，初时疏被柔毛，旋即秃净。圆锥花序顶生或腋生枝梢；花序无毛或被细柔毛，光滑，无皮孔；花雌雄异株；雄花密集，花萼小，钟状，无花冠，花药与花丝近等长；雌花疏离，花萼大，桶状，4浅裂，花柱细长，柱头2裂。翅果匙形，长3～4 cm，宽4～6 mm，上中部最宽，先端锐尖，常呈犁头状，基部渐狭，翅平展，下延至坚果中部，坚果圆柱形，长1.5 cm。

【功能主治】 清热燥湿，收涩止痢，止带，明目。用于湿热泻痢，赤白带下，目赤肿痛，目生翳膜。

【生长环境与产地分布】 多为栽培，也见于海拔800～1 600 m的山地杂木林中。产万源市。

【资源保护与开发利用】 白蜡树皮虽有后备资源，但任何自然资源都是有限的，我们应在计划开伐的同时采取保护措施。白蜡树皮主产于陕西、河北、河南、山西、辽宁、吉林等地。研究表明，白蜡树皮主要含有香豆素类、木脂素类、环烯醚萜类等化学成分，现代药理学实验表明其具有抗菌、抗炎、镇痛、抗肿瘤、止咳祛痰及降低血尿酸等作用。

白 茅

【药材名】 白茅根。

【来源】 本品为禾本科植物白茅*Imperata cylindrica* (L.) Beauv.的干燥根茎。春、秋二季采挖，洗净，晒干，除去须根和膜质叶鞘，捆成小把。

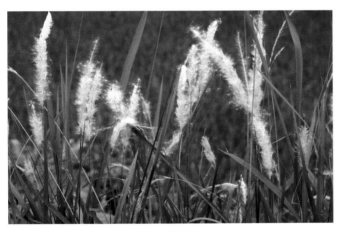
原植物

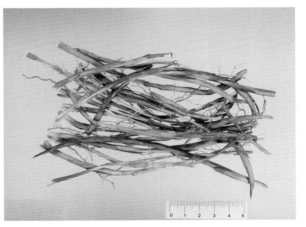
药材

【植物形态要点】 多年生，具粗壮的长根状茎。秆直立，高30～80 cm，具1～3节，节无毛。叶鞘聚集于秆基，甚至长于其节间，质地较厚，老后破碎呈纤维状；叶舌膜质，紧贴其背部或鞘口具柔毛；秆生叶片长1～3 cm，窄线形，通常内卷，顶端渐尖呈刺状，下部渐窄，或具柄，质硬，被有白粉，基部上面具柔毛。圆锥花序稠密，基盘具长12～16 mm的丝状柔毛；雄蕊2枚，花药长3～4 mm；花柱细长，基部多少连合，柱头2，紫黑色，羽状，长约4 mm，自小穗顶端伸出。颖果椭圆形，长约1 mm，胚长为颖果之半。

【功能主治】 凉血止血，清热利尿。用于血热吐血，衄血，尿血，热病烦渴，湿热黄疸，水肿尿少，热淋涩痛。

【生长环境与产地分布】 生于低山带平原河岸草地、沙质草甸。达州各地均有分布。

【资源保护与开发利用】 白茅野生资源丰富，目前未见有白茅栽培的报道。白茅根主要含有三萜类、黄酮类、木脂素类、内酯类、糖类、甾体类及有机酸类等成分，药理研究表明白茅根具有利尿、止血、抗菌及免疫调节等作用。

白木通

【药材名】 木通。

【来源】 本品为木通科植物白木通 *Akebia trifoliata* (Thunb.) Koidz subsp. *australis* (Diels) T. Shimizu 的干燥藤茎。秋季采收，截取茎部，除去细枝，阴干。

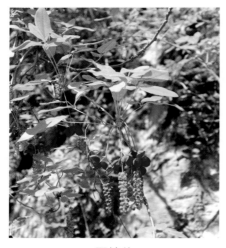 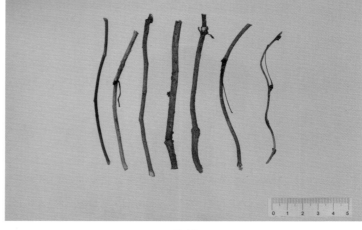

原植物 药材

【植物形态要点】 小叶革质，卵状长圆形或卵形，长4～7 cm，宽1.5～3.0（5.0）cm，先端狭圆，顶微凹入而具小凸尖，基部圆、阔楔形、截平或心形，边通常全缘；有时略具少数不规则的浅缺刻。总状花序长7～9 cm，腋生或生于短枝上。雄花：萼片长2～3 mm，紫色；雄蕊6，离生，长约2.5 mm，红色或紫红色，干后褐色或淡褐色。雌花：直径约2 cm；萼片长9～12 mm，宽7～10 mm，暗紫色；心皮5～7，紫色。果长圆形，长6～8 cm，直径3～5 cm，熟时黄褐色；种子卵形，黑褐色。

【功能主治】 利尿通淋，清心除烦，通经下乳。用于淋证，水肿，心烦尿赤，口舌生疮，经闭乳少，湿热痹痛。

【生长环境与产地分布】 生于山坡灌丛或沟谷疏林中。达州各地均有分布。

【资源保护与开发利用】 濒危紧缺中药材，白木通在我国分布范围较广，浙江、安徽、江西等地均有分布。通科植物中的主要化学成分为三萜皂苷，另外还含有木脂素类、黄酮类、酚类、油脂、有机酸和多糖类等多种成分。齐墩果烷型的五环三萜皂苷是木通属植物的主要化学成分。

白屈菜

【药材名】 白屈菜。

【来源】 本品为罂粟科植物白屈菜 *Chelidonium majus* L.的干燥全草。夏、秋二季采挖，除去泥沙，阴干或晒干。

【植物形态要点】 多年生草本。主根粗壮，圆锥形，侧根多，暗褐色。茎聚伞状多分枝，分枝常被短柔毛，节上较密，后变无毛。基生叶少，早凋落，叶片倒卵状长圆形或宽倒卵形，长8～20 cm，羽状全裂，全裂片2～4对，倒卵状长圆形，具不规则的深裂或浅裂，裂片边缘圆齿状，表面绿色，无毛，背面具白粉，疏被短柔毛；茎生叶叶片长2～8 cm，宽1～5 cm。伞形花序多花；花梗纤细，长2～8 cm，幼时被长柔毛，后变无毛；苞片小，卵形，长1～2 mm。花瓣倒卵形，长约1 cm，全缘，黄色。蒴果狭圆柱形，长2～5 cm，粗2～3 mm，具通常比果短的柄。种子卵形，长约1 mm或更小，暗褐色，具光泽及蜂窝状小格。

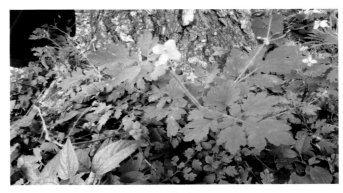

原植物

【功能主治】解痉止痛，止咳平喘。用于胃脘挛痛，咳嗽气喘，百日咳。

【生长环境与产地分布】生于山坡、山谷林缘草地或路旁、石缝。

【资源保护与开发利用】白屈菜在我国分布极广，资源丰富，是一个很有开发前途的抗肿瘤及抗病毒的药用植物。主要分布于北温带，在我国东北和华北地区，多作药用。白屈菜含多种化学成分，可将其分为非生物碱及生物碱两大类。非生物碱包括白屈菜酸、白屈菜醇、苹果酸、柠檬酸、琥珀酸、甲胺、组胺、酪胺、胆碱、二十六烷醇、皂苷、黄酮苷、强心苷、挥发油、维生素等。生物碱类包括苯并菲啶类、原托品类、原小檗碱类、阿朴啡类。

白　术

【药材名】白术。

【来源】本品为菊科植物白术*Atractylodes macrocephala* Koidz.的干燥根茎。冬季下部叶枯黄、上部叶变脆时采挖，除去泥沙，烘干或晒干，再除去须根。

【植物形态要点】多年生草本，高20～60 cm，根状茎结节状。茎直立，通常自中下部长分枝，全部光滑无毛。中部茎叶有长3～6 cm的叶柄，叶片通常3～5羽状全裂，极少兼杂不裂而叶为长椭圆形的。侧裂片1～2对，倒披针形、椭圆形或长椭圆形，长4.5～7.0 cm，宽1.5～2.0 cm；顶裂片比侧裂片大，倒长卵形、长椭圆形或椭圆形。全部叶质地薄，纸质，两面绿色，无毛，边缘或裂片边缘有长或短针刺状缘毛或细刺齿。头状花序单生茎枝顶端，植株通常有6～10个头状花序，但不形成明显的

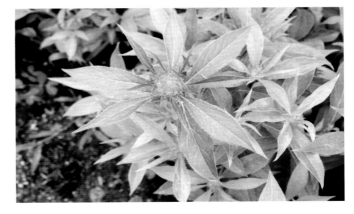

原植物

花序式排列。小花长1.7 cm，紫红色，冠檐5深裂。瘦果倒圆锥状，长7.5 mm，被顺向顺伏的稠密白色的长直毛。冠毛刚毛羽毛状，污白色，长1.5 cm，基部结合成环状。

【功能主治】健脾益气，燥湿利水，止汗，安胎。用于脾虚食少，腹胀泄泻，痰饮眩悸，水肿，自汗，胎动不安。

【生长环境与产地分布】栽培。主产宣汉。

【资源保护与开发利用】野生白术对环境的选择性非常高，在自然生态环境中分布极其稀少。近年由于民间采挖量日增，生态环境遭到严重破坏，野生种已极少见且野生白术的生长繁殖较难。现代研究发现，其主要化学成分有挥发油、多糖、内酯类等，具有抗肿瘤、抗炎、调节消化系统等作用。临床以中药复方的形式应用于胃肠道疾病、心血管疾病、免疫系统疾病、肝脏疾病的治疗。

❧ 白　薇 ❧

【药材名】　白薇。

【来源】　本品为萝藦科植物白薇*Cynanchum atratum* Bunge.的干燥根和根茎。春、秋二季采挖，洗净，干燥。

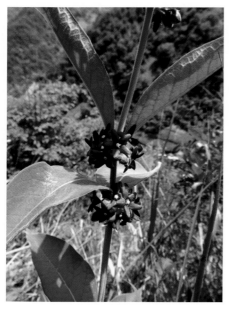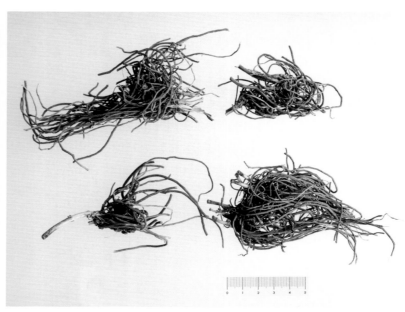

原植物　　　　　　　　　　　　　　　　　　　　　药材

【植物形态要点】　直立多年生草本，高达50 cm；根须状，有香气。叶卵形或卵状长圆形，长5～8 cm，宽3～4 cm，顶端渐尖或急尖，基部圆形，两面均被有白色绒毛，特别以叶背及脉上为密；侧脉6～7对。伞形状聚伞花序，无总花梗，生在茎的四周，着花8～10朵；花深紫色，直径约10 mm；花萼外面有绒毛，内面基部有小腺体5个；花冠辐状，外面有短柔毛，并具缘毛；副花冠5裂，裂片盾状，圆形，与合蕊柱等长，花药顶端具1圆形的膜片；种子扁平；种毛白色，长约3 cm。

【功能主治】　清热凉血，利尿通淋，解毒疗疮。用于温邪伤营发热，阴虚发热，骨蒸劳热，产后血虚发热，热淋，血淋，痈疽肿毒。

【生长环境与产地分布】　生于海拔100～1 800 m的河边、干荒地及草丛中，山沟、林下草地常见。

【资源保护与开发利用】　白薇虽南北分布范围广，但道地产地在北方。根中的化学成分主要有强心苷、挥发油等，强心苷中主要成分为甾体多糖，挥发油中主要为白薇素。白薇以根粗壮、色棕黄色者为佳，含有C_{21}甾体皂苷、挥发油、生物碱等化学成分，具有抗炎、抗肿瘤、美白等作用，其中C_{21}甾体皂苷为白薇的主要化学成分及药理活性成分。

❧ 半边莲 ❧

【药材名】　半边莲。

【来源】　本品为桔梗科植物半边莲*Lobelia chinensis* Lour.的干燥全草。夏季采收，除去泥沙，洗净，晒干。

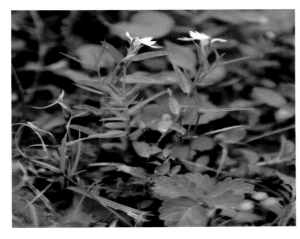

原植物

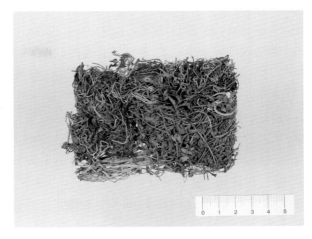

药材

【植物形态要点】 多年生草本。茎细弱，匍匐，节上生根，分枝直立，高6～15 cm，无毛。叶互生，无柄或近无柄，椭圆状披针形至条形，长8～25 cm，宽2～6 cm，先端急尖，基部圆形至阔楔形，全缘或顶部有明显的锯齿，无毛。花通常1朵，生分枝的上部叶腋；花梗细，长1.2～2.5（3.5）cm；花萼筒倒长锥状，基部渐细而与花梗无明显区分，无毛，裂片披针形，约与萼筒等长，全缘或下部有1对小齿；花冠粉红色或白色。蒴果倒锥状，长约6 mm。种子椭圆状，稍扁压，近肉色。

【功能主治】 清热解毒，利尿消肿。用于疔疮痈肿，蛇虫咬伤，臌胀水肿，湿热黄疸，湿疹湿疮。

【生长环境与产地分布】 生于水田边、沟边及潮湿草地上。达州各地均有分布。

【资源保护与开发利用】 主要分布于热带及亚热带区域，以非洲最多，美洲次之，少部分在亚洲及大洋洲，我国有20多种，主产长江以南各省，云南有15种。半边莲属植物含有生物碱、黄酮苷、皂苷、氨基酸多炔类化合物等。

半 夏

【药材名】 半夏。

【来源】 本品为天南星科植物半夏Pinellia ternata (Thunb.) Breit.的干燥块茎。夏、秋二季采挖，洗净，除去外皮和须根，晒干。

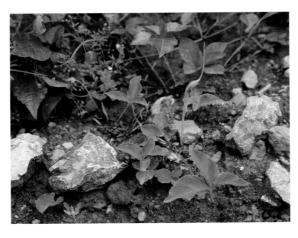

原植物

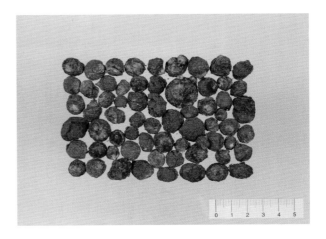

药材

【植物形态要点】 块茎圆球形，直径1～2 cm，具须根。叶2～5枚，有时1枚。幼苗叶片卵状心形至戟形，为全缘单叶，长2～3 cm，宽2.0～2.5 cm；老株叶片3全裂，裂片绿色，背淡，长圆状椭圆形或披针形，两头锐尖；全缘或具不明显的浅波状圆齿，侧脉8～10对，细弱，细脉网状，密集，集合脉2圈。花序柄长25～30（～35）cm。佛焰苞绿色或绿白色，管部狭圆柱形；檐部长圆形，绿色，有时边缘青紫色。浆果卵圆形，黄绿色，先端渐狭为明显的花柱。

【功能主治】 燥湿化痰，降逆止呕，消痞散结。用于湿痰寒痰，咳喘痰多，痰饮眩悸，风痰眩晕，痰厥头痛，呕吐反胃，胸脘痞闷，梅核气；外治痈肿痰核。

【生长环境与产地分布】 生于海拔2 400 m以下，常见于草坡、荒地、玉米地、田边或疏林下，为旱地中的杂草之一。达州各地均有分布。

【资源保护与开发利用】 目前，半夏野生资源丰富，由于常年的采挖破坏，目前野生资源蕴藏量急剧下降，已开展人工种植研究，在湖北、贵州、河南、江西、河北、重庆等地都有栽培。半夏主要化学成分有核苷类、生物碱类、有机酸类、甾醇及挥发油等，现代药理学研究表明半夏具有止呕、抗消化性溃疡、镇咳平喘、抗动脉粥样硬化、降血压、抗癫痫、抗衰老、抗肿瘤和抗新型冠状病毒肺炎等作用。

❦ 半枝莲 ❧

【药材名】 半枝莲。

【来源】 本品为唇形科植物半枝莲*Scutellaria barbata* D. Don的干燥全草。夏、秋二季茎叶茂盛时采挖，洗净，晒干。

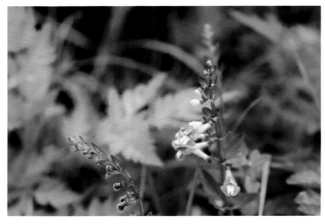

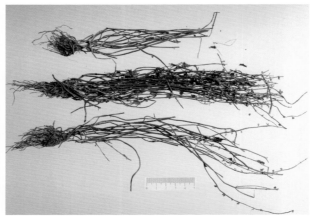

原植物　　　　　　　　　　　　　　　　　　　药材

【植物形态要点】 根茎短粗，生出簇生的须状根。茎直立，四棱形，基部粗1～2 mm，无毛或在序轴上部疏被紧贴的小毛，不分枝或具或多或少的分枝。叶腹凹背凸，疏被小毛；叶片三角状卵圆形或卵圆状披针形，有时卵圆形，先端急尖，基部宽楔形或近截形，边缘生有疏而钝的浅牙齿，上面橄榄绿色，下面淡绿有时带紫色。花单生于茎或分枝上部叶腋内，花梗被微柔毛，中部有一对长约0.5 mm具纤毛的针状小苞片。花冠紫蓝色，外被短柔毛，内在喉部被疏柔毛。子房4裂，裂片等大。小坚果褐色，扁球形，直径约1 mm，具小疣状突起。

【功能主治】 清热解毒，化瘀利尿。用于疔疮肿毒，咽喉肿痛，跌扑伤痛，水肿，黄疸，蛇虫咬伤。

【生长环境与产地分布】 生于海拔2 000 m以下的水田边、溪边或湿润草地上。达州各地零星分布。

【资源保护与开发利用】 半枝莲目前已开展人工栽培,国内主产于河北、山东、陕西南部、河南、江苏、浙江等地。据文献报道,目前,在半枝莲中分离鉴定出黄酮类、萜类、挥发油、多糖类以及微量元素等成分,其中以黄酮类和二萜及其内酯类成分为主要活性成分。现代药理学研究发现半枝莲具有抗菌、抗炎、抗肿瘤等多种作用。

薄 荷

【药材名】 薄荷。

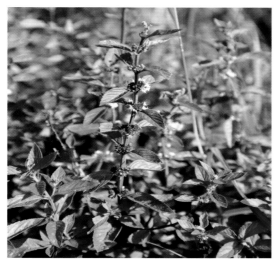
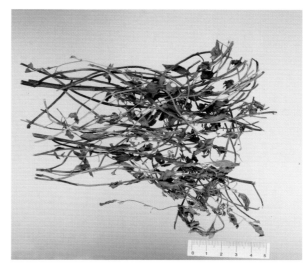

原植物   药材

【来源】 本品为唇形科植物薄荷*Mentha haplocalyx* Briq. 的干燥地上部分。夏、秋二季茎叶茂盛或花开至三轮时,选晴天,分次采割,晒干或阴干。

【植物形态要点】 多年生草本。茎直立,高30～60 cm,下部数节具纤细的须根及水平匍匐根状茎,锐四棱形,具四槽,上部被倒向微柔毛,下部仅沿棱上被微柔毛,多分枝。叶片长圆状披针形,披针形,椭圆形或卵状披针形,稀长圆形,长3～5(7) cm,宽0.8～3.0 cm,先端锐尖,基部楔形至近圆形,边缘在基部以上疏生粗大的牙齿状锯齿,侧脉5～6对。轮伞花序腋生,轮廓球形,被微柔毛;花梗纤细,长2.5 mm,被微柔毛或近于无毛。花萼管状钟形,花冠淡紫色,花柱略超出雄蕊,花盘平顶。小坚果卵珠形,黄褐色,具小腺窝。

【功能主治】 疏散风热,清利头目,利咽,透疹,疏肝行气。用于风热感冒,风温初起,头痛,目赤,喉痹,口疮,风疹,麻疹,胸胁胀闷。

【生长环境与产地分布】 生于水旁潮湿地。达州各地均有分布。

【资源保护与开发利用】 个别地区将留兰香类及同属其他植物当薄荷错种、误种;个别地区存在连作现象,会导致薄荷原油品质下降,薄荷脑含量降低;长期栽培,可能导致品种老化、退化,混杂严重及栽培变异;另外,部分地区野生品凉味较弱,挥发油中薄荷脑含量低,而胡薄荷酮含量高,品质较差。其化学成分含有多类化合物如挥发油与黄酮,除此之外还含有有机酸、微量元素、三萜及甾体类化合物与氨基酸等。大量研究证实薄荷有发汗解表、消炎、止痒、止痛、保肝利胆等作用。近年的研究表明薄荷还可用于抗肿瘤、抗抑郁等,薄荷具有很大的开发应用前景。

柴　胡

【药材名】　柴胡。

【来源】　本品为伞形科植物柴胡*Bupleurum chinense* DC.的干燥根。习称"北柴胡"。春、秋二季采挖,除去茎叶和泥沙,干燥。

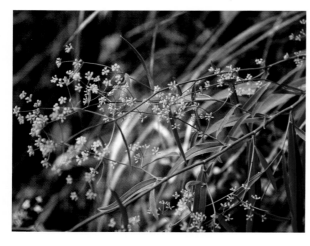

原植物

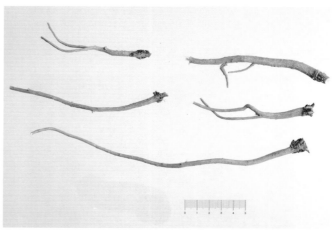

药材

【植物形态要点】　多年生草本,高50～85 cm。主根较粗大,棕褐色,质坚硬。茎单一或数茎,表面有细纵槽纹,实心,上部多回分枝,微作"之"字形曲折。基生叶倒披针形或狭椭圆形,茎中部叶倒披针形或广线状披针形,脉7～9,叶表面鲜绿色,背面淡绿色,常有白霜;茎顶部叶同形,但更小。复伞形花序很多,花序梗细,常水平伸出,形成疏松的圆锥状,花瓣鲜黄色,上部向内折,中肋隆起,小舌片矩圆形,顶端2浅裂;花柱基深黄色,宽于子房。果广椭圆形,棕色,两侧略扁,长约3 mm,宽约2 mm,棱狭翼状,淡棕色,每棱槽油管3,很少4,合生面4条。

【功能主治】　疏散退热,疏肝解郁,升举阳气。用于感冒发热,寒热往来,胸胁胀痛,月经不调,子宫脱垂,脱肛。

【生长环境与产地分布】　生于向阳山坡路边、岸旁或草丛中。主产宣汉、万源。

【资源保护与开发利用】　我国柴胡以人工栽培为主,目前四川、宁夏、湖北、陕西及辽宁等地已经将柴胡列为"道地中药材规范化种植 (GAP)研究品种",种植面积越来越大。迄今为止,已报道其成分主要含柴胡皂苷,其次含有植物甾醇、少量挥发油、黄酮类化合物、多糖、多种金属元素、木脂素类、香豆素、有机酸、生物碱类等成分。柴胡具有镇痛、解热、抗病毒、抗肿瘤等功效,药用价值较高。

蓖　麻

【药材名】　蓖麻子。

【来源】　本品为大戟科植物蓖麻*Ricinus communis* L.的干燥成熟种子。秋季采摘成熟果实,晒干,除去果壳,收集种子。

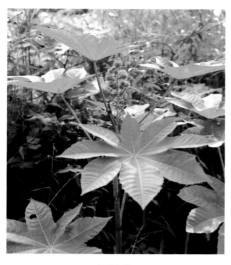 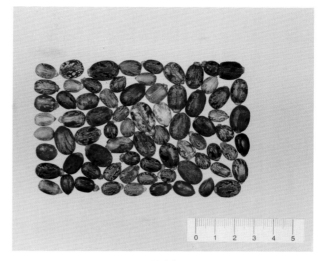

原植物   药材

【植物形态要点】 一年生粗壮草本或草质灌木，高达5 m；小枝、叶和花序通常被白霜，茎多液汁。叶轮廓近圆形，裂缺几达中部，裂片卵状长圆形或披针形，顶端急尖或渐尖，边缘具锯齿；掌状脉7～11条。顶端具2枚盘状腺体，基部具盘状腺体。总状花序或圆锥花序，苞片阔三角形，膜质，早落。蒴果卵球形或近球形，果皮具软刺或平滑；种子椭圆形，微扁平，平滑，斑纹淡褐色或灰白色；种阜大。

【功能主治】 泻下通滞，消肿拔毒。用于大便燥结，痈疽肿毒，喉痹，瘰疬。

【生长环境与产地分布】 多生于村旁。达州各地均有分布。

【资源保护与开发利用】 目前，国内蓖麻资源极为丰富，野生、散养或人工栽培都有，蓖麻籽的年产量在20万～30万吨，种植面积大，但产业发展落后。蓖麻中的主要药理成分是从蓖麻子中提取出的蓖麻毒素，包括蓖麻毒蛋白、蓖麻变应原、凝血素和蓖麻碱，其中蓖麻毒蛋白、蓖麻碱的研究最为深入。

萹 蓄

【药材名】 萹蓄。

【来源】 本品为蓼科植物萹蓄*Polygonum aviculare* L.的干燥地上部分。夏季叶茂盛时采收，除去根和杂质，晒干。

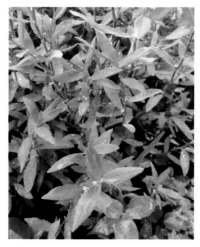 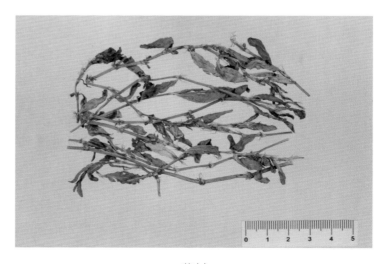

原植物   药材

【植物形态要点】 一年生草本。茎平卧、上升或直立,高10～40 cm,自基部多分枝,具纵棱。叶椭圆形,狭椭圆形或披针形,顶端钝圆或急尖,基部楔形,边缘全缘,两面无毛,下面侧脉明显。花单生或数朵簇生于叶腋,遍布于植株;苞片薄膜质;花梗细,顶部具关节;花被5深裂,花被片椭圆形,绿色,边缘白色或淡红色。瘦果卵形,具3棱,长2.5～3.0 mm,黑褐色,密被由小点组成的细条纹,无光泽,与宿存花被近等长或稍超过。

【功能主治】 利尿通淋,杀虫,止痒。用于热淋涩痛,小便短赤,虫积腹痛,皮肤湿疹,阴痒带下。

【生长环境与产地分布】 生于田边路、沟边湿地。达州各地均有分布。

【资源保护与开发利用】 全国大部分地区均产,以河南、四川、浙江、山东、吉林、河北等地产量较大。研究表明,萹蓄中含有多种成分,如黄酮类、苯丙素类、酚酸类、萜类及甾醇类化合物、微量元素、糖类以及氨基酸等,其中黄酮类化合物是萹蓄的主要化学成分,有利尿、抑菌、抗癌、降压等作用。

苍 耳

【药材名】 苍耳子。

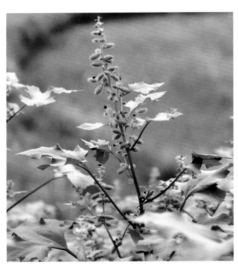

原植物

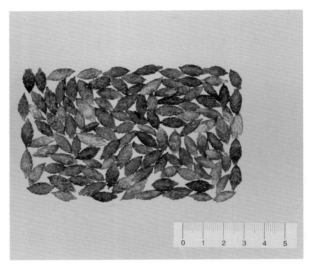

药材

【来源】 本品为菊科植物苍耳*Xanthium sibiricum* Patr. 的干燥成熟带总苞的果实。秋季果实成熟时采收,干燥,除去梗、叶等杂质。

【植物形态要点】 茎较矮小,通常自基部起有分枝。本品呈纺锤形或卵圆形,长1.0～1.5 cm,直径0.4～0.7 cm。表面黄棕色或黄绿色,全体有钩刺,顶端有2枚较粗的刺,分离或相连,基部有果梗痕。质硬而韧,横切面中央有纵隔膜,2室,各有1枚瘦果。瘦果略呈纺锤形,一面较平坦,顶端具1突起的花柱基,果皮薄,灰黑色,具纵纹。种皮膜质,浅灰色,子叶2,有油性。

【功能主治】 散风寒,通鼻窍,祛风湿。用于风寒头痛,鼻塞流涕,鼻鼽,鼻渊,风疹瘙痒,湿痹拘挛。

【生长环境与产地分布】 常生于空旷干旱山坡、旱田边盐碱地、干涸河床及路旁。达州各地均有分布。

【资源保护与开发利用】 苍耳分布广,适应性和抗逆性强,可将其种植在贫瘠、干旱的地区或盐碱地,充分利用不能用于粮食及蔬菜生产的土地,提高土地资源的利用率。苍耳具有一定的药用价值,其根、茎、花、果实均可药用。苍耳草和苍耳子的化学成分都含有脂肪酸、水溶性苷类、木脂素类、酚酸及其衍生物类化合物、倍半萜内酯类、黄酮类、蒽醌类、生物碱等,具有抑菌、抗肿瘤、抗炎、镇痛及抗氧化等作用。

草珊瑚

【药材名】 肿节风。

【来源】 本品为金粟兰科植物草珊瑚*Sarcandra glabra*(Thunb.)Nakai的干燥全草。

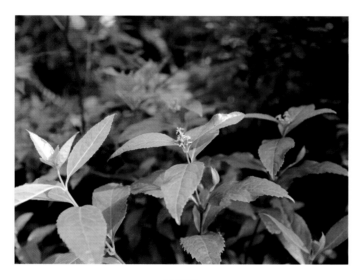

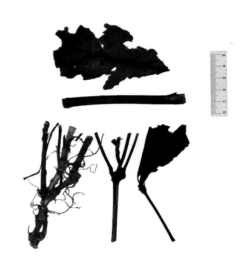

原植物　　　　　　　　　　　　　　　　　　药材

【植物形态要点】 常绿半灌木,高50~120 cm;茎与枝均有膨大的节。叶革质,椭圆形、卵形至卵状披针形,长6~17 cm,宽2~6 cm,顶端渐尖,基部尖或楔形,边缘具粗锐锯齿,齿尖有一腺体,两面均无毛;叶柄长0.5~1.5 cm,基部合生成鞘状;托叶钻形。穗状花序顶生,通常分枝,多少成圆锥花序状,连总花梗长1.5~4.0 cm;苞片三角形;花黄绿色;雄蕊1枚,肉质,棒状至圆柱状,花药2室,生于药隔上部之两侧,侧向或有时内向;子房球形或卵形,无花柱,柱头近头状。核果球形,直径3~4 mm,熟时亮红色。

【功能主治】 清热凉血,活血消斑,祛风通络。用于血热发斑发疹,风湿痹通,跌打损伤。

【生长环境与产地分布】 生于海拔420~1 500 m的山坡、沟谷林下荫湿处。达州各地均有分布。

【资源保护与开发利用】 草珊瑚在中国主要分布于江西、云南、广东、广西、四川、福建、贵州、浙江、海南和安徽等地。随着开发利用的不断扩展,其需求量剧增;但在开发过程中,却忽视了对资源的保护,广大药农在采集时图方便,往往是连根拔起,致使野生资源遭受毁灭性的破坏,造成原料药材供应紧张。草珊瑚主要化学成分有倍半萜、倍半萜聚合体、酚酸、香豆素和黄酮类,具有抗菌消炎、抗肿瘤、抑制流感病毒、镇痛及促进骨折愈合等作用。

侧　柏

【药材名】 侧柏叶。

【来源】 本品为柏科植物侧柏*Platycladus orientalis*(L.)Franco 的干燥枝梢和叶。多在夏、秋二季采收,阴干。

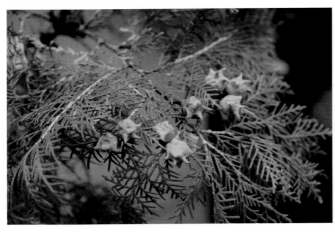
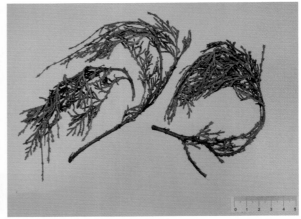

原植物　　　　　　　　　　　　　　药材

【植物形态要点】 乔木，生鳞叶的小枝细，向上直展或斜展，扁平，排成一平面。叶鳞形，长1～3 mm，先端微钝，小枝中央的叶的露出部分呈倒卵状菱形或斜方形，背面中间有条状腺槽，两侧的叶船形，先端微内曲，背部有钝脊，尖头的下方有腺点。雄球花黄色，卵圆形，雌球花近球形，蓝绿色，被白粉。球果近卵圆形，成熟前近肉质，蓝绿色，被白粉，成熟后木质，开裂，红褐色；中间两对种鳞倒卵形或椭圆形，鳞背顶端的下方有一向外弯曲的尖头，种子卵圆形或近椭圆形，顶端微尖，灰褐色或紫褐色，长6～8 mm，稍有棱脊。

【功能主治】 凉血止血，化痰止咳，生发乌发。用于吐血，衄血，咯血，便血，崩漏下血，肺热咳嗽，血热脱发，须发早白。

【生长环境与产地分布】 栽培。达州各地均有分布。

【资源保护与开发利用】 侧柏在我国分布比较广泛，主要分布于内蒙古南部、辽宁、云南、湖北等省、区；云南澜沧江流域、陕西秦岭以北渭河流域、河北兴隆等地区有天然的侧柏林。侧柏含有的主要化学成分有萜类、挥发油、黄酮类及鞣质类。侧柏叶具有止血、抗炎、抑菌、抗肿瘤、防脱发及生发等作用，侧柏种子具有镇静安神、促智、延长线虫寿命等作用。绿化栽植可美化环境、创造收益。

常　山

【药材名】 常山。

【来源】 本品为虎耳草科植物常山*Dichroa febrifuga* Lour.的干燥根。秋季采挖，除去须根，洗净，晒干。

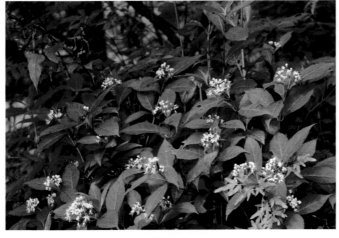
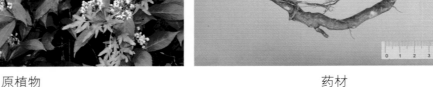

原植物　　　　　　　　　　　　　　药材

【植物形态要点】 灌木，小枝，核圆柱状或稍具四棱，无毛或被稀疏短柔毛，常呈紫红色。叶形状大小变异大，长6～25 cm，宽2～10 cm，先端渐尖，基部楔形，边缘具锯齿或粗齿，稀波状，两面绿色或一至两面紫色。伞房状圆锥花序顶生，有时叶腋有侧生花序，花蓝色或白色；花蕾倒卵形，花萼倒圆锥形，4～6裂；裂片阔三角形，急尖，无毛或被毛；花瓣长圆状椭圆形，稍肉质，花后反折。浆果直径3～7 mm，蓝色，干时黑色；种子长约1 mm，具网纹。

【功能主治】 涌吐痰涎，截疟。用于痰饮停聚，胸膈痞塞，疟疾。

【生长环境与产地分布】 生于阴湿林中。达州各地均有分布。

【资源保护与开发利用】 常山是一种食药同源的木本野生蔬菜，还具有较高的园林观赏价值，其开发利用具有巨大的市场发展空间，广泛分布于我国华北、华东、中南至西南各省。常山含有常山碱甲、常山碱乙、小檗碱、胡萝卜苷、β-谷甾醇和豆甾醇的混合物、4-喹唑啉酮等化学成分。药理研究表明，其不但具有良好的抗疟疾效果，还具有抗肿瘤、消炎、促进伤口愈合、降压、镇痛、抗氧化、抗艾滋病、抗细胞增殖等作用。

车 前

【药材名】 车前草/车前子。

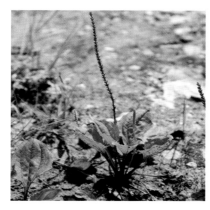 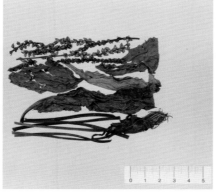 

| 原植物 | 药材（车前草） | 药材（车前子） |

【来源】 本品为车前科植物车前*Plantago asiatica* L.的干燥全草或干燥成熟种子。夏季采挖，除去泥沙，晒干。

【植物形态要点】 二年生或多年生草本。须根多数。根茎短，稍粗。叶基生呈莲座状，平卧、斜展或直立；叶片薄纸质或纸质，宽卵形至宽椭圆形。花序3～10个，直立或弓曲上升；花序梗有纵条纹，疏生白色短柔毛；穗状花序细圆柱状，紧密或稀疏，下部常间断。花冠白色，无毛，冠筒与萼片约等长，裂片狭三角形，具明显的中脉，于花后反折。蒴果纺锤状卵形、卵球形或圆锥状卵形，于基部上方周裂。种子卵状椭圆形或椭圆形，长（1.2～）1.5～2.0 mm，具角，黑褐色至黑色，背腹面微隆起；子叶背腹向排列。

【功能主治】 车前草：清热利尿通淋，祛痰，凉血，解毒。用于热淋涩痛，水肿尿少，暑湿泄泻，痰热咳嗽，吐血衄血，痈肿疮毒。车前子：清热利尿通淋，渗湿止泻，明目，祛痰。用于热淋涩痛，水肿胀满，暑湿泄泻，目赤肿痛，痰热咳嗽。

【生长环境与产地分布】 生于草地、沟边、河岸湿地、田边、路旁或村边空旷处。达州各地均有分布。

【资源保护与开发利用】 车前分布以我国南方为主，平车前、大车前分布以我国北方为主。车前子含有车前子胶、黄酮及其苷、环烯醚萜、苯乙酰咖啡酰糖酯、三萜类、正三十一烷、β-谷甾醇、β-谷甾醇棕榈酸酯等主要成分, 目前已知的有效成分包括黄酮及其苷类、多糖类、环烯醚萜及其苷类、三萜及其甾体类、挥发油、微量元素等, 具有降血脂、保护肝损伤、抗氧化、抗炎、造血等作用。车前在我国资源丰富, 分布广泛, 其疗效确切, 不良反应小, 应用前景会越来越广阔。

赤小豆

【药材名】赤小豆。

【来源】本品为豆科植物赤小豆*Vigna umbellata* Ohwi et Ohashi的干燥成熟种子。秋季果实成熟而未开裂时拔取全株, 晒干, 打下种子, 除去杂质, 再晒干。

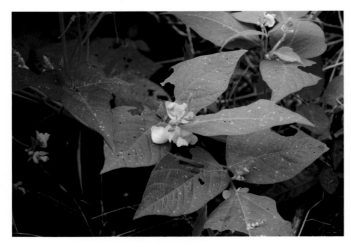
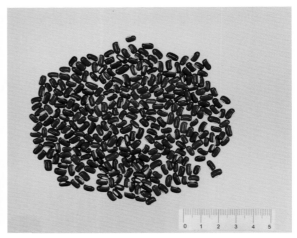

原植物　　　　　　　　　　　　　　药材

【植物形态要点】一年生草本。茎纤细, 长达1 m, 幼时被黄色长柔毛, 老时无毛。羽状复叶具3小叶; 托叶盾状着生, 披针形或卵状披针形, 两端渐尖; 小托叶钻形, 小叶纸质, 卵形或披针形, 先端急尖, 基部宽楔形或钝, 全缘或微3裂, 沿两面脉上薄被疏毛, 有基出脉3条。总状花序腋生, 短, 有花2～3朵; 苞片披针形; 花梗短, 着生处有腺体; 花黄色; 龙骨瓣右侧具长角状附属体。荚果线状圆柱形, 下垂, 无毛, 种子6～10颗, 长椭圆形, 通常为暗红色, 有时为褐色、黑色或草黄色, 直径3.0～3.5 mm, 种脐凹陷。

【功能主治】利水消肿, 解毒排脓。用于水肿胀满, 脚气浮肿, 黄疸尿赤, 风湿热痹, 痈肿疮毒, 肠痈腹痛。

【生长环境与产地分布】栽培。达州各地均有栽培。

【资源保护与开发利用】赤小豆内含儿茶素、表儿茶素、3-羟甲基呋喃葡萄糖苷、杨梅素-3-O-β-D-葡萄糖苷、槲皮素-7-O-β-D-葡萄糖苷、儿茶素-3-O-β-D-葡萄糖苷、儿茶素-5-O-β-D-葡萄糖苷、槲皮素-3′-O-α-L-鼠李糖苷、二氢槲皮素、槲皮素、没食子酸乙酯、丙二醇。赤小豆主要含有五环三萜皂苷类、黄酮类、鞣质等化合物, 具有抗氧化、增强免疫、抗菌作用。

川党参

【药材名】川党参。

【来源】本品为桔梗科植物川党参*Codonopsis tangshen* Oliv.的干燥根。秋季采挖, 洗净, 晒干。

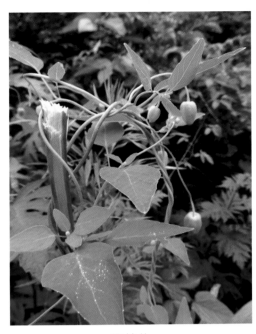

原植物

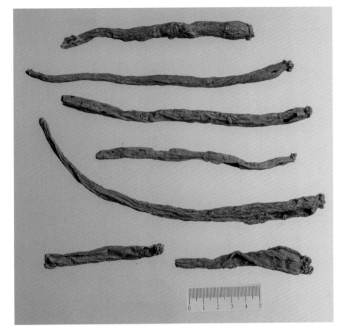

药材

【植物形态要点】 植株除叶片两面密被微柔毛外，全体几近于光滑无毛。茎基微膨大，具多数瘤状茎痕，根常肥大呈纺锤状或纺锤状圆柱形，上端1～2 cm部分有稀或较密的环纹，而下部疏生横长皮孔，肉质。茎缠绕，有多数分枝，具叶，不育或顶端着花，淡绿色，黄绿色或下部微带紫色，叶在主茎及侧枝上的互生，在小枝上的近于对生，叶片卵形、狭卵形或披针形。花单生于枝端，与叶柄互生或近于对生；花冠上位，淡黄绿色而内有紫斑，浅裂，裂片近于正三角形；花丝基部微扩大。蒴果下部近于球状，上部短圆锥状，直径2.0～2.5 cm。种子多数，椭圆状，无翼，细小，光滑，棕黄色。

【功能主治】 健脾益肺，养血生津。用于脾肺气虚，食少倦怠，咳嗽虚喘，气血不足，面色萎黄，心悸气短，津伤口渴，内热消渴。

【生长环境与产地分布】 生于海拔900～2 300 m的山地林边灌丛中，现已大量栽培。主产万源、宣汉。

【资源保护与开发利用】 目前国内药用的川党参均为栽培产品。随着川党参的市场需求量增大，种植面积增大，导致新产区产生，然而其品质如何，尚待进一步研究。党参含有单糖、多糖、低聚糖等糖类和党参苷、甾醇、甾苷、氨基酸类等多种有效化学成分，具有抗氧化、抗再灌注损伤、抗应激、促进血液和造血功能、抗肿瘤、抗菌、保护消化系统等多种作用。

黄皮树

【药材名】 黄柏。

【来源】 本品为芸香科植物黄皮树*Phellodendron chinense* Schneid.的干燥树皮。习称"川黄柏"。剥取树皮后，除去粗皮，晒干。

【植物形态要点】 树高达15 m。成年树有厚、纵裂的木栓层，内皮黄色，小枝粗壮，暗紫红色，无毛。有小叶7～15片，小叶纸质，长圆状披针形或卵状椭圆形。两侧通常略不对称，边全缘或浅波浪状，叶背密被长柔毛或至少在叶脉上被毛，叶面中脉有短毛或嫩叶被疏短毛；小叶柄长1～3 mm，被毛。花序顶生，花通常密集，花序轴粗壮，密被短柔毛。果多数密集成团，果的顶部略狭窄，呈椭圆形或近圆球形，直径约1 cm，大的达1.5 cm，蓝黑色，有分核5～8（10）个；种子5～8粒，少数有10粒，长6～7 mm，厚4～5 mm，一端微尖，有细网纹。

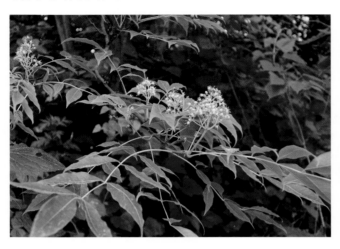

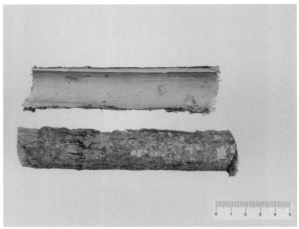

原植物　　　　　　　　　　　　　　　　　　　　药材

【功能主治】　清热燥湿，泻火除蒸，解毒疗疮。用于湿热泻痢，黄疸尿赤，带下阴痒，热淋涩痛，脚气痿蹙，骨蒸劳热，盗汗，遗精，疮疡肿毒，湿疹湿疮。盐黄柏滋阴降火，用于阴虚火旺，盗汗骨蒸。

【生长环境与产地分布】　生于海拔900 m以上的杂木林中。达州各地均有分布。

【资源保护与开发利用】　川黄柏的地理分布区域比较广泛，四川省的野生资源主要分布在平武、茂县、宝兴一线以东的盆地边缘山地，由于管理不力，产地遭到毁灭性砍伐，川黄柏野生资源现已濒临灭绝。川黄柏的主要化学成分有生物碱类、三萜类、酚酸类、丙素类、黄酮类和酰胺类等。其作用主要有抗菌，免疫抑制，抗炎，抗氧化，抗肿瘤，降血压，降血糖，保护神经、肝脏和肾脏等。

❀ 川　楝 ❀

【药材名】　川楝皮川楝子。

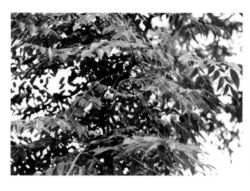

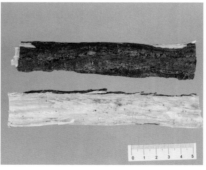

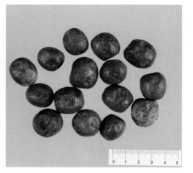

原植物　　　　　　　　　药材（川楝皮）　　　　　　　　药材（川楝子）

【来源】　本品为楝科植物川楝 *Melia toosendan* Sieb.et Zucc.的干燥成熟果实。冬季果实成熟时采收，除去杂质，干燥。

【植物形态要点】　落叶乔木，高10余米；树皮灰褐色，纵裂。叶为2～3回奇数羽状复叶，小叶对生，卵形、椭圆形至披针形，顶生一片通常略大，边缘有钝锯齿，幼时被星状毛，后两面均无毛。圆锥花序约与叶等长，无毛或幼时被鳞片状短柔毛；花芳香；花萼5深裂，裂片卵形或长圆状卵形，先端急尖，外面被微柔毛；花瓣淡紫色，倒卵状匙形，长约1 cm，两面均被微柔毛，通常外面较密。核果球形至椭圆形，长1～2 cm，宽

8～15 mm, 内果皮木质, 4～5室, 每室有种子1颗; 种子椭圆形。

【功能主治】 疏肝泄热, 行气止痛, 杀虫。用于肝郁化火, 胸胁、脘腹胀痛, 疝气疼痛, 虫积腹痛。

【生长环境与产地分布】 生于低海拔的旷野、路旁或疏林中。达州各地均有分布。

【资源保护与开发利用】 川楝子中含有多种类型的化合物, 包括楝烷型二萜类、柠檬素类、挥发油、黄酮类、酚酸类、长链脂肪酸类、甾体类、生物碱等诸多类型。川楝子被发现具有抗肿瘤、抗阿尔茨海默病（AD）、抗氧化、抗炎、抗菌、抗肉毒素等生物活性。近几年来川楝产区变迁较大, 主要因为川楝子疗效肯定, 市场需求量大, 供不应求, 导致新产区产生。

❧ 川 芎 ❧

【药材名】 川芎。

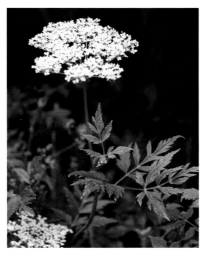 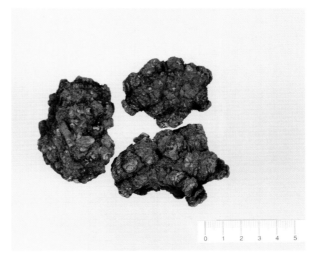

原植物　　　　　　　　　　　　　　　　　　药材

【来源】 本品为伞形科植物川芎*Ligusticum chuanxiong* Hort.的干燥根茎。夏季, 当茎上的节盘显著突出, 并略带紫色时采挖, 除去泥沙, 晒后烘干, 再去须根。

【植物形态要点】 本品为不规则结节状拳形团块, 直径2～7 cm。表面灰褐色或褐色, 粗糙皱缩, 有多数平行隆起的轮节, 顶端有凹陷的类圆形茎痕, 下侧及轮节上有多数小瘤状根痕。质坚实, 不易折断, 断面黄白色或灰黄色, 散有黄棕色的油室, 形成层环呈波状。气浓香, 味苦、辛, 稍有麻舌感, 微回甜。

【功能主治】 活血行气, 祛风止痛。用于胸痹心痛, 胸胁刺痛, 跌扑肿痛, 月经不调, 经闭痛经, 癥瘕腹痛, 头痛, 风湿痹痛。

【生长环境与产地分布】 宣汉、万源零星栽培, 有时逸为野生。

【资源保护与开发利用】 在国内川芎年产量有4 500～5 400吨, 四川川芎占了全国产量的90%以上, 以都江堰市最多, 其次为崇州市等。川芎所含生物有效成分主要包括四大类: 酚类和有机酸类（如阿魏酸）、苯酞类化合物（如藁本内酯）、生物碱类（如川芎嗪）、多糖类, 具有抗炎、镇痛、抗血栓形成、促血管舒张、抗哮喘、抗呼吸抑制、抗纤维化、抗阻塞性疾病及抗肿瘤等作用。

❧ 川续断 ❧

【药材名】 川续断。

【来源】 本品为川续断科植物川续断*Dipsacus asper* Wall.的干燥根。

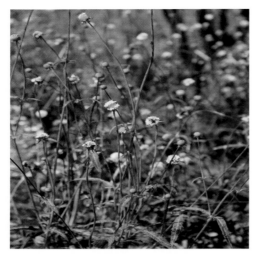

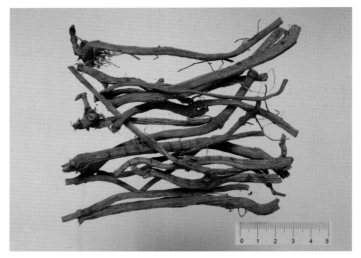

原植物　　　　　　　　　　　　　　　　　　药材

【植物形态要点】 多年生草本，高达2 m；主根1条或在根茎上生出数条，圆柱形，黄褐色，稍肉质；茎中空，具6～8条棱，棱上疏生下弯粗短的硬刺。基生叶稀疏丛生，叶片琴状羽裂，顶端裂片大，卵形，两侧裂片3～4对；茎生叶在茎之中下部为羽状深裂，中裂片披针形，侧裂片2～4对。头状花序球形，总苞片5～7枚，叶状，披针形或线形，被硬毛花冠淡黄色或白色。瘦果长倒卵柱状，包藏于小总苞内，长约4 mm，仅顶端外露于小总苞外。

【功能主治】 补肝肾，强筋骨，调血脉，止崩漏。主治腰膝酸痛、肢节痿痹、跌扑创伤、损筋折骨、胎动漏红、血崩、遗精、带下、痈疽疮肿。

【生长环境与产地分布】 生于山坡草地、林缘、灌丛。达州各地均有分布。

【资源保护与开发利用】 川产道地药材川续断的产地主要分布于四川攀枝花市盐边、米易和凉山彝族自治州昭觉、会理、会东、冕宁等地。川续断主要有三萜皂苷类、环烯醚萜类、生物碱类、酚醛酸类等成分，具有预防复发性自然流产、保护骨、保护神经、保护肝脏、抗衰老等作用，具有良好的发展前景。

❧ 垂盆草 ❧

【药材名】 垂盆草。

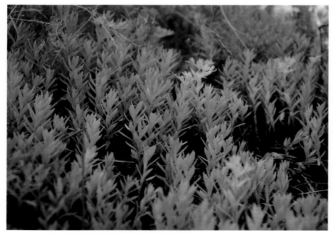

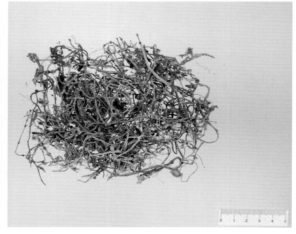

原植物　　　　　　　　　　　　　　　　　　药材

【来源】　本品为景天科植物垂盆草*Sedum sarmentosum* Bunge. 的干燥全草。夏、秋二季采收，除去杂质，干燥。

【植物形态要点】　多年生草本。不育枝及花茎细，匍匐而节上生根，直到花序之下，长10～25 cm。3叶轮生，叶倒披针形至长圆形，长15～28 mm，宽3～7 mm，先端近急尖，基部急狭，有距。聚伞花序，有3～5分枝，花少；花无梗；萼片5，披针形至长圆形，先端钝，基部无距；花瓣5，黄色，披针形至长圆形，先端有稍长的短尖；雄蕊10，较花瓣短；鳞片10，楔状四方形，先端稍有微缺；心皮5，长圆形，略叉开，有长花柱。种子卵形。

【功能主治】　利湿退黄，清热解毒。用于湿热黄疸，小便不利，痈肿疮疡。

【生长环境与产地分布】　生于海拔1 600 m以下的山坡向阳处或石上。达州各地均有分布。

【资源保护与开发利用】　性喜光照，耐旱能力强，具有园林、药用、食用的应用价值。垂盆草的主要化学成分为黄酮类、生物碱类、甾醇类、三萜类、挥发油和氰苷类等，其提取物及单体化合物具有降酶保肝、抗肿瘤、抑制脂质积累、抗氧化、免疫抑制等药理作用。在今后的工作中可着重对垂盆草中含有的新的活性成分进行深入研究，研发新药物。

❧　垂序商陆　❧

【药材名】　商陆。

【来源】　本品为商陆科植物垂序商陆*Phytolacca americana* L. 的干燥根。秋季至次年春采挖，除去须根和泥沙，切成块或片，晒干或阴干。

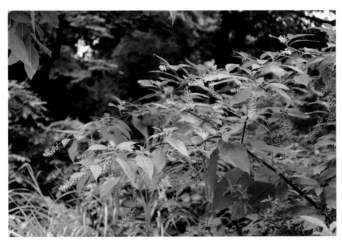
原植物

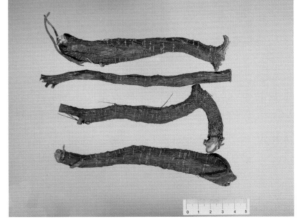
药材

【植物形态要点】　多年生草本，高1～2 m。根粗壮，肥大，倒圆锥形。茎直立，圆柱形，有时带紫红色。叶片椭圆状卵形或卵状披针形，长9～18 cm，宽5～10 cm，顶端急尖，基部楔形。总状花序顶生或侧生，花白色，微带红晕；花被片5，雄蕊、心皮及花柱通常均为10，心皮合生。果序下垂，浆果扁球形，熟时紫黑色，种子肾圆形。

【功能主治】　逐水消肿，通利二便；外用解毒散结。用于水肿胀满，二便不通；外治痈肿疮毒。

【生长环境与产地分布】　垂序商陆偏好温暖的生长环境，喜湿润，充足的降水量能保证其正常地进行光合、呼吸和蒸腾作用；其对土质要求不高，但须满足土厚、湿润疏松的生长环境。达州各地均有分布。

【资源保护与开发利用】　商陆中分离发现的化合物类型包括三萜皂苷类、黄酮类、酚酸类、甾醇类以及多糖类等，商陆的特征性化学成分为三萜皂苷类。现代药理实验发现商陆有显著的利尿、抗菌、抗病毒、抗炎、抗肿瘤作用。此外，还需明确商陆的毒性成分，从而更好地开发商陆的药用价值。

⚛ 刺儿菜 ⚛

【药材名】 小蓟。

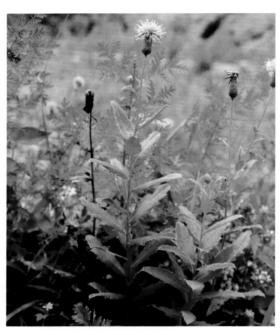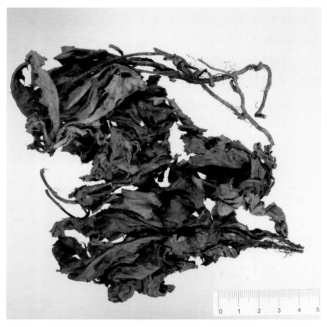

原植物　　　　　　　　　　　　　　　　　药材

【来源】 本品为菊科植物刺儿菜*Cirsium setosum*（Willd.）MB.的干燥地上部分。夏、秋二季花开时采割，除去杂质，晒干。

【植物形态要点】 多年生草本。茎直立，高30～80（100～120）cm，上部有分枝，花序分枝无毛或有薄绒毛。基生叶和中部茎生叶椭圆形、长椭圆形或椭圆状倒披针形，基部楔形，通常无叶柄；上部叶渐小，椭圆形、披针形或线状披针形；茎生叶均不裂，叶缘有细密针刺，或大部茎叶羽状浅裂或半裂或有粗大圆齿，裂片或锯齿斜三角形，先端有较长针刺，两面绿色或下面色淡，无毛，稀下面被绒毛呈灰色或两面被薄绒毛。头状花序单生茎端，或植株含少数或多数头状花序在茎枝顶端排成伞房花序。总苞卵形、长卵形或卵圆形，总苞片约6层，覆瓦状排列，向内层渐长，内层及最内层长椭圆形至线形；中外层苞片顶端有短针刺，内层及最内层渐尖，膜质，短针刺。小花紫红色或白色，雌花花冠和两性花花冠细管部细丝状。瘦果淡黄色，椭圆形或偏斜椭圆形，顶端斜截形。冠毛污白色，多层，整体脱落；冠毛刚毛，长羽毛状，顶端渐细。

【功能主治】 凉血止血，散瘀解毒消痈。用于衄血，吐血，尿血，血淋，便血，崩漏，外伤出血，痈肿疮毒。

【生长环境与产地分布】 生于山坡、河旁、荒地、田间。达州各地均有分布。

【资源保护与开发利用】 刺儿菜又名刺蓟菜、青青菜、姜姜菜等，达州刺儿菜多为野生资源，一般生于荒地、草地、田间、林缘及溪旁，现已有人工栽培作药用。主要含黄酮类、萜类、苯丙素类、苯乙醇苷类、生物碱类、植物甾醇类等多种化学成分，具有止血、凝血、抗菌、抗炎等作用，具有良好的开发前景。

对叶百部

【药材名】 百部。

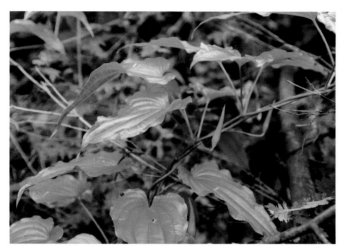
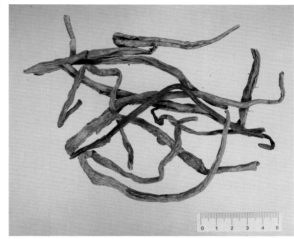

原植物　　　　　　　　　　　　　　　药材

【来源】 本品为百部科植物对叶百部*Stemona tuberosa* Lour.的干燥块根。春、秋二季采挖, 除去须根, 洗净, 置沸水中略烫或蒸至无白心, 取出, 晒干。

【植物形态要点】 块根常纺锤形, 长达30 cm; 茎少分枝, 攀援状; 叶对生或轮生, 稀兼有互生, 卵状披针形或卵形, 长6～24 cm, 基部心形, 边缘稍波状; 花单生或2～3朵组成总状花序, 生于叶腋, 稀贴生叶柄; 花被片黄绿色带紫色脉纹, 先端渐尖, 内轮比外轮稍宽; 雄蕊紫红色, 短于花被或近等长, 花丝粗, 顶端具短钻状附属物; 子房卵形, 蒴果光滑, 具多数种子。

【功能主治】 润肺下气止咳, 杀虫灭虱。用于新久咳嗽, 肺痨咳嗽, 顿咳; 外用于头虱, 体虱, 蛲虫病, 阴痒。蜜百部润肺止咳, 用于阴虚劳嗽。

【生长环境与产地分布】 生于海拔370～2 240 m的山坡丛林下、溪边、路旁以及山谷和阴湿岩石中。达州各地均有分布。

【资源保护与开发利用】 对叶百部别名大百部、野天门冬根、山百部。广西主产对叶百部, 为广西大宗药材之一, 主要产地为百色、河池、桂林等地。目前达州对叶百部主要以野生为主, 经多年采挖资源锐减。有些地区将其茎叶捣烂煮粥灭蝇, 与百部块根杀虫灭虱的功效相似。研究表明, 百部的主要活性成分为百部生物碱, 有驱虫、杀虫、镇咳平喘、抗肿瘤和抗菌等作用。此外, 百部还含有芪类、去氢苯并呋喃醇类、绿原酸类、类鱼藤酮类、醌类和香豆素类等非生物碱类成分。

大　豆

【药材名】 大豆黄卷/淡豆豉。

【来源】 大豆黄卷为豆科植物大豆*Glycine max* (L.) Merr. 的成熟种子经发芽干燥的炮制加工品。取净大豆, 用水浸泡至膨胀, 放去水, 用湿布覆盖, 每日淋水二次, 待芽长至0.5～1.0 cm时, 取出, 干燥。

淡豆豉为豆科植物大豆的成熟种子经发芽干燥的炮制加工品。

【植物形态要点】 一年生草本, 高达90 cm; 根草质, 侧根密生于主根上部; 茎直立, 粗壮, 有时上部近缠绕状, 密被褐色长硬毛; 3小叶, 宽卵形、近圆形或椭圆状披针形, 先端渐尖或近圆, 基部宽楔形或近圆, 侧生小叶偏斜；总状花序腋生，通常具5～8朵几无柄而密生的花，在植株下部的花单生或成对生于叶腋；花萼钟状，密被长硬毛，裂片披针形，上方2裂合生至中部以下，其余的分离；花冠紫、淡紫或白色，旗瓣倒卵圆形，反折，翼瓣长圆形，短于旗瓣，龙骨瓣斜倒卵形，短于翼瓣；子房被毛，基部具明显的腺体；荚果长圆形，密被黄褐色长毛；种子椭圆形或近卵球形，光滑。

【功能主治】 大豆黄卷解表祛暑，清热利湿。用于暑湿感冒，湿温初起，发热汗少，胸闷脘痞，肢体酸重，小便不利。淡豆豉解表，除烦，宣发郁热，用于感冒，寒热头痛，烦躁胸闷，虚烦不眠。

【生长环境与产地分布】 栽培。达州各地均有分布。

【资源保护与开发利用】 野生大豆主要分布于东亚温带地区，中国野生大豆资源丰富，从广东、广西到黑龙江都有野生大豆。达州大豆均为栽培品。大豆及其发酵品中的主要活性成分为大豆异黄酮、大豆蛋白、脂肪酸、大豆低聚多糖、生物胺以及挥发性成分。其中大豆异黄酮具有抗氧化、降低胆固醇、保护心血管系统和神经系统、预防骨质疏松等多种作用。

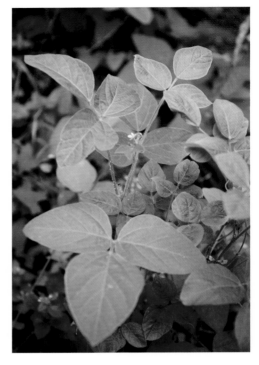

原植物

❧ 大血藤 ❧

【药材名】 大血藤。

【来源】 本品为木通科植物大血藤*Sargentodoxa cuneata* (Oliv.) Rehd. et Wils.的干燥藤茎。秋、冬二季采收，除去侧枝，截段，干燥。

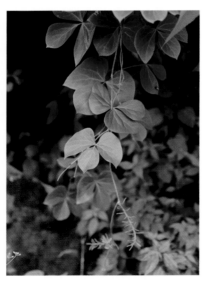

原植物

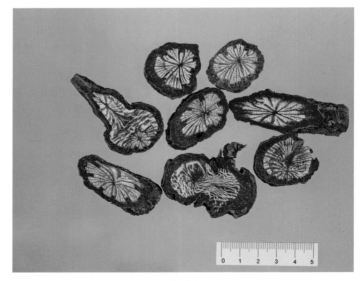

药材

【植物形态要点】 落叶木质藤本，长10余米；全株无毛；当年枝条暗红色。三出复叶，或兼具单叶，稀全单叶；小叶革质，顶生小叶近棱状倒卵圆形，先端急尖，基部渐狭成短柄，全缘，侧生小叶斜卵形，先端急尖，基部内面楔形，外面截形或圆形，上绿色、下淡绿色，干时常变为红褐色，比顶生小叶略大，无小叶柄。雄花与雌花同序或异序，同序时，雄花生于基部；苞片1枚，长卵形，膜质，先端渐尖；萼片6，花瓣状，长圆形，顶端钝；花瓣6，小，圆形，蜜腺性；雌蕊多数，螺旋状生于卵状突起的花托上。每一浆果近球形，成熟时黑蓝色，具小果柄。种子卵球形，基部截形；种皮，黑色，光亮，平滑，种脐显著。

【功能主治】 清热解毒，活血，祛风止痛。用于肠痈腹痛，热毒疮疡，经闭，痛经，跌扑肿痛，风湿痹痛。

【生长环境与产地分布】 常生于山坡灌丛、疏林和林缘等。达州各地均有分布。

【资源保护与开发利用】 大血藤属植物主要产于我国华东、华中、华南及西南地区，浙江、江苏、陕西、四川、贵州等地有分布，其中大血藤的分布区往南延伸到老挝、越南北部。达州大血藤主要为野生。迄今已从大血藤中分离出了多种化学成分，主要为酚酸、木脂素、三萜、挥发油等化合物，药理研究表明其具有抑菌、抗炎、抗病毒、抗过敏、抗氧化、抗肿瘤、耐缺氧、防辐射等作用，对心血管系统有较好的保护作用。大血藤化学成分复杂，药理作用广泛，具有较高的研究、开发价值和广泛的应用前景。

丹 参

【药材名】 丹参。

【来源】 本品为唇形科植物丹参*Salvia miltiorrhiza* Bge.的干燥根和根茎。春、秋二季采挖，除去泥沙，干燥。

【植物形态要点】 多年生草本，高达80 cm；主根肉质，深红色；茎多分枝，密被长柔毛；奇数羽状复叶，小叶3～5（～7），卵形、椭圆状卵形或宽披针形，长1.5～8.0 cm，先端尖或渐尖，基部圆形或偏斜，具圆齿，两面被柔毛，下面锁密；叶柄密被倒向长柔毛。轮伞花序具6至多花，密被长柔毛或腺长柔毛苞片披针形；花萼钟形，带紫色，疏被长柔毛及腺长柔毛，具缘毛，内面中部密被白色长硬毛，上唇三角形，具3短尖头，下唇具2齿；花冠紫蓝色，被腺短柔毛，冠筒内具不完全柔毛环，上唇镰形，下唇中裂片先端2裂，裂片顶端具不整齐尖齿，侧裂片圆形，花柱伸出。小坚果黑色，椭圆形。

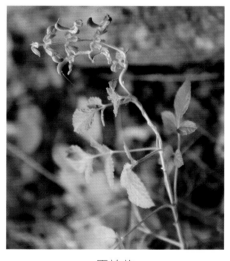

原植物

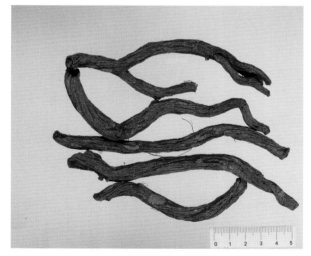

药材

【功能主治】 活血祛瘀，通经止痛，清心除烦，凉血消痈。用于胸痹心痛，脘腹胁痛，癥瘕积聚，热痹疼痛，心烦不眠，月经不调，痛经经闭，疮疡肿痛。

【生长环境与产地分布】 栽培。产渠县。

【资源保护与开发利用】 本草考证，丹参主要的道地产区有：河南、山东、陕西、湖北、安徽、四川等地，国外主要分布于温热带地区,如地中海和中西亚地区等。野生丹参主要生长于山坡、草丛、林下、溪旁等阳光充足的地方,且生长海拔跨度较大,从海拔1 000 m以下的低山、丘陵和平原地带到海拔2 000~3 500 m的高山均有分布。丹参的主要成分为水溶性的酚酸类以及脂溶性的丹参酮类化合物。其具有改善微循环、抗凝血、抗血栓、降压等多种药理作用,具有广阔的开发前景。

淡竹叶

【药材名】淡竹叶。

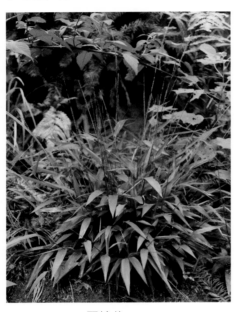 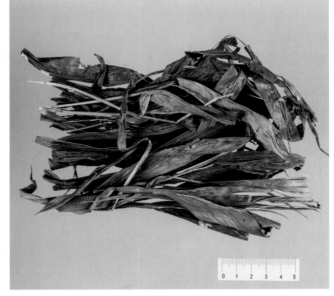

原植物　　　　　　　　　　　　　　　　　　药材

【来源】本品为禾本科植物淡竹叶*Lophatherum gracile* Brongn.的干燥茎叶。夏季未抽花穗前采割,晒干。

【植物形态要点】须根中部膨大呈纺锤形小块根;秆高40~80 cm,5~6节;叶鞘平滑或外侧边缘具纤毛;叶舌长0.5~1.0 mm,褐色,背有糙毛;叶片长6~20 cm,宽1.5~2.5 cm,具横脉,有时被柔毛或疣基小刺毛,基部收窄成柄状;圆锥花序,小穗线状披针形,柄极短。颖先端钝,5脉,边缘膜质;第一外稃具7脉,先端具尖头,内稃较短,其后具小穗轴;不育外稃向上渐窄小,密集包卷,先端具芒;颖果长椭圆形。

【功能主治】清热泻火,除烦止渴,利尿通淋。用于热病烦渴,小便短赤涩痛,口舌生疮。

【生长环境与产地分布】生于山坡、林地或林缘、道旁庇荫处。产开江、渠县、达川区、大竹、通川区。

【资源保护与开发利用】淡竹叶产江苏、安徽、浙江、江西等地。达州产淡竹叶主要为野生。淡竹叶主要含黄酮和多糖类成分、内酯、叶绿素、氨基酸、维生素、微量元素,现代药理研究证明淡竹叶具有解热、消炎、抗病毒、调节机体免疫功能、利尿等作用。

党　参

【药材名】党参。

【来源】 本品为桔梗科植物党参*Codonopsis pilosula* (Franch.) Nannf.的干燥根。秋季采挖，洗净，晒干。

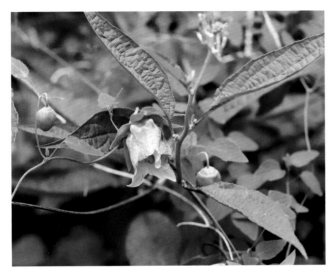

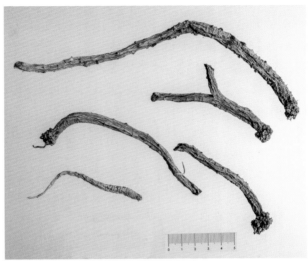

原植物　　　　　　　　　　　　　　　药材

【植物形态要点】 茎基具多数瘤状茎痕，根常肥大呈纺锤状或纺锤状圆柱形，较少分枝或中部以下略有分枝，长15～30 cm。表面灰黄色，上端有部分细密环纹，下部则疏生横长皮孔，肉质。茎缠绕，长1～2 m，有多数分枝，侧枝具叶，不育或先端着花，黄绿色或黄白色，无毛。叶互生，小枝上近对生，卵形或窄卵形，长1.0～6.5 cm，宽0.8～5.0 cm，端钝或微尖，基部近心形，边缘具波状钝锯齿，分枝上叶渐趋狭窄，基部圆或楔形，上面绿色，下面灰绿色，两面疏或密地被贴伏长硬毛或柔毛，稀无毛；叶柄有疏短刺毛；花单生于枝端，与叶柄互生或近对生，有梗；花萼贴生至子房中部，萼筒半球状，裂片宽披针形或狭矩圆形，微波状或近全缘；花冠上位，宽钟状，黄绿色，内面有明显紫斑，浅裂，裂片正三角形，全缘；蒴果下部半球状，上部短圆锥状；种子卵圆形，无翼。

【功能主治】 健脾益肺，养血生津。用于脾肺气虚，食少倦怠，咳嗽虚喘，气血不足，面色萎黄，心悸气短，津伤口渴，内热消渴。

【生长环境与产地分布】 生于林缘、灌丛。产宣汉。

【资源保护与开发利用】 药用党参资源丰富，全国分布广泛。其中党参、素花党参、川党参多为栽培，其余的为野生资源。据记载，党参属植物有50余种，全国各地习用或其代用品多达30种。其商品品种变化较大。党参主要分布于华北、东北、西北部分地区，全国多数地区引种，山西长治市、晋城市产的称"潞党"，东北产的称"东党"，山西五台产的称"台党"。党参主要含有生物碱、炔类、萜类、黄酮类、糖类等化学成分，对神经系统具有增强免疫力、扩张血管、降压、改善微循环、增强造血功能等作用，具有广阔的开发前景。

❧ 灯笼草 ❧

【药材名】 断血流。

【来源】 本品来源于唇形科植物灯笼草*Clinopodium polycephalum* (Vaniot) C. Y. Wu et Hsuan的干燥地上部分。

【植物形态要点】 茎高达1 m，多直立，基部有时匍匐，多分枝，茎四棱形，具槽，被平展糙硬毛及腺毛；

叶卵形，长2～5 cm，基部宽楔形或近圆形，疏生圆齿状牙齿，两面被糙硬毛；轮伞花序具多花，球形，组成圆锥花序；苞片针状，花萼圆筒形，脉上被长柔毛及腺微柔毛，喉部疏被刚毛，果萼基部一边肿胀，上唇3齿三角形，尾尖，下唇2齿芒尖；花冠紫红色，被微柔毛；冠筒伸出，上唇直伸，先端微缺，下唇3裂。小坚果褐色，卵球形，平滑。

【功能主治】 收敛止血。用于崩漏，尿血，鼻衄，牙龈出血，创伤出血。

【生长环境与产地分布】 生于山坡、路边、林下、灌丛中。达州各地均有分布。

【资源保护与开发利用】 本品主要分布于我国东部、西南部及湖南、湖北地区，此外，在甘肃、河北等地也有分布。达州产灯笼草均为野生。灯笼草含有三萜及其皂苷、黄酮、挥发油、苯丙素、甾体等多种成分，其中三萜皂苷和黄酮为主要有效成分，具有止血、抗菌、降血糖、抗氧化、抗炎等作用。

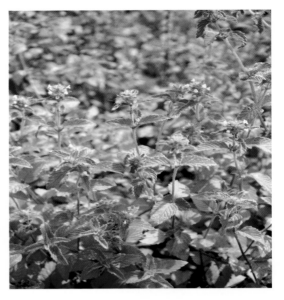

原植物

❧ 灯心草 ❧

【药材名】 灯心草。

【来源】 本品为灯心草科植物灯心草 *Juncus effusus* L. 的干燥茎髓。夏末至秋季割取茎，晒干，取出茎髓，理直，扎成小把。

【植物形态要点】 多年生草本，根状茎粗壮，横走；茎丛生，直立，圆柱形，淡绿色，具纵条纹，茎内充满白色的髓心。叶全部为低出叶，呈鞘状或鳞片状，包围在茎的基部，叶片退化为刺芒状；聚伞花序假侧生，含多花，花被片线状披针形，顶端锐尖，背脊增厚突出，黄绿色，边缘膜质，外轮者稍长于内轮；雄蕊3枚，花药黄色，雌蕊花柱极短，柱头3分叉；蒴果长圆形或卵形，黄褐色；种子卵状长圆形，黄褐色。

【功能主治】 清心火，利小便。用于心烦失眠，尿少涩痛，口舌生疮。

【生长环境与产地分布】 生于河边、池旁、水沟、稻田旁、草地及沼泽湿处。产宣汉、万源。

【资源保护与开发利用】 灯心草主要分布于长江以北各地及四川西部、云南、西藏。达州产灯心草均为野生。灯心草主要含有9, 10-二氢菲类、菲类、菲类二聚体类、芪类、甘油酯类、黄酮类、三萜类及甾体类等成分，具有镇静、抗癌、抗炎、抑菌、抗氧化、抑藻等作用。

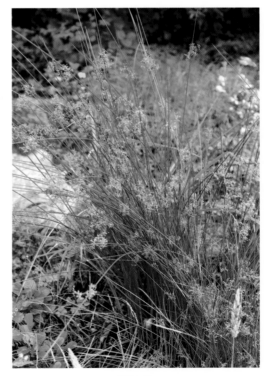

原植物

地 肤

【药材名】 地肤子。

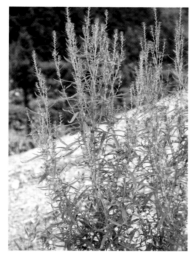

原植物

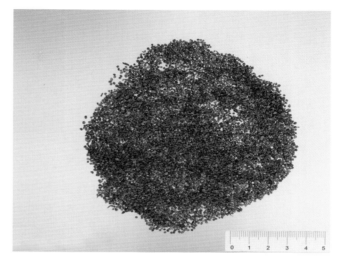

药材

【来源】 本品为藜科植物地肤*Kochia scoparia* (L.) Schrad.的干燥成熟果实。秋季果实成熟时采收植株，晒干，打下果实，除去杂质。

【植物形态要点】 一年生草本，被具节长柔毛；茎直立，高达1 m，基部分枝；叶扁平，线状披针形或披针形，长2～5 cm，宽3～7 mm，先端短渐尖，基部渐窄成短柄，常具3主脉；花被近球形，5深裂，裂片近角形，翅状附属物角形或倒卵形，边缘微波状或具缺刻。雄蕊5，花丝丝状，柱头2，丝状，花柱极短；胞果扁，果皮膜质，与种子离生；种子卵形或近圆形，稍有光泽。（原变种）

【功能主治】 清热利湿，祛风止痒。用于小便涩痛，阴痒带下，风疹，湿疹，皮肤瘙痒。

【生长环境与产地分布】 生于田边、路旁、荒地等处。达州各地均有分布。

【资源保护与开发利用】 地肤广泛分布在我国各地，资源十分丰富。地肤的化学成分主要有三萜及其苷类化合物、黄酮类化合物及挥发油等。地肤苗中三萜皂苷等活性成分具有抗炎、抗过敏和抗瘙痒等作用，这与其传统临床上的清热利湿、祛风止痒等功效一致；地肤子、地肤苗、地肤根都具有降血糖作用，其降血糖作用与地肤所含皂苷相关。地肤子具有较强的抗病原微生物、抗炎及抗过敏活性，与其清热利湿、祛风止痒等传统功效相吻合。现代药理研究表明地肤子具有降血糖及抗胃黏膜损伤作用，丰富了地肤子的药理活性，扩大了其临床应用范围。

吊石苣苔

【药材名】 石吊兰。

【来源】 本品为苦苣苔科植物吊石苣苔*Lysionotus pauciflorus* Maxim.的干燥地上部分。夏、秋二季叶茂盛时采割，除去杂质，晒干。

【植物形态要点】 小灌木；茎长达30 cm。叶3枚轮生，有时对生或4枚轮生，革质，形状变化大，边缘在中部以上具齿或近全缘。花序有1～2（～5）花，苞片披针状线形，花梗无毛；花萼裂片窄三角形或线状三角

形；花冠白色带淡紫色条纹或淡紫色，无毛，筒部细漏斗状，退化雄蕊3；花盘杯状，有尖齿。蒴果；种子纺锤形。（原变种）

【功能主治】 化痰止咳，软坚散结。用于咳嗽痰多，瘰疬痰核。

【生长环境与产地分布】 生于海拔300～2 000 m的丘陵或山地林中或阴处石崖上或树上,。产宣汉、万源。

【资源保护与开发利用】 我国南方石吊兰野生资源分布十分广泛，在四川、贵州、广西、广东、福建、浙江、江苏及云南东部等地区有大量分布，

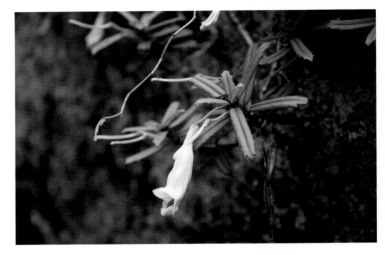

原植物

在陕西南部和甘肃南部等西北地区也有少量分布。石吊兰在贵州全省均有分布，且野生资源丰富。石吊兰含有多种化学成分，主要有黄酮类、挥发油、苯乙醇苷类、苯甲醇苷类、植物甾醇类和三萜皂苷类等，还有蛋白质以及微量元素等成分，具有抗菌、抗炎、保肝、止咳祛痰、平喘镇静、降压、降血脂、抗动脉粥样硬化、抗肿瘤以及抑制过敏反应等作用。

❧ 东方香蒲 ❧

【药材名】 蒲黄。

【来源】 本品为香蒲科植物东方香蒲*Typha orientalis* Presl或同属植物的干燥花粉。夏季采收蒲棒上部的黄色雄花序，晒干后碾轧，筛取花粉。

【植物形态要点】 多年生水生或沼生草本；地上茎粗壮，向上渐细，高1.3～2.0 m；叶片条形，长40～70 cm，宽0.4～0.9 cm，光滑无毛，上部扁平，下部腹面微凹，背面逐渐隆起呈凸形，横切面呈半圆形，细胞间隙大，海绵状；叶鞘抱茎；雌雄花序紧密连接；雄花花序轴具白色弯曲柔毛，自基部向上具1～3枚叶状苞片，花后脱落；雌花序基部具1枚叶状苞片，花后脱落；雄花通常由3枚雄蕊组成，有时2枚，或4枚雄蕊合生，花药2室，条形，花粉粒单体，花丝很短，基部合生成短柄；雌花无小苞片；孕性雌花柱头匙形，外弯，子房纺锤形至披针形，子房柄细弱；不孕雌花子房近于圆锥形，先端呈圆形，不发育柱头宿存；白色丝状毛通常单生，有时几枚基部合生。小坚果椭圆形至长椭圆形；果皮具长形褐色斑点；种子褐色，微弯。

【功能主治】 止血，化瘀，通淋。用于吐血、衄血、咯血、崩漏，外伤出血，经闭痛经，胸腹刺痛，跌扑肿痛，血淋涩痛。

【生长环境与产地分布】 生于湖泊、池塘、沟渠、沼泽及河流缓流带。达州各地均有分布。

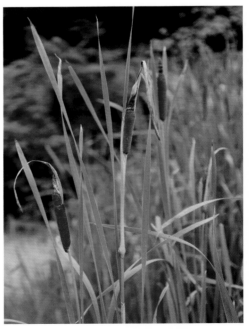

原植物

【资源保护与开发利用】 东方香蒲在我国广泛分布于华北、东北及西北、西南地区的浅水湿地，性耐寒，喜光照，适应性强。蒲黄中的有效成分为黄酮类，如柚皮素、槲皮素、香蒲新苷等，此外还含有止血成分鞣质、甾类、烷烃类及糖类等。蒲黄药性平和，疗效确切，具有很高的开发价值。黄酮类化合物为其主要有效成分，具有镇痛，抗凝促凝（与浓度有关），促进血液循环，降低血脂，防止动脉硬化，保护高脂血症所致的血管内皮损伤，提高体内环磷酸腺苷水平，防治冠心病、高脂血症和心肌梗死，兴奋收缩子宫，增强免疫力等作用，此外还可促进肠蠕动、消炎、抗低压低氧、抗微生物等。

冬 葵

【药材名】 冬葵果。

【来源】 本品系蒙古族习用药材。为锦葵科植物冬葵*Malva verticillata* L.的干燥成熟果实。夏、秋二季果实成熟时采收，除去杂质，阴干。

【植物形态要点】 一年生或二年生草本；高0.5～1.3 m；茎直立，不分枝，被柔毛；叶近圆形，常5～7裂，裂片三角状圆形，具锯齿，并极皱曲（幼叶尤明显），两面无毛或疏被糙伏毛或星状毛；叶柄疏被柔毛，托叶卵状披针形，被星状柔毛；花小，单生或数朵簇生于叶腋，近无花梗或梗极短；小苞片3，线状披针形，疏被糙伏毛；花萼浅杯状，5裂，裂片三角形，疏被星状柔毛，花冠白色或淡紫红色，花瓣5，较萼片略长；果扁球形，背面平滑，两侧具网纹；种子肾形，暗黑色。

【功能主治】 清热利尿，消肿。用于尿闭，水肿，口渴，尿路感染。

【生长环境与产地分布】 栽培。达州各地均有分布。

【资源保护与开发利用】 内蒙古的西南部、北部及南部山地、蒙古高原东部、科尔沁、乌兰察布高原、龙首山等地区分布有冬葵。我国的华东、华北、西北各省、区均有分布。达州产冬葵均为人工栽培。冬葵果目前已知化学成分有：发油鉴定出24个组分；糖类有中性多糖、酸性多糖、肽聚糖及7种低聚糖；苯丙素类有咖啡酸；还有14种脂肪油、14种氨基酸、15种无机元素以及蛋白质、多肽、鞣质、酚类、三萜、黄酮类、甾体、黏液质等。冬葵果石油醚和乙酸乙酯提取物有显著的促进排尿的作用。

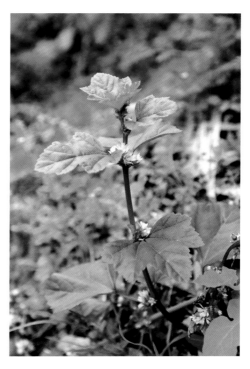

原植物

独角莲

【药材名】 白附子。

【来源】 本品为天南星科植物独角莲*Typhonium giganteum* Engl.的干燥块茎。秋季采挖，除去须根和外皮，晒干。

【植物形态要点】 块茎倒卵形、卵球形或卵状椭圆形，直径2～4 cm，被暗褐色鳞片，有7～8环状节，颈部生须根；幼叶内卷角状，后展开，箭形，长15～45 cm，宽9～25 cm，先端渐尖，基部箭状，后裂片叉开，1级侧脉7～8对，最下部的2条基部重叠，集合脉与边缘相距5～6 mm；叶柄圆柱形，密生紫色斑点，中部以下具膜质叶鞘；1～2年生植株有1叶，3～4年生的有3～4叶，叶与花序同出；佛焰苞紫色，管部圆筒形或长圆状卵形，檐部卵形，先端渐尖常弯曲。肉穗花序几无梗，雌花序圆柱形；附属器紫色，圆柱形，直立，基部无柄，先端钝。雄花无柄，药室卵圆形，顶孔开裂。雌花：子房圆柱形，顶部截平，胚珠2；柱头无柄，圆形。

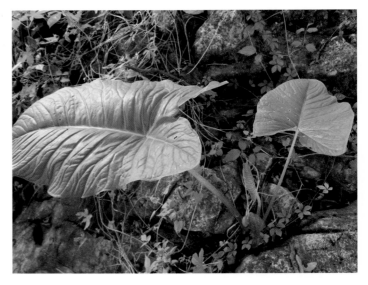

原植物

【功能主治】 祛风痰，定惊搐，解毒散结，止痛。用于中风痰壅，口眼㖞斜，语言謇涩，惊风癫痫，破伤风，痰厥头痛，偏、正头痛，瘰疬痰核，毒蛇咬伤。

【生长环境与产地分布】 通常生于海拔1 500 m以下的荒地、山坡、水沟旁。产宣汉、万源。

【资源保护与开发利用】 独角莲现今主产于河南、甘肃、湖北等地。据考证，白附子植物来源有禹白附和关白附两种。禹白附主产于河南禹州等地，关白附系毛茛科植物黄花乌头的块根，分布于黑龙江、吉林、辽宁、河北等地。因此二者的化学成分和药理作用也不相同，应当区别开来。白附子中含有大量的有机酸成分，也有苷类、挥发油、氨基酸、甾醇类以及微量元素等成分，但有效成分和有毒成分仍不明确。白附子具有抗感染、镇静、抗惊厥、止痛、抗恶性肿瘤等作用。

❧ 杜鹃兰 ❧

【药材名】 山慈姑。

【来源】 本品为兰科植物杜鹃兰*Cremastra appendiculata* (D. Don) Makino.的干燥假鳞茎。习称"毛慈姑"，夏、秋二季采挖，除去地上部分及泥沙，分开大小置沸水锅中蒸煮至透心，干燥。

【植物形态要点】 假鳞茎卵球形或近球形；叶常1枚，窄椭圆形或倒披针状窄椭圆形，长18～34 cm，宽5～8 cm；花序具5～22花；苞片披针形或卵状披针形；花常偏向一侧，多少下垂，不完全开放，有香气，窄钟形，淡紫褐色；萼片倒披针形，中部以下近窄线形，侧萼片略斜歪；花瓣倒披针形，唇瓣与花瓣近等长，线形，3裂，侧裂片近线形，中裂片卵形或窄长圆形，基部2侧裂片间具肉质突起；蕊柱细，顶端略扩大，腹面有时有窄翅；蒴果近椭圆形，下垂。

【功能主治】 清热解毒，化痰散结。用于痈肿疔毒，瘰疬痰

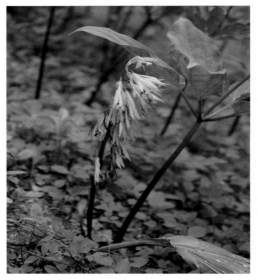

原植物

核,蛇虫咬伤,癥瘕痞块。

【生长环境与产地分布】 生于林下湿地或沟边湿地上。产万源。

【资源保护与开发利用】 杜鹃兰分布于我国黄河流域至西南、华南等地,主产四川、贵州等地。目前,由于自身繁殖困难、人工栽培难度大的局限性,加之其使用范围不断扩大、野生资源相对匮乏,野生山慈姑的供求矛盾尤为突出。杜鹃兰含有菲类、联苄类、简单化合物及其苷类、糖及糖苷类、萜类及甾体类化合物,具有抗肿瘤、抗菌、抑制血管生成、抗氧化等作用。

杜 仲

【药材名】 杜仲。

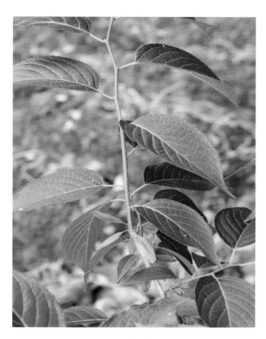
原植物

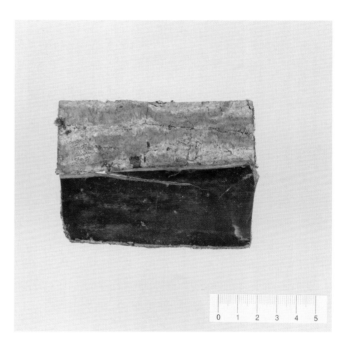
药材

【来源】 本品为杜仲科植物杜仲*Eucommia ulmoides* Oliv.的干燥树皮。4—6月剥取,刮去粗皮,堆置"发汗"至内皮呈紫褐色,晒干。

【植物形态要点】 落叶乔木;高达20 m,胸径约50 cm;树皮灰褐色,粗糙,植株具丝状胶质;芽卵圆形,红褐色;单叶互生,椭圆形、卵形或长圆形,薄革质,长6~15 cm,宽3.5~6.5 cm,先端渐尖,基部宽楔形或近圆,具锯齿;花单性,雌雄异株,雄花无花被,具小苞片;雌花单生,苞片倒卵形,子房无毛,1室,先端2裂,子房柄极短;翅果扁平,长椭圆形,先端2裂,基部楔形,周围具薄翅。

【功能主治】 补肝肾,强筋骨,安胎。用于肝肾不足,腰膝酸痛,筋骨无力,头晕目眩,妊娠漏血,胎动不安。

【生长环境与产地分布】 生于海拔300~500 m的低山、谷地或低坡的疏林里。达州各地广泛栽培。

【资源保护与开发利用】 目前,杜仲在各地广泛栽种。杜仲化学成分多达138种,种类繁多,主要有木脂素类、环烯醚萜类、苯丙素类、黄酮类、多糖类、杜仲胶、抗真菌蛋白等成分。主要有降压、增强免疫力、调血脂、降血糖、保肝利胆、利尿、保护神经细胞、调节骨代谢、补肾护肾、安胎等作用。

多花黄精

【药材名】 黄精。

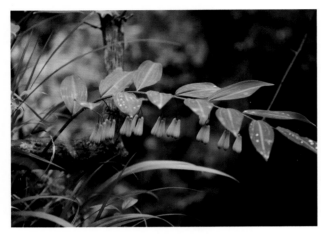
原植物

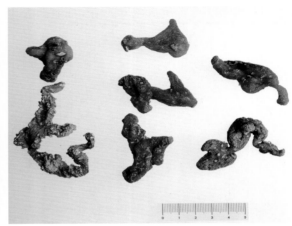
药材

【来源】 本品为百合科植物多花黄精*Polygonatum cyrtonema* Hua.的干燥根茎。春、秋二季采挖，除去须根，洗净，置沸水中略烫或蒸至透心，干燥。

【植物形态要点】 根状茎肥厚，常连珠状或结节成块，少有近圆柱形，直径1～2 cm。叶互生，椭圆形、卵状披针形至矩圆状披针形，少有稍镰状弯曲，长10～18 cm，宽2～7 cm，先端尖至渐尖。花序具(1～)2～7（～14)花，伞形；苞片微小，位于花梗中部以下，或无；花被黄绿色；花丝两侧扁或稍扁，具乳头状突起或短绵毛，顶端稍膨大或囊状突起。浆果黑色，具3～9颗种子。

【功能主治】 补气养阴，健脾，润肺，益肾。用于脾胃气虚，体倦乏力，胃阴不足，口干食少，肺虚燥咳，劳嗽咯血，精血不足，腰膝酸软，须发早白，内热消渴。

【生长环境与产地分布】 生于海拔500～2 100 m的林下、灌丛或山坡阴处。产宣汉、万源。

【资源保护与开发利用】 黄精主产于河北、北京、内蒙古、陕西等地；多花黄精主产于安徽、贵州、湖南、浙江等省；滇黄精主产于贵州、云南、广西等地。姜形黄精的原植物为多花黄精，鸡头黄精的原植物为黄精，而大黄精的原植物为滇黄精。三者中以姜形黄精质量最佳。黄精含有多种化学成分，主要有多糖、甾体、皂苷、三萜、生物碱、木脂素、黄酮、植物甾醇及挥发油等，其中多糖和甾体皂苷类成分在黄精中有量较大，为其主要药效成分。黄精具有抗氧化、抗衰老、抑制痴呆、改善记忆、降血糖、抗动脉粥样硬化、扩张血管、免疫调节等作用。

番红花

【药材名】 西红花。

【来源】 本品为鸢尾科植物番红花*Crocus sativus* L.的干燥柱头。

【植物形态要点】 多年生草本。球茎扁圆球形，径约3 cm，外有黄褐色的膜质包被。叶基生，9～15枚，条形，灰绿色，长15～20 cm，宽2～3 mm，边缘反卷；叶丛基部包有4～5片膜质的鞘状叶。花茎甚短，不伸出地面；花1～2朵，淡蓝色、红紫色或白色，有香味；花被裂片6，2轮排列，花被裂片倒卵形，顶端钝；雄蕊直立，花药黄色，顶端尖，略弯曲；花柱橙红色，上部3分枝，分枝弯曲下垂，柱头略扁，顶端楔形，有浅齿，较雄蕊长，子房狭纺锤形。蒴果椭圆形。

【功能主治】　活血化瘀，凉血解毒，解郁安神。用于经闭癥瘕，产后瘀阻，温毒发斑，忧郁痞闷，惊悸发狂。

【生长环境与产地分布】　栽培。产宣汉。

【资源保护与开发利用】　西红花为鸢尾科植物番红花的干燥柱头，主产伊朗、希腊、印度、西班牙、意大利、摩洛哥等地。唐代，西红花由印度经西藏传入我国，因此又称为番

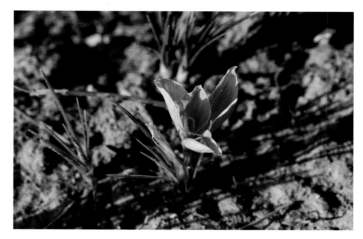

原植物

红花、藏红花。目前已在上海、浙江、江苏、河南等地形成规模种植。现代药理研究证明番红花在改善心肌供血供氧等方面疗效确切，其含有的多种苷可明显增加冠状动脉的血流量，可调节血液循环、凉血解毒、养颜化瘀、抗疲劳、抗衰老。番红花中的番红花素能显著抑制肺腺癌细胞增殖，从番红花中提取的蛋白多糖具有免疫调节和抗病毒入侵功能，番红花酸、番红花素和番红花苦素等都具有较强的抗癌活性。

❧ 翻白草 ❧

【药材名】　翻白草。

【来源】　本品为蔷薇科植物翻白草*Potentilla discolor* Bge.的干燥全草。夏、秋二季开花前采挖，除去泥沙和杂质，干燥。

【植物形态要点】　多年生草本。根粗壮，下部常肥厚呈纺锤形。花茎直立，上升或微铺散，高10～45 cm，密被白色绵毛。基生叶有小叶2～4对，连叶柄长4～20 cm，叶柄密被白色绵毛，有时并有长柔毛；小叶对生或互生，无柄，小叶片长圆形或长圆披针形，顶端圆钝，稀急尖，基部楔形、宽楔形或偏斜圆形，边缘具圆钝锯齿，稀急尖，上面被稀疏白色绵毛或脱落几无毛，下面密被白色或灰白色绵毛。茎生叶1～2，有掌状3～5小叶；基生叶托叶膜质，褐色，外被白色长柔毛，茎生叶托叶草质，绿色，卵形

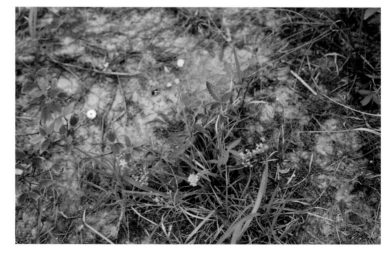

原植物

或宽卵形，边缘常有缺刻状牙齿，稀全缘，下面密被白色绵毛。聚伞花序有花数朵至多朵，疏散，外被绵毛；萼片三角状卵形，副萼片披针形，比萼片短，外面被白色绵毛；花瓣黄色，倒卵形，顶端微凹或圆钝，比萼片长。瘦果近肾形，光滑。

【功能主治】清热解毒，止痢，止血。用于湿热泻痢，痈肿疮毒，血热吐衄，便血，崩漏。

【生长环境与产地分布】　生于海拔100～1 850 m的荒地、山谷、沟边、山坡草地、草甸及疏林下。达州各地均有分布。

【资源保护与开发利用】　翻白草主要分布在北半球的温带和寒带,只有少数几种分布在南半球。在中国有88种,其中24种为中国特有,主产于山东、辽宁、安徽,此外河北、河南、内蒙古、湖北、江苏、广西、福建等地亦产。到目前为止,已从其中分离得到的化合物主要为黄酮类化合物、萜类、鞣质类等,其中鞣质类、三萜类化合物中含有大量酚酸类的成分。

❀ 防 风 ❀

【药材名】　防风。

【来源】　本品为伞形科植物防风*Saposhnikovia divaricata* (Turcz.) Schischk. 的干燥根。春、秋二季采挖未抽花茎植株的根,除去须根和泥沙,晒干。

【植物形态要点】　多年生草本,高30～80 cm。根细长圆柱形,淡黄棕色。根头处被有纤维状叶残基及明显的环纹。茎单生,自基部分枝较多,基部有宽叶鞘。叶片卵形或长圆形,长14～35 cm,宽6～8(～18)cm,二回或近于三回羽状分裂,第一回裂片卵形或长圆形,有柄,第二回裂片下部具短柄,末回裂片狭楔形。茎生叶与基生叶相似,但较小,顶生叶简化,有宽叶鞘。复伞形花序多数,生于茎和分枝;伞辐5～7,长3～5 cm,无毛;小伞形花序有花4～10;无总苞片;小总苞片4～6,线形或披针形,先端长,萼齿短三角形;花瓣

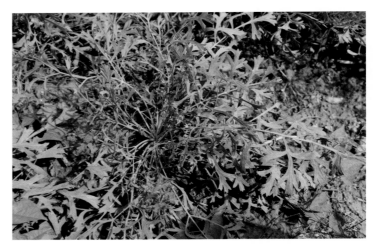
原植物

倒卵形,白色,无毛,先端微凹,具内折小舌片。双悬果狭圆形或椭圆形,幼时有疣状突起,成熟时渐平滑;每棱槽内有油管1,合生面油管2。

【功能主治】祛风解表,胜湿止痛,止痉。用于感冒头痛,风湿痹痛,风疹瘙痒,破伤风。

【生长环境与产地分布】　引种栽培。产宣汉。

【资源保护与开发利用】　防风野生资源的匮乏促使了防风人工栽培产业的发展。家种防风的主产地多在长江以北,河北是目前家种防风的主要产地,河南和安徽有少量种植,但产量不大。1965年日本学者新田木也最早从防风根的甲醇提取物中分离得到了香柑内酯、5-O-甲基维斯阿米醇苷和亥茅酚。至今,国内外学者已从防风中分离并鉴定出100多种化学成分,主要有有色原酮类、香豆素类、有机酸、多糖类、聚炔类、甾醇类等。

❀ 风轮菜 ❀

【药材名】　断血流。

【来源】　本品来源于唇形科植物风轮菜*Clinopodium chinense* (Benth.) O. Kuntze的干燥地上部分。夏季开花前采收,除去泥沙,晒干。

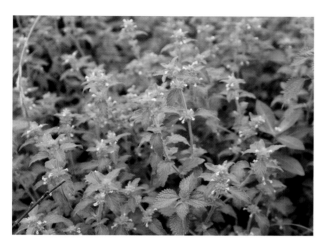
原植物

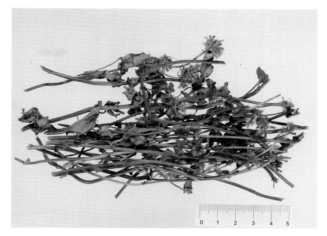
药材

【植物形态要点】 多年生草本。茎基部匍匐，高可达1 m，四棱形，具细条纹，密被短柔毛及腺微柔毛。叶卵圆形，长2～4 cm，宽1.3～2.6 cm，先端急尖或钝，基部圆形呈阔楔形，边缘具圆齿状锯齿，坚纸质，上面榄绿色，密被平伏短硬毛，下面灰白色，被疏柔毛，叶柄腹凹背凸，密被疏柔毛。轮伞花序多花密集，半球状；苞叶叶状，向上渐小至苞片状，苞片针状，极细，多数，被柔毛状缘毛及微柔毛。花萼狭管状，常染紫红色，上唇3齿，齿近外反，长三角形，先端具硬尖，下唇2齿，齿稍长，直伸，先端芒尖。花冠紫红色，先端微缺，下唇3裂，中裂片稍大。小坚果倒卵形，黄褐色。

【生长环境与产地分布】 生于山坡、草丛、路边、沟边、灌丛、林下。达州各地均有分布。

【功能主治】 收敛止血。用于崩漏，尿血，鼻衄，牙龈出血。

【资源保护与开发利用】 风轮菜属植物在全球广泛分布，主要分布于欧洲，亚洲中、东部，北美洲如美国、墨西哥，以及南美洲等。风轮菜中含黄酮类、皂苷类、有机酸类、芳香族类、三萜类、甾体等类型化合物，其中黄酮类和皂苷类化合物为该植物的主要活性成分。现代关于风轮菜的药理研究主要集中于皂苷类成分止血作用的研究，对其黄酮类成分药理作用的研究较少。风轮菜黄酮类成分含量较高，是重要的活性物质。研究表明风轮菜总黄酮具有显著的抗氧化、抗心肌缺血、耐缺氧、抗炎、保护血管内皮细胞等作用。

枫香树

【药材名】 枫香脂/路路通。

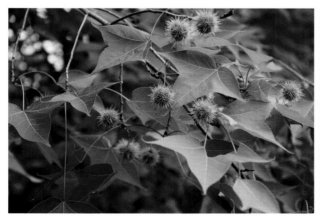
原植物

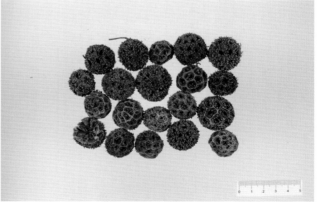
药材

【来源】 本品为金缕梅科植物枫香树 *Liquidambar formosana* Hance 的干燥树脂。7—8月割裂树干，使树脂流出，10月至次年4月采收，阴干。路路通为干燥成熟果序。冬季果实成熟后采收，除去杂质，干燥。

【植物形态要点】 落叶乔木，高达30 m，胸径最大可达1 m，树皮灰褐色，方块状剥落；小枝干后灰色，被柔毛，略有皮孔；芽体卵形，长约1 cm，略被微毛，鳞状苞片敷有树脂，干后棕黑色，有光泽。叶薄革质，阔卵形，掌状3裂，中央裂片较长，先端尾状渐尖；两侧裂片平展；基部心形；上面绿色，干后灰绿色，不发亮；下面有短柔毛，或变秃净仅在脉腋间有毛；掌状脉3～5条，在上下两面均显著，网脉明显可见；边缘有锯齿，齿尖有腺状突；叶柄常有短柔毛；托叶线形，游离，或略与叶柄连生，红褐色，被毛，早落。雄性短穗状花序常多个排成总状，雄蕊多数，花丝不等长，花药比花丝略短。雌性头状花序有花24～43朵，偶有皮孔，无腺体；萼齿4～7个，针形。头状果序圆球形，木质；蒴果下半部藏于花序轴内，有宿存花柱及针刺状萼齿。种子多数，褐色，多角形或有窄翅。

【功能主治】 枫香脂活血止痛，解毒生肌，凉血止血。用于跌扑损伤，痈疽肿痛，吐血，衄血，外伤出血。路路通祛风活络，利水，通经。用于关节痹痛，麻木拘挛，水肿胀满，乳少，经闭。

【生长环境与产地分布】 性喜阳光，多生于平地、村落附近，及低山的次生林。垂直分布在海拔 1 000～1 500 m 以下的平原、丘陵山谷、山麓。在海南岛常组成次生林的优势种，性耐火烧，萌生力极强。达州各地均有分布。

【资源保护与开发利用】 枫香树主产于江苏、浙江、安徽、湖南、湖北等地。枫香树的叶、果实、树脂、树皮常用作药用。枫香树脂中含有挥发油、有机酸、香豆素、强心苷、皂苷、生物碱、甾体等，枫香树脂中含有15%～20%肉桂酸冰片酯和10%～15%肉桂酸、肉桂酯。枫香树脂中主要含有五环三萜类化合物，其主要有齐墩果烷型、乌索烷型和羽扇豆烷型三种结构。这类化合物毒性小，具有抗炎抑菌、抗病毒和抗肿瘤等作用。路路通的主要成分桦木酮酸（又名路路通酸）和没食子酸可以通过降低毛细血管通透性，抑制炎性介质的分泌，参与 NF-κB信号通路等途径发挥抗炎效应。桦木酮酸及没食子酸对病毒、细菌及真菌均有一定的抑制作用，而路路通挥发油对金黄色葡萄球菌等多种细菌都有一定的抑菌效果。

❧ 凤仙花 ❧

【药材名】 急性子。

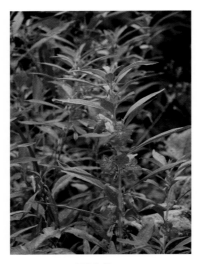

原植物

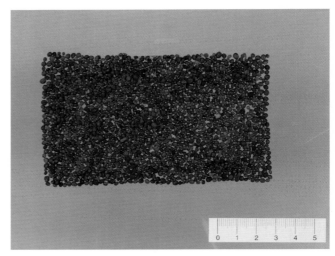

药材

【来源】　本品为凤仙花科植物凤仙花Impatiens balsamina L.的干燥成熟种子。夏、秋二季果实即将成熟时采收，晒干，除去果皮和杂质。

【植物形态要点】　一年生草本，高60～100 cm。茎粗壮，肉质，直立，不分枝或有分枝，无毛或幼时被疏柔毛，具多数纤维状根，下部节常膨大。叶互生，最下部叶有时对生；叶片披针形、狭椭圆形或倒披针形，长4～12 cm，宽1.5～3.0 cm，先端尖或渐尖，基部楔形，有锐锯齿，常有数对无柄的黑色腺体，两面无毛或被疏柔毛，侧脉4～7对；叶柄上面有浅沟，两侧具数对具柄的腺体。花单生或2～3朵簇生于叶腋，无总花梗，白色、粉红色或紫色，单瓣或重瓣；苞片线形，位于花梗的基部；侧生萼片2，卵形或卵状披针形，唇瓣深舟状，被柔毛，基部急尖成内弯的距；旗瓣圆形，兜状，先端微凹，背面中肋具狭龙骨状突起，顶端具小尖，翼瓣具短柄，2裂，下部裂片小，倒卵状长圆形，上部裂片近圆形，先端2浅裂，外缘近基部具小耳。蒴果宽纺锤形，两端尖，密被柔毛。种子多数，黑褐色。

【功能主治】　破血，软坚，消积。用于癥瘕痞块，经闭，噎膈。

【生长环境与产地分布】　达州各地庭园广泛栽培，为习见的观赏花卉。

【资源保护与开发利用】　急性子为凤仙花的干燥成熟种子，急性子中所含物质有脂肪油、黄酮类、萘醌类、皂苷类、多肽及蛋白质类、多糖类、挥发油、豆甾醇、微量元素等，其中脂肪油、黄酮、香豆素类、萘醌及皂苷为其主要成分，为主要药效物质基础。其中，醌类化合物具有多方面的生理活性，如抗菌、抗病毒、利尿和止血等，抑制睾丸激素 5α-还原酶，选择性抑制环氧化酶-2，为凤仙花能治疗关节风湿病、浮肿、镇痛提供理论支持。此外，凤仙花还具有抗过敏、抗瘙痒、抗组胺、抗肿瘤、抗氧化作用。

佛　手

【药材名】　佛手。

【来源】　本品为芸香科植物佛手Citrus medica L. var. sarcodactylis Swingle的干燥果实。秋季果实尚未变黄或变黄时采收，纵切成薄片，晒干或低温干燥。注：名称已修订，正名为佛手 Citrus medica cv. Fingered。

【植物形态要点】　不规则分枝的灌木或小乔木。新生嫩枝、芽及花蕾均暗紫红色，茎枝多刺，刺长达4 cm。单叶，稀兼有单身复叶，则有关节，但无翼叶；叶柄短，叶片椭圆形或卵状椭圆形，长6～12 cm，宽3～6 cm，或有更大，顶部圆或钝，稀短尖，叶缘有浅钝裂齿。花两性，有单性花趋向，则雌蕊退化；花瓣5片，长1.5～2.0 cm；果椭圆形、近圆形或两端狭的纺锤形，果皮淡黄色，粗糙，甚厚或颇薄，难剥离，内皮白色或略淡黄色，棉质，松软，瓢囊10～15瓣，果肉无色，近于透明或淡乳黄色，爽脆，味酸或略甜，有香气；种子小，平滑。（原变种）

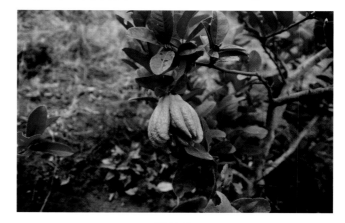
原植物

【功能主治】　疏肝理气，和胃止痛，燥湿化痰。用于肝胃气滞，胸胁胀痛，胃脘痞满，食少呕吐，咳嗽痰多。

【生长环境与产地分布】　栽培。产渠县。

【资源保护与开发利用】　我国佛手资源多以栽培为主，鲜见野生。其主要化学成分有挥发油、黄酮类、多糖、氨基酸、矿物质、香豆素类、柠檬苦素、多酚、蛋白质及维生素等。现代医学研究证明，佛手有抗抑郁、抗炎、抗菌、抗肿瘤、降血压、调节血脂、抗氧化、抗衰老、止咳平喘、保护心血管、调节免疫、护肝的作用。

杠板归

【药材名】 杠板归。

【来源】 本品为蓼科植物杠板归*Polygonum perfoliatum* L.的干燥地上部分。夏季开花时采割，晒干。

【植物形态要点】 一年生草本。茎攀援，多分枝，长1～2 m，具纵棱，沿棱具稀疏的倒生皮刺。叶三角形，长3～7 cm，宽2～5 cm，顶端钝或微尖，基部截形或微心形，薄纸质，上面无毛，下面沿叶脉疏生皮刺；叶柄与叶片近等长，具倒生皮刺，盾状着生于叶片的近基部；托叶鞘叶状，草质，绿色，圆形或近圆形，穿叶。总状花序呈短穗状，不分枝顶生或腋生；苞片卵圆形，每苞片内具花2～4朵；花被5深裂，白色或淡红色，花被片椭圆形，果时增大，呈肉质，深蓝色。瘦果球形，黑色，有光泽，包于宿存花被内。

【功能主治】 清热解毒，利水消肿，止咳。用于咽喉肿痛，肺热咳嗽，小儿顿咳，水肿尿少，湿热泻痢，湿疹，疖肿，蛇虫咬伤。

【生长环境与产地分布】 生于海拔80～2 300 m的田边、路旁、山谷湿地。达州各地均有分布。

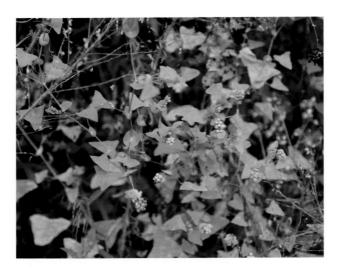

原植物

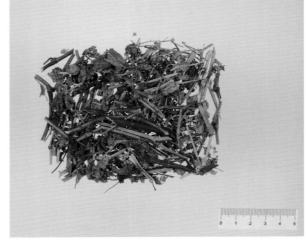

药材

【资源保护与开发利用】 在海拔900～1 600 m的黔东北、黔北的区域，有较为集中的野生杠板归资源分布。目前研究发现杠板归中含有黄酮类、苯丙苷类、蒽醌类、甾体类、萜类、酚羧酸类、酰胺类化合物，木质素类化合物，香豆素类秦皮乙素、香豆素-7-O-β-D-葡萄糖苷，5-羟甲基糠醛等化学成分，具有清热解毒、利水消肿、散瘀、止咳祛痰、抗氧化、抗衰老、抗炎、抗菌、抗肿瘤、护肝等功效，可用于治疗带状疱疹、疗疮、烧伤、急性肝炎、胃炎水肿、上呼吸道感染、百日咳、泻痢、湿疹、蛇咬伤、吐血、便血、气管炎、急性扁桃体炎、肠炎、黄疸、淋虫、丹毒、乳腺炎、喉蛾、感冒发热、瘰疬等多种疾病。

钩藤

【药材名】 钩藤。

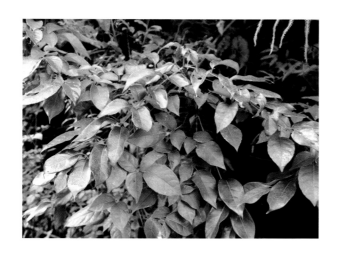

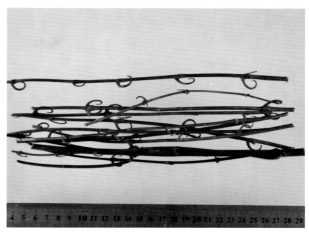

原植物　　　　　　　　　　　　　　　　药材

【来源】 本品为茜草科植物钩藤*Uncaria rhynchophylla* (Miq.) Miq. ex Havil.的干燥带钩茎枝。秋、冬二季采收，去叶，切段，晒干。

【植物形态要点】 藤本；嫩枝较纤细，方柱形或略有4棱角，无毛。叶纸质，椭圆形或椭圆状长圆形，长5～12 cm，宽3～7 cm，两面均无毛，干时褐色或红褐色，下面有时有白粉，顶端短尖或骤尖，基部楔形至截形，有时稍下延；侧脉4～8对，脉腋窝陷有黏液毛；叶柄无毛；托叶狭三角形，深2裂达全长2/3，外面无毛，里面无毛或基部具黏液毛，裂片线形至三角状披针形。头状花序单生于叶腋，总花梗具一节，苞片微小，或成单聚伞状排列，总花梗腋生；小苞片线形或线状匙形；花近无梗；花萼管疏被毛，萼裂片近三角形，疏被短柔毛，顶端锐尖；花冠管外面无毛，或具疏散的毛，花冠裂片卵圆形，外面无毛或略被粉状短柔毛，边缘有时有纤毛。小蒴果被短柔毛，宿存萼裂片近三角形，星状辐射。

【功能主治】 息风定惊，清热平肝。用于肝风内动，惊痫抽搐，高热惊厥，感冒夹惊，小儿惊啼，妊娠子痫，头痛眩晕。

【生长环境与产地分布】 常生于山谷溪边的疏林或灌丛中。产渠县。

【资源保护与开发利用】 钩藤属药用植物在我国分布极不均匀，但具有规律性。钩藤属植物主要分布在我国南方热带地区，钩藤和华钩藤也分别零星分布于华东与西北地区。目前已报道的从钩藤中分离出的化学成分有100多种，包括生物碱类、黄酮类、三萜类和苷类、酯类胡萝卜苷以及 β-谷甾醇等，其中以生物碱的含量尤为丰富，如钩藤碱、异钩藤碱、去氢钩藤碱等，其具有消炎、止痛、降压、抗癌、抗癫痫等多种药理作用。钩藤碱及其同分异构体（异钩藤碱、柯诺辛碱和柯诺辛碱 B）对神经系统具有抗癫痫、抗阿尔茨海默病、镇静的作用。钩藤碱对儿童注意力缺陷多动障碍的治疗具有良好的疗效，此外，钩藤还具有抗动脉粥样硬化、抗帕金森的作用。

枸　杞

【药材名】 地骨皮。

【来源】 本品为茄科植物枸杞*Lycium chinense* Mill.的干燥根皮。春初或秋后采挖根部，洗净，剥取根皮，晒干。

【植物形态要点】 多分枝灌木，高0.5～1.0 m，栽培时可达2 m；枝条细弱，弓状弯曲或俯垂，淡灰色，有纵条纹,小枝顶端锐尖成棘刺状。叶纸质或栽培者质稍厚,单叶互生或2～4枚簇生,卵形、卵状菱形、长椭圆形、卵状披针形,顶端急尖,基部楔形,长1.5～5.0 cm,宽0.5～2.5 cm,栽培者较大。花在长枝上单生或双生于叶腋,在短枝上则同叶簇生;花萼通常3中裂或4～5齿裂,裂片多少有缘毛;花冠漏斗状,淡紫色,筒部向上骤然扩大,稍短于或近等于檐部裂片,5深裂,裂片卵形,顶端圆钝,平展或稍向外反曲,边缘有缘毛,基部耳显著;雄蕊较花冠稍短,或因花冠裂片外展而伸出花冠,花丝在近基部处密生一圈绒毛并交织成椭

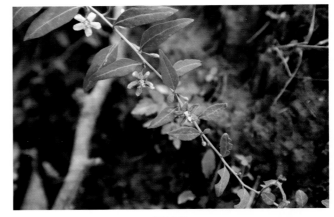

原植物

圆状的毛丛,与毛丛等高处的花冠筒内壁亦密生一环绒毛。浆果红色,卵状,栽培者可呈长矩圆状或长椭圆状,顶端尖或钝。种子扁肾脏形,黄色。

【功能主治】 凉血除蒸,清肺降火。用于阴虚潮热,骨蒸盗汗,肺热咳嗽,咯血,衄血,内热消渴。

【生长环境与产地分布】 常生于山坡、荒地、丘陵地、盐碱地、路旁及村边宅旁。达州各地均有分布。

【资源保护与开发利用】 本种主要产出地骨皮药材,具有较大的市场开发价值。

❧ 构 树 ❧

【药材名】 楮实子。

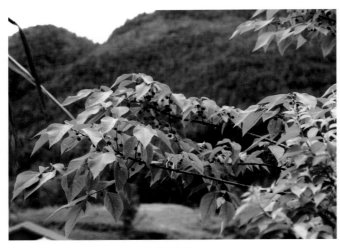

原植物

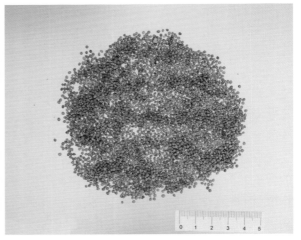

药材

【来源】 本品为桑科构属植物构Broussonetia papyrifera (L.) Vent.的干燥成熟果实。秋季采收,洗净,晒干,除去灰白色膜状及杂质。

【植物形态要点】 乔木或灌木状,高达16 m。小枝密被灰色粗毛。叶宽卵形或长椭圆状卵形,长6～18 cm,宽5～9 cm,先端尖,基部近心形、平截或圆形,具粗锯齿,不裂或2～5裂,上面粗糙,被糙毛,下面密被绒毛,基生叶脉3出;叶柄长2.5～8.0 cm,被糙毛,托叶卵形。花雌雄异株;雄花序粗,长3～8 cm;雄花花被4裂。雌花序头状。聚花果球形,直径1.5～3.0 cm,熟时橙红色,肉质;瘦果具小瘤。花期4—5月,果期6—7月。

【功能主治】 补肾,清肝明目,利尿。用于肝肾不足,腰膝酸软,虚劳目昏,目生翳膜,水肿胀满。

【生长环境与产地分布】 生于海拔2 400 m以下的山坡、林地、旷野。主产万源、宣汉、大竹、开江、渠县、达川区、通川区均有分布；多为野生，少有栽培。

【资源保护与开发利用】 达州市构树野生资源丰富，是达州市重要的乡土绿化树种，具有改善土壤结构、固土保湿、调节气候等作用。构树的主要化学成分是谷氨酸、天冬氨酸、精氨酸等16种氨基酸，两面针碱、氧化勒碱、鹅掌楸宁等4种生物碱，钙、锌、铁、锰等微量元素，亚油酸、硬脂酸、棕榈酸等17种脂肪酸。其具有广泛的药理活性，故有良好的开发前景。

瓜子金

【药材名】 瓜子金。

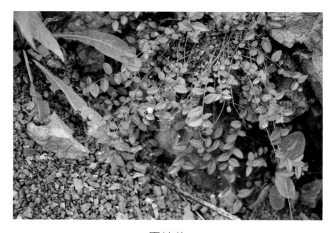
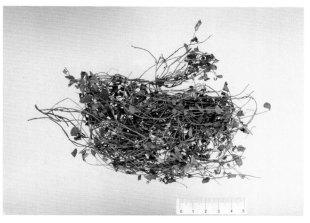

原植物　　　　　　　　　　　　　　　　药材

【来源】 本品为远志科植物瓜子金*Polygala japonica* Houtt.的干燥全草。春末花开时采挖，除去泥沙，晒干。

【植物形态要点】 多年生草本，高10～30 cm。根圆柱形，表面褐色，有纵横皱纹和结节，支根细。茎丛生，微被灰褐色细毛。叶互生，卵状披针形，长1～2 cm，宽0.5～1.0 cm，侧脉明显，有细柔毛。总状花序腋生，花紫色；萼片5，不等大，内面2片较大，花瓣状；花瓣3，基部与雄蕊鞘相连，中间1片较大，龙骨状，背面先端有流苏状附属物；雄蕊8，花丝几全部连合成鞘状；子房上位，柱头2裂，不等长。蒴果广卵形，顶端凹，边缘有宽翅，具宿萼。种子卵形，密被柔毛。花期4—5月，果期5—8月。

【功能主治】 祛痰止咳，活血消肿，解毒止痛。用于咳嗽痰多，咽喉肿痛；外治跌打损伤，疔疮疖肿，蛇虫咬伤。

【生长环境与产地分布】 生于海拔800～2 100 m的山坡草地或田埂上。达川区、通川区均有分布。

【资源保护与开发利用】 达州市瓜子金资源量不大，瓜子金为冷背中药材品种，用量不大。瓜子金主要的化学成分是齐墩果烷型三萜皂苷等6种三萜类皂苷，多种黄酮类化合物，二十四烷酸、二十二烷酸、十六烷酸等有机酸。瓜子金具有抗氧化、改善记忆障碍和抗肿瘤等多种药理作用，故有良好的开发前景。

贯叶金丝桃

【药材名】 贯叶金丝桃。

【来源】 本品为藤黄科植物贯叶金丝桃*Hypericum perforatum* Linn.的干燥地上部分。夏、秋二季开花时采割，阴干或低温烘干。

【植物形态要点】 茎呈圆柱形，长10～100 cm，多分枝，茎和分枝两侧各具一条纵棱，小枝细瘦，对生于叶腋。单叶对生，无柄抱茎，叶片披针形或长椭圆形，长1～2 cm，宽0.3～0.7 cm，散布透明或黑色的腺点，黑色腺点大多分布于叶片边缘或近顶端。聚伞花序顶生，花黄色，花萼、花瓣各5片，长圆形或披针形，边缘有黑色腺点；雄蕊多数，合生为3束，花柱3。

【功能主治】 以全草入药。疏肝解郁，清热利湿，消肿通乳。用于肝气郁结，情志不畅，心胸郁闷，关节肿痛，乳痈，乳少。

【生长环境与产地分布】 生于海拔500～2 100 m的山坡、路旁、草地、林下及河边等处。主产万源、宣汉、达川等。

【资源保护与开发利用】 达州市贯叶金丝桃野生资源丰富，但由于常年采摘，野生数量急剧下降。其主要化学成分包括萘骈二蒽酮类(金丝桃素、伪金丝桃素)、间苯三酚类及黄酮类化合物等，具有抗心绞痛、舒张血管平滑肌、抗早泄等功效，故有良好的开发前景。

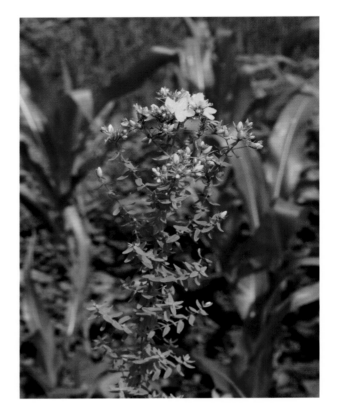

原植物

光叶菝葜

【药材名】 土茯苓。

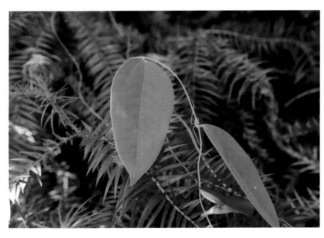

原植物

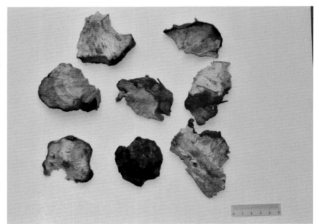

药材

【来源】 本品为百合科植物光叶菝葜*Smilax glabra* Roxb.的干燥根茎。夏、秋二季采挖，除去须根，洗净，干燥；或趁鲜切成薄片，干燥。

【植物形态要点】 根状茎粗短，呈不规则块状，生多数须根。茎和枝条光滑，无刺。叶互生，托叶变为卷须，具狭鞘；叶片革质，狭椭圆状披针形至狭卵状披针形，全缘，上面绿色，有光泽，下面通常绿色，有时带苍白色。花单性，雌雄异株，花绿白色，六棱状球形，通常约10朵腋生排成伞形花序；总花梗明显短于叶柄，花序托膨大，小花梗细弱，基部有多枚宿存三角形小苞片；雄花外轮花被片3，扁圆形，兜状，内轮花被片3，近圆形；雌花与雄花大小相似，有退化雄蕊3，子房上位，3室，柱头3，稍反曲。

【功能主治】 解毒，除湿，通利关节。用于梅毒及汞中毒所致的肢体拘挛、筋骨疼痛；湿热淋浊，带下，痈肿，瘰疬，疥癣。

【生长环境与产地分布】 生于海拔1 800 m以下的林中、灌丛下、河岸或山谷中，也见于林缘与疏林中。主产万源、宣汉、大竹、开江、达川、通川等。

【资源保护与开发利用】 达州土茯苓零星分布，资源量极小，目前暂无种植，以野生为主。土茯苓主要含有黄酮醇类、二氢黄酮（醇）类、异黄酮类和黄烷醇类等黄酮成分，有3，5，4′－三羟基芪（白藜芦醇）、3，5，2′，4′－四羟基芪等苯丙素类，还有谷甾醇衍生物和螺甾烷醇类等甾体类，具有抗炎症、抗心肌肥厚等作用，有良好的开发前景。

❧ 过路黄 ❧

【药材名】 金钱草。

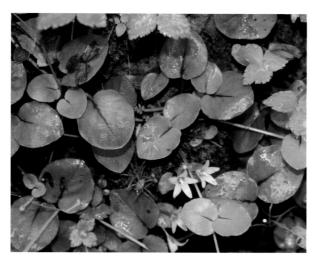

原植物

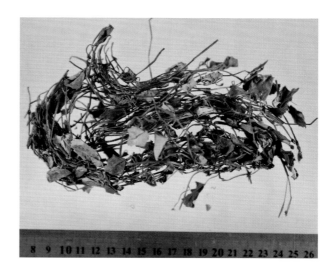

药材

【来源】 本品为报春花科植物过路黄*Lysimachia christinae* Hance.的干燥全草。夏、秋二季采收，除去杂质，晒干。

【植物形态要点】 多年生草本，茎柔弱匍匐，淡绿带红色，有短毛或近于无毛；叶、萼、花冠均有黑色腺条；叶对生，心形或宽卵形，全缘；花成对腋生；花萼5深裂，裂片倒披针形绿色；花冠黄色，5裂，裂片椭圆形，先端尖；子房上位，卵圆形；蒴果球形，有黑色腺条。花期5—7月，果期6—8月。

【功能主治】 利湿退黄，利尿通淋，解毒消肿。用于湿热黄疸，胆胀胁痛，石淋，热淋，小便涩痛，痈肿疔疮，蛇虫咬伤。

【生长环境与产地分布】 生于沟边、路旁阴湿处和山坡林下，垂直分布海拔上限可达2 300 m。主产大竹、万源、宣汉、开江、达川区、通川区等。

【资源保护与开发利用】 达州市过路黄野生资源丰富，由于常年的采挖破坏，导致野生资源蕴藏量急剧下降，目前已开展人工种植研究，在大竹有栽培基地。过路黄全草含有黄酮类、酚类、内酯类、鞣质、甾醇、挥发油、胆碱、氨基酸、氯化钾等化学成分，具有利尿排石、抗炎利胆、抗痛风等药理活性，有良好的开发前景。

❧ 海金沙 ❧

【药材名】 海金沙。

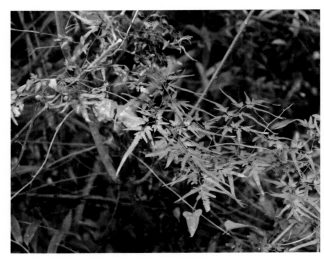 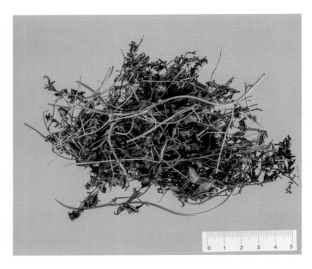

原植物　　　　　　　　　　　　　　　药材（海金沙藤）

【来源】 本品为海金沙科植物海金沙 *Lygodium japonicum* (Thunb.) Sw.的干燥成熟孢子。秋季孢子未脱落时采割藤叶，晒干，搓揉或打下孢子，除去藤叶。

【植物形态要点】 多年生落叶攀援草本，长1～5 m。根状茎横走，生黑褐色有节的毛，根须状，黑褐色，坚韧，亦被毛。叶多数，纸质，叶轴和羽轴有疏短毛；营养叶三角形，长宽各10～12 cm，二回羽状；孢子叶卵状三角形，长宽各10～20 cm，多收缩呈撕裂状。夏末，小羽片下面边缘生流苏状的孢子囊穗，孢子囊穗由两行并生孢子组成，长2～4 mm，排列疏松，黑褐色。孢子囊为梨形，横生于长短柄上，被1小片反折叶缘包裹着。

【功能主治】 清利湿热，通淋止痛。用于热淋，石淋，血淋，膏淋，尿道涩痛。

【生长环境与产地分布】 生于路边、山坡灌丛、林缘溪谷丛林中。主产万源、宣汉、大竹、开江、渠县，达川区、通川区均有分布。

【资源保护与开发利用】 达州市海金沙均为野生资源，分布广，资源量大。海金沙主要含有黄酮类、酚酸及其糖苷类及三萜类化合物等成分，具有利胆、抑菌、抗血管活性、抗氧化等药理作用，有良好的开发前景。

❧ 杭白芷 ❧

【药材名】 白芷。

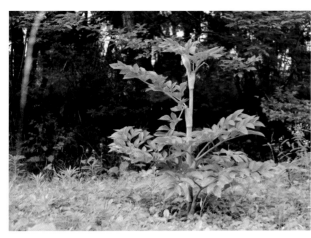
原植物

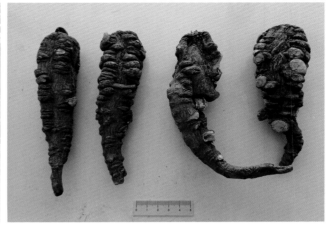
药材

【来源】 本品为伞形科植物杭白芷*Angelica dahurica* 'Hangbaizhi' C. Q. Yuan et Shan的干燥根。夏、秋间叶黄时采挖,除去须根和泥沙,晒干或低温干燥。

【植物形态要点】 多年生草本,植株高1.0～1.5 m。茎具细纵棱,中空,近花序处密生柔毛。叶互生,下部叶2～3回羽状分裂,终裂片卵形至长卵形,顶端尖锐,基部下延,边缘密生尖锐的重锯齿,仅脉上有毛;叶柄长3～6 cm,基部扩大成鞘;上部叶简化成鞘。复伞形花序,总苞0～2片,鞘状;小总苞片多数,披针形;花瓣5,黄绿色,卵状披针形,顶端内曲;雄蕊5;子房下位。双悬果椭圆形或近圆形,扁平,分果具5棱,侧棱成翅状。花期5—6月,果期7月。

【功能主治】 散风除湿,通窍止痛,消肿排脓。用于头痛,鼻渊,眉棱骨痛,鼻塞,牙痛,白带,疮疡肿痛,寒湿腹痛,肠风痔漏,赤白带下,痈疽疮疡,皮肤瘙痒,疥癣。

【生长环境与产地分布】 生于湿草甸子、灌木丛、河旁沙土或石砾质土中。主产万源、宣汉、大竹、开江、渠县、达川、通川。

【资源保护与开发利用】 达州市白芷资源量小,为栽培后逸生为野生,目前仅有零星种植。白芷主要含香豆素类、挥发油、黄酮类、生物碱类、多糖类等多种化学成分,具有解热、镇痛、抗炎、抗肿瘤、护肤等作用,有良好的开发前景。

合 欢

【药材名】 合欢花/合欢皮。

【来源】 本品为豆科植物合欢*Albizia julibrissin* Durazz.的干燥树皮或干燥花序或花蕾。皮:夏、秋二季剥取,晒干。花:夏季花开放时择晴天采收或花蕾形成时采收,及时晒干。

【植物形态要点】 乔木,高达16 m,胸径50 cm;树皮褐灰色,不裂至浅纵裂。小枝褐绿色、具棱,无毛,皮孔黄灰色。羽片4～12(20)对;小叶10～30对,镰状长圆形,长0.6～1.3 cm,宽1.5～4.0 mm,先端尖,微内弯,基部平截,中脉近上缘,叶缘及下面中脉被柔毛;托叶条状披针形,早落;叶柄具1腺体。头状花序排成伞房状;花淡红色;萼长

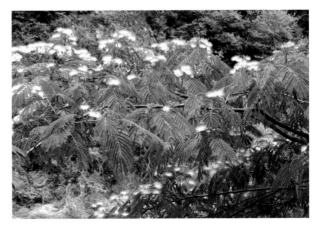
原植物

2.5～4.0 mm, 绿色; 花冠长0.6～1.0 cm。果带状, 长8～17 cm, 宽1.2～2.5 cm, 先端尖, 基部短柄状, 长约3 mm, 果皮薄, 淡黄褐色, 幼时被毛。花期6—7月; 果期9—10月。

【功能主治】 合欢皮: 解郁安神, 活血消肿。用于心神不安, 忧郁失眠, 肺痈, 疮肿, 跌扑伤痛。

【生长环境与产地分布】 生于低山丘陵及平原。主产万源。

【资源保护与开发利用】 达州合欢资源极少, 仅分布于万源市。合欢主要含有三萜类、木脂素、微量元素等成分, 具有抗肿瘤、抗菌、抗焦虑、增强免疫力等作用, 有良好的开发前景。

❧ 何首乌 ❧

【药材名】 何首乌。

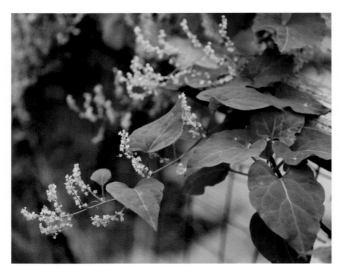

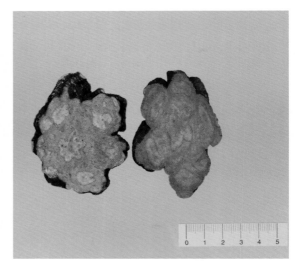

原植物　　　　　　　　　　　　　　　　药材

【来源】 本品为蓼科植物何首乌 *Polygoum multiflora* Thunb.的干燥块根。秋、冬二季叶枯萎时采挖, 削去两端, 洗净, 个大的切成块, 干燥。

【植物形态要点】 多年生草本。块根肥厚, 黑褐色。茎缠绕, 具纵棱, 无毛, 微粗糙, 下部木质化。叶卵形或长卵形, 两面粗糙, 边缘全缘; 托叶鞘膜质。花序圆锥状, 分枝开展, 具细纵棱, 沿棱密被小突起; 苞片三角状卵形, 每苞内具2～4花; 花梗下部具关节; 花被5深裂, 白色或淡绿色, 外面3片较大背部具翅。瘦果卵形, 具3棱。花期8～9月, 果期9—10月。

【功能主治】 解毒, 消痈, 截疟, 润肠通便。用于疮痈, 瘰疬, 风疹瘙痒, 久疟体虚, 肠燥便秘。

【生长环境与产地分布】 生于海拔200～3 000 m的山谷灌丛、山坡林下、沟边石隙。主产大竹、开江、渠县等。

【资源保护与开发利用】 达州市何首乌野生资源丰富, 由于常年的采挖破坏, 导致野生资源蕴藏量急剧下降, 目前已开展人工种植研究, 在大竹有少量的栽培。何首乌主要有二苯乙烯苷类、醌类、磷脂类等化学成分, 具有抗衰老、降血脂、保护神经、增强免疫力等药理作用, 有良好的开发前景。

❧ 红花龙胆 ❧

【药材名】 红花龙胆。

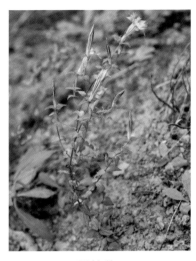

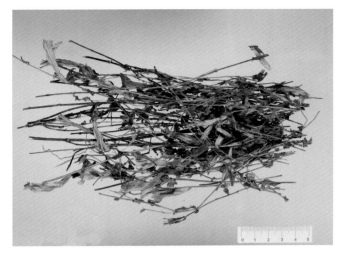

原植物　　　　　　　　　　　　　　　药材

【来源】 本品为龙胆科植物红花龙胆*Gentiana rhodantha* Franch.的干燥全草。秋、冬二季采挖，除去泥沙，晒干。

【植物形态要点】 多年生草本，高30～60 cm。根细条状，稍肉质，浅棕色或黄白色。茎数枝丛生，直立或稍倾斜，带紫色。基生叶丛生，长卵匙形，开花时枯掉，茎生叶对生，无柄，叶片卵圆形，或三角宽卵形，先端渐窄或短渐尖，基部圆宽近心形，全缘或具细锯齿，主脉3条，在下面常被粗毛。冬季开花，单生枝端及叶腋，粉红色，有深紫色条纹，花萼5深裂，裂片锥状披针形；花冠漏斗状，先端5裂，裂片卵状三角形，裂片间褶先端细裂呈流苏状。蒴果窄长，子房柄增长与果体近等长，熟时2瓣裂，种子长圆形，周围有窄翅。

【功能主治】 清热除湿，解毒，止咳。用于湿热黄疸，小便不利，肺热咳嗽。

【生长环境与产地分布】 生于海拔400～1 750 m的高山山坡、灌丛、路边草地及林下。主产万源、宣汉。

【资源保护与开发利用】 达州市红花龙胆资源量小，仅为零星分布。红花龙胆主要含20种环烯醚萜类成分，多种酮类成分，6种五环三萜类化合物等，具有抑菌、抑制乙酰胆碱酯酶、抗氧化等药理作用，有良好的开发前景。

❧ 红　蓼 ❧

【药材名】 水红花子。

【来源】 本品为蓼科植物红蓼*Polygonum orientale* L.的干燥成熟果实。秋季果实成熟时割取果穗，晒干，打下果实，除去杂质。

【植物形态要点】 一年生草本，高可达3 m。茎直立，有节，分枝甚多，中空，全体密被粗长毛。单叶互生，具长柄；叶片宽卵形或卵形，长10～20 cm，宽6～12 cm，先端渐尖，基部近圆形或近楔形，全缘，两面均有粗长毛及腺点；托叶鞘筒状，围绕茎节，下部膜质棕色，上部草质，绿色；茎下部的叶较大，上端叶渐窄而呈卵状披针形。秋季开淡红色或白色小花，总状花序顶生或腋生，下垂，单一或数个花序集生成圆锥状，总梗有粗毛；苞片宽卵形；花被5深裂，裂片卵状椭圆形；雄蕊7，较花被为长。瘦果扁圆形，先端微尖，黑色，有光泽，果皮甚厚。

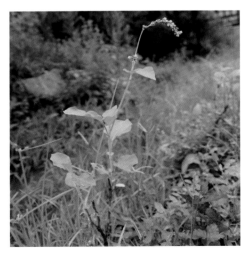

原植物

【功能主治】 散血消癥,消积止痛,利水消肿。用于癥瘕痞块,瘿瘤,食积不消,胃脘胀痛,水肿腹水。

【生长环境与产地分布】 生于海拔30～2 700 m的沟边湿地、村边路旁。主产万源、宣汉、大竹、开江、渠县等。

【资源保护与开发利用】 达州市红蓼资源为零星分布,应加以保护,不能过度采挖。红蓼主要含黄酮类、挥发油、鞣质类、木脂素类、柠檬苦素类等活性成分,具有抑菌、抗肿瘤、杀虫等药理作用,有良好的开发前景。

❧ 厚 朴 ❧

【药材名】厚朴

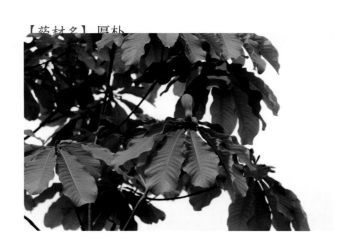 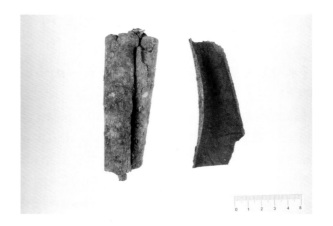

原植物　　　　　　　　　　　　　　　　　药材

【来源】 本品为木兰科植物厚朴*Magnolia officinalis* Rehd.et Wils.的干燥干皮、根皮及枝皮。4—6月剥取,根皮和枝皮直接阴干;干皮置沸水中微煮后,堆置阴湿处,"发汗"至内表面变紫褐色或棕褐色时,蒸软,取出,卷成筒状,干燥。

【植物形态要点】 落叶乔木,高达20 m;幼枝有绢状毛,顶芽大,窄卵状圆锥形,长4～5 cm。叶革质,倒卵形或倒卵状椭圆形,长20～45 cm,宽10～24 cm,顶端圆形、钝尖或短突尖,基部楔形或圆形,全缘或微波状,背面有白色粉状物。花两性,与叶同时开放,大而美丽,单生于幼枝顶端,白色,芳香;聚合果长圆形或卵形;蓇葖木质。花期3—5月,果期9—10月。

【功能主治】 燥湿消痰,下气除满。用于湿滞伤中,脘痞吐泻,食积气滞,腹胀便秘,痰饮喘咳。

【生长环境与产地分布】 生于海拔700～2 000 m的山坡林中,喜生于温暖湿润的坡地。主产万源、宣汉等。

【资源保护与开发利用】 厚朴为二级保护物种,达州市厚朴均为栽培,常年面积在10万亩以上,为达州道地药材。厚朴主要含有酚酸、生物碱、挥发油、黄酮等化合物,具有保肝、抗腹泻、改善胃肠道运动、抗癫痫、抗抑郁、抗痴呆、抗脑缺血等药理作用,有良好的开发前景。

❧ 胡 桃 ❧

【药材名】 核桃仁。

【来源】 本品为胡桃科植物胡桃*Juglans regia* L.的干燥成熟种子。秋季果实成熟时采收,除去肉质果皮,晒干,再除去核壳和木质隔膜。

【植物形态要点】 落叶乔木,高可达35 m。树皮灰色,具纵裂;小枝有片状髓。奇数羽状复叶互生,叶轴密生腺毛;小叶5～9枚,无柄或近无柄,卵形、矩卵形或椭圆状倒卵形,长5～13 cm,宽2.0～6.5 cm,先端尖,基部圆形,全缘。花单性同株,雄花呈下垂柔荑花序,雌花序穗状顶生,直立。核果近圆形,外果皮肉质,绿色,内果皮(果核)坚硬,骨质,表面凹凸或皱褶,有2条纵棱,黄褐色。花期4—5月,果期10月。

【功能主治】 补肾,温肺,润肠。用于肾阳

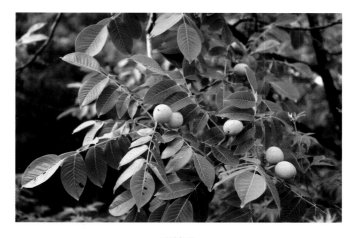

原植物

不足,腰膝酸软,阳痿遗精,虚寒喘嗽,肠燥便秘。

【生长环境与产地分布】 生于海拔400～1 800 m的山坡及丘陵地带。主产万源、宣汉、达川、通川、大竹、渠县等。

【资源保护与开发利用】 达州市胡桃均为栽培,面积较大。胡桃主要含有黄酮类、萘醌类、二芳基庚烷类、萜类、挥发油、酚酸类等成分,具有抗肿瘤、抗菌、抗氧化、杀虫等药理作用,有良好的开发前景。

槲 蕨

【药材名】 骨碎补。

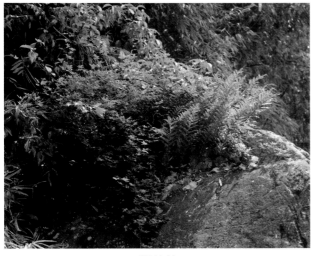

原植物

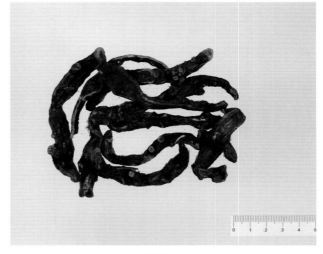

药材

【来源】 本品为水龙骨科植物槲蕨*Drynaria fortunei* (Kunze) J. Sm.的干燥根茎。全年均可采挖,除去泥沙,干燥,或再燎去茸毛(鳞片)。

【植物形态要点】 多年生附生草本,高20～60 cm。根状茎粗壮,肉质,长而横走,密被棕黄色鳞片。叶二型,营养叶多数,无柄,红棕色或灰褐色,叶片广卵形,长5～7 cm,宽3～6 cm,先端急尖,基部心形,上部羽状浅裂,裂片三角形;孢子叶矩圆形,具短柄,柄有翅,叶片长20～40 cm,宽6.5～13.0 cm,羽状深裂,裂片披针形,急尖或钝。孢子囊群圆形,黄褐色,沿中肋两旁各2～4行,每长方形网眼内1枚,无囊群盖。

【功能主治】 疗伤止痛，补肾强骨；外用消风祛斑。用于跌扑闪挫，筋骨折伤，肾虚腰痛，筋骨痿软，耳鸣耳聋，牙齿松动；外治斑秃，白癜风。

【生长环境与产地分布】 附生于海拔100～1 800 m的树干或石上，偶生于墙缝。主产宣汉、大竹、开江等。

【资源保护与开发利用】 达州市骨碎补均为野生资源，近年来由于骨碎补临床用量大增，导致资源量急剧下降，应加以保护。骨碎补主要含黄酮、苯丙素、木脂素、酚酸及其苷类等化学成分，具有抗骨质疏松、促进骨折愈合、促软骨再生、护牙健齿、保护肾功能、抗炎、防治中毒性耳聋、降血脂等多种药理作用，有良好的开发前景。

虎 杖

【药材名】 虎杖。

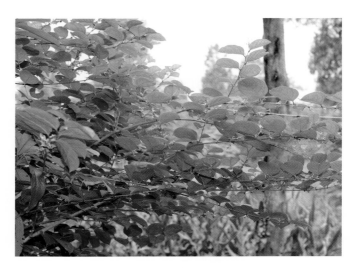

原植物

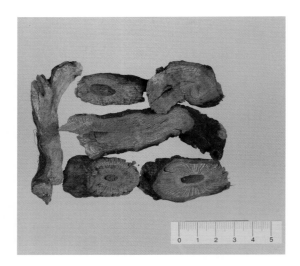

药材

【来源】 本品为蓼科植物虎杖 *Polygonum cuspidatum* Sieb. et Zucc.的干燥根茎和根。春、秋二季采挖，除去须根，洗净，趁鲜切短段或厚片，晒干。

【植物形态要点】 多年生高大粗壮草本，高1.5～3.0 m。茎直立，圆柱形，中空，有凸起的纵棱，无毛，散生红色或带紫色的斑点。单叶互生，具短柄；叶片广卵形至近圆形，长5～10 cm，宽3.5～7.0 cm，先端短尖，基部圆形或宽楔形，全缘或有极细锯齿；托叶鞘膜质，早落。夏季开绿白色或红色小花，雌雄异株，圆锥花序顶生或腋生；花梗细长，中部有关节，上端有翅；花被5深裂，裂片2轮。瘦果卵形，具3棱，红棕色或黑棕色，平滑光亮，全部包于扩大而呈翅状的花被内。

【功能主治】 利湿退黄，清热解毒，散瘀止痛，止咳化痰。用于湿热黄疸，淋浊，带下，风湿痹痛，痈肿疮毒，水火烫伤，经闭，癥瘕，跌打损伤，肺热咳嗽。

【生长环境与产地分布】 生于海拔140～2 000 m的山坡灌丛、山谷、路旁、田边湿地。主产万源、宣汉、大竹、渠县、达川、通川、开江。

【资源保护与开发利用】 达州市虎杖野生资源丰富，资源量大。虎杖主要含有醌类、二苯乙烯类、黄酮类及酚酸类，具有抗菌、抗病毒、抗炎、镇痛、保护心血管系统、护肝、抗肿瘤、提高免疫力等药理作用，有良好的开发前景。

花　椒

【药材名】花椒。

【来源】本品为芸香科植物花椒*Zanthoxylum bungeanum* Maxim.的干燥成熟果皮。秋季采收成熟果实,晒干,除去种子和杂质。

【植物形态要点】灌木或小乔木,茎干疏生增大的皮刺,枝上有小皮孔及斜向上的皮刺;奇数羽状复叶互生;叶片卵状长圆形,背面中脉基部两侧簇生锈褐色长柔毛;聚伞状圆锥花序顶生,花单性,雌雄异株,花被片三角状披针形;花药矩圆形,药隔顶端具腺体;蓇葖果红色至紫红色,表面有疣状凸起的腺点,沿背腹缝线开裂;种子圆球形,黑色有光泽。花期3—5月,果期7—10月。

【功能主治】温中止痛,杀虫止痒。用于脘腹冷痛,呕吐泄泻,虫积腹痛;外治湿疹,阴痒。

【生长环境与产地分布】生于平原至海拔较高的山地。主产渠县、达川、大竹。

【资源保护与开发利用】达州市花椒均为栽培,栽培面积不大。花椒主要含有挥发油、生物碱类、黄酮类以及苯丙素类等成分,具有抗炎、镇痛、杀虫、止痒、抑菌、抗氧化等药理作用,有良好的开发前景。

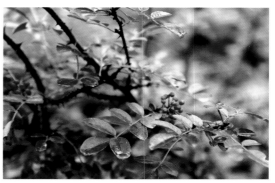

原植物

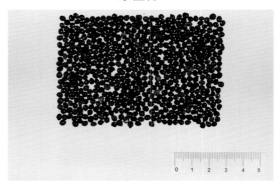

药材

华钩藤

【药材名】钩藤

【来源】本品为茜草科植物华钩藤*Uncaria sinensis* (Oliv.) Havil.的干燥带钩茎枝。秋、冬二季采收,去叶,切段,晒干。

【植物形态要点】藤本;小枝四棱柱形。叶对生,膜质,椭圆形或卵状椭圆形,长10～14 cm,宽5～8 cm,基部宽楔尖;叶柄长10～12 mm;托叶近圆形,全缘,长6～8 mm,有时长达3.5 cm,宽5～6 cm,通常外反。头状花序单个腋生,球形;总花梗长5～8 cm,中部着生几枚苞片;花5枚;萼檐裂片狭长椭圆形,长约1.5 mm,密被灰色小粗毛;花冠长1.2～1.4 cm,仅裂片外面被粉末状柔毛。蒴果棒状,长8～12 mm,被疏

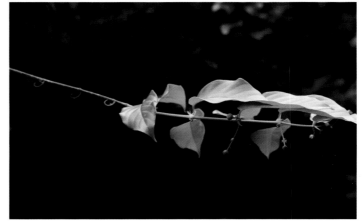

原植物

毛。花果期6—10月。

【功能主治】 息风定惊，清热平肝。用于肝风内动，惊痫抽搐，高热惊厥，感冒夹惊，小儿惊啼，妊娠子痫，头痛眩晕。

【生长环境与产地分布】 生于中等海拔的山地疏林中或湿润次生林下。主产万源。

【资源保护与开发利用】 达州市华钩藤资源量极小，仅零星分布于万源，应加以保护。华钩藤主要含有生物碱、萜类、黄酮等化学成分，具有降压、保护缺血损伤大脑、抗癌等药理作用，有良好的开发前景。

华细辛

【药材名】 细辛。

【来源】 本品为马兜铃科植物华细辛Asarum sieboldii Miq.的干燥根和根茎。夏季果熟期或初秋采挖，除净地上部分和泥沙，阴干。

【植物形态要点】 多年生草本，高约至30 cm。根茎较长，横走，生有多数细长的根，节间短。叶1～2片，叶片肾状心形，长7～14 cm，宽6～11 cm，顶端锐尖至长锐尖，基部深心形，边缘粗糙刺毛，两面疏生短柔毛；叶柄长10～15 cm。花单生于叶腋。花被筒质厚，筒部扁球状，顶端3裂，裂片平展；雄蕊12，花丝长于花药；子房下位，花柱6。蒴果肉质，近球形。花期4—5月。

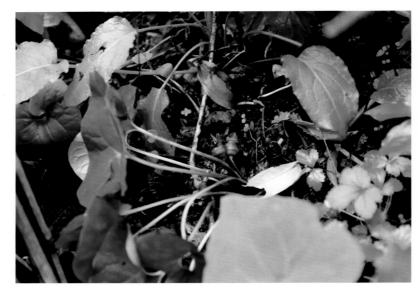

原植物

【功能主治】 解表散寒，祛风止痛，通窍，温肺化饮。用于风寒感冒，头痛，牙痛，鼻塞流涕，鼻衄，鼻渊，风湿痹痛，痰饮喘咳。

【生长环境与产地分布】 生于海拔1 700～2 300 m的山地林下，富含腐殖质的土壤中。产万源、宣汉。

【资源保护与开发利用】 达州市华细辛均为野生资源，由于常年破坏，目前资源量急剧下降，应加以保护。华细辛主要含有甲基丁香酚、黄樟醚及榄香脂素等挥发油成分，具有抗炎、抗心肌缺血、止咳平喘、抗衰老、抗肿瘤等作用，有良好的开发前景。

华中五味子

【药材名】 南五味子。

【来源】 本品为木兰科植物华中五味子Schisandra sphenanthera Rehd. et Wils.的干燥成熟果实。秋季果实成熟时采摘，晒干或蒸后晒干，除去果梗和杂质。

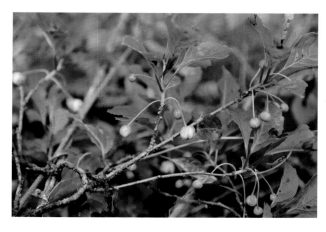

原植物

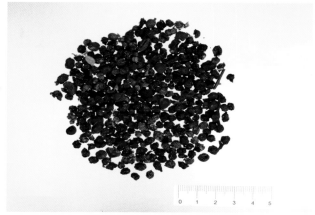

药材

【植物形态要点】 木质藤本，全体无毛，小枝伸长或缩成短枝，幼枝淡紫色，较老枝灰白色；叶纸质，干时稍膜质，两面同色，有时下面微粉白色，椭圆形至倒卵形，边缘浅波状细牙齿或锯齿状细牙齿，侧脉上面明显，下面突起，网脉常不明显；花雌雄异株，单生于缩短枝的下部叶腋；雄花花梗短，花被片椭圆形至矩圆状长倒卵形，外面近淡绿色，内面淡黄至橙红色，雄蕊群淡紫红色，倒卵形，顶端具不规则盾体，花药楔状倒卵形，药隔淡绿或淡紫红色；心皮30～50，约4轮，卵状近镰刀状椭圆形，鸡冠状柱头狭窄，假花柱细小；聚合果熟时红色，果托略具不规则纵棱；小浆果亚圆状矩圆形，种皮具条粒状突起，脊背上特别明显；花期5—6月，果熟期9月。

【功能主治】 收敛固涩，益气生津，补肾宁心。用于久咳虚喘，梦遗滑精，遗尿尿频，久泻不止，自汗盗汗，津伤口渴，内热消渴，心悸失眠。

【生长环境与产地分布】 生于海拔600～3 000 m的湿润山坡边或灌丛中。主产万源、宣汉。

【资源保护与开发利用】 达州市华中五味子野生资源丰富，可加大研究开发力度。华中五味子主要含木脂素和萜类等成分，具有保肝、抗氧化、抗炎、抗肿瘤等作用，有良好的开发前景。

槐

【药材名】 槐花。

【来源】 本品为豆科植物槐*Sophora japonica* L.的干燥花及花蕾。夏季花开放或花蕾形成时采收，及时干燥，除去枝、梗及杂质。前者习称"槐花"，后者习称"槐米"。

【植物形态要点】 落叶乔木，高15～25 m。羽状复叶互生，小叶9～15，卵形或卵状披针形，长2.5～7.5 cm，先端尖，基部阔楔形，下面灰白色，疏生短柔毛。圆锥花序顶生，花梗被毛；花萼钟形，5齿裂；花冠乳白色，旗瓣阔心形，具短爪，有紫脉；雄蕊10枚，分离，不等长；子房

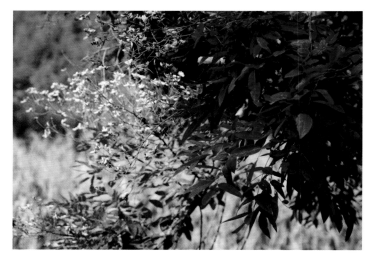

原植物

有细毛,花柱弯曲。荚果肉质,连珠状,长2.5～5.0 cm,不裂。种子1～6,肾形。花期7—9月,果期9—10月。

【功能主治】　凉血止血,清肝泻火。用于便血,痔血,血痢,崩漏,吐血,衄血,肝热目赤,头痛眩晕。

【生长环境与产地分布】　生于山坡原野,南北各地均多栽培,尤以黄土高原及华北平原最为常见。主产开江、宣汉、达川、通川等。

【资源保护与开发利用】　达州市槐的资源量不大,主要栽培于公园及房前屋后。在开江有少量的栽培。槐主要含有黄酮、酚酸、皂苷等成分,具有抑菌、抗氧化、降低血液胆固醇等作用,有良好的开发前景。

黄　独

【药材名】　黄药子。

【来源】　本品为薯蓣科植物黄独 *Dioscorea bulbifera* L.的块茎。夏末至冬初均可采挖,将块茎挖出,去掉茎叶,洗净泥土,横切成厚1.0～1.5 cm的片,晒干。

【植物形态要点】　多年生缠绕草木,块茎单生,卵圆形或梨形,外皮紫黑色,粗糙,密生须根;茎左旋,长可达6 m,色淡绿而略带红紫,叶腋内常单生珠芽;叶互生,纸质,宽心状卵形,全缘;花单性;雌雄异株,花序穗状;常数个簇生叶腋,下垂;花小,黄绿色,具小苞片2,花被6裂;雄花具雄蕊6,花丝与花药等长,退化柱头3裂;雌花子房上位,3室,每室有胚珠2,柱头3裂,退化雄蕊6。果序下垂;蒴果矩圆形,淡黄棕色。种子的种翅矩圆形。花期7—9月,果期8—11月。

【功能主治】　凉血,降火,消瘿,解毒。用于吐血,衄血,喉痹,瘿气,疮痈瘰疬。

【生长环境与产地分布】　生于河谷旁、山谷阴湿地、杂木林边缘或村边林荫下。主产万源、宣汉、大竹、开江等。

【资源保护与开发利用】　达州市黄独资源丰富,均为野生资源,资源量大,可进行综合开发利用。黄独主要含联苄类、菲类、黄酮类、甾类成分,具有抗肿瘤、抗菌,消炎、抗氧化等作用,有良好的开发前景。

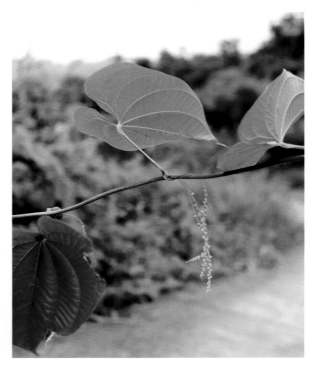

原植物

黄花蒿

【药材名】　春蒿。

【来源】　本品为菊科植物黄花蒿 *Artemisia annua* L.的干燥地上部分。秋季花盛开时采割,除去老茎,阴干。

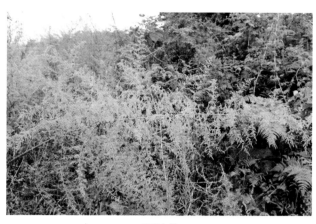 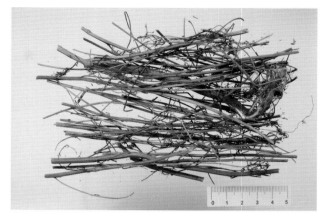

原植物　　　　　　　　　　　　　　　药材

【植物形态要点】　一年生或二年生草本，有特殊气味。茎直立，高40～90 cm，带紫褐色，有多数开展或斜升的分枝。叶密集，长圆形，长1.5～3.5 cm，二或三回羽状全裂，裂片丝状条形或毛发状，常密被柔毛；上部叶3裂或不裂，叶背受虫子产卵刺激会产生特殊结构。头状花序极多数，下垂，在茎及侧枝上排列成圆锥花序；总苞近球形，直径1.0～1.2 mm，边花5～7朵，雌性，能育，盘花4朵，不育。瘦果长圆形，长0.5～0.7 mm。

【功能主治】　清虚热，除骨蒸，解暑热，截疟，退黄。用于温邪伤阴，夜热早凉，阴虚发热，骨蒸劳热，暑邪发热，疟疾寒热，湿热黄疸。

【生长环境与产地分布】　生于山坡、林缘、荒地。达州各地均有分布。

【资源保护与开发利用】　达州市春蒿资源均为野生资源，分布广，资源量大，可进行综合开发利用。黄花蒿主要含有蒿酮、β–芹子烯、樟脑、桉叶油醇等挥发油成分，具有抑菌作用，有良好的开发前景。

❧ 黄　连 ❧

【药材名】　黄连。

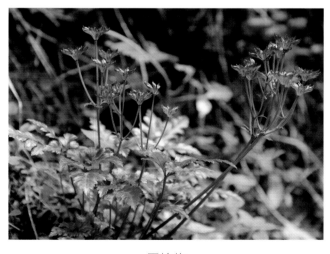 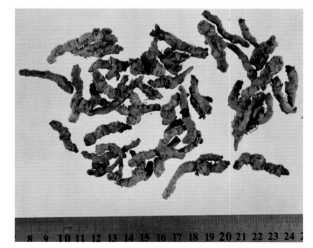

原植物　　　　　　　　　　　　　　　药材

【来源】　本品为毛茛科植物黄连*Coptis chinensis* Franch.的干燥根茎。秋季采挖，除去须根和泥沙，干燥，撞去残留须根。

【植物形态要点】　多年生草本。叶基生，坚纸质，卵状三角形，3全裂，中央裂片卵状菱形，羽状深裂，边缘有锐锯齿，侧生裂片不等2深裂；叶柄长5～12 cm。聚伞花序顶生；萼片5，黄绿色，花瓣倒披针形，长约为萼片的1/2,中央有蜜槽;雄蕊多数。蓇葖果具细柄。花期2—4月,果期3—6月。

【功能主治】 清热燥湿,泻火解毒。用于湿热痞满,呕吐吞酸,泻痢,黄疸,高热神昏,心火亢盛,心烦不寐,心悸不宁,血热吐衄,目赤,牙痛,消渴,痈肿疔疮;外治湿疹,湿疮,耳道流脓。

【生长环境与产地分布】 生于海拔500～2 000 m的山地林中或山谷阴处,野生或栽培。主产宣汉。

【资源保护与开发利用】 达州市黄连均为栽培,主要栽培于宣汉县,黄连为常用大宗药材,可进行大规模推广种植。黄连主要含有生物碱类、木脂素类、黄酮类等成分,具有保护心脑血管、降糖、抗炎、抗肿瘤等药理作用,有良好的开发前景。

灰毡毛忍冬

【药材名】 山银花。

【来源】 本品为忍冬科植物灰毡毛忍冬Lonicera macranthoides Hand. -Mazz.的干燥花蕾或带初开的花。夏初花开放前采收,干燥。

【植物形态要点】 多年生常绿藤本,老茎黄褐色至黑褐色,嫩茎节有环纹,幼时被毛;单叶对生,卵圆形至椭圆形,萼齿三角状披针形;花对生于叶腋或顶生于花絮柄上,花冠管状,稍被柔毛,初时白色,后变成黄色,外面有倒生短糙毛及腺毛;浆果椭圆形,熟后黑色,种子1～2枚。

【功能主治】 清热解毒,疏散风热。用于痈肿疔疮,喉痹,丹毒,热毒血痢,风热感冒,温病发热。

【生长环境与产地分布】 生于海拔500～1 000 m的丘陵、低山的混交林内或灌丛中。主产达川、通川等。

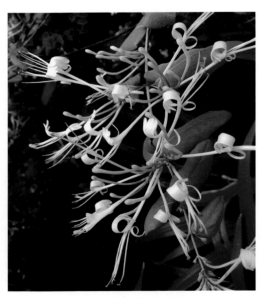

原植物

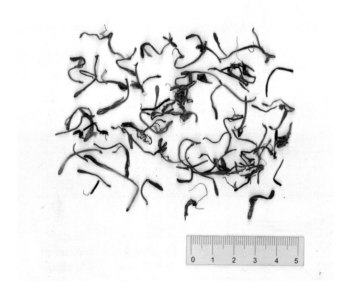

药材

【资源保护与开发利用】 达州市灰毡毛忍冬均为野生资源,山银花为常用中药材,可开展人工种植。灰毡毛忍冬主要含皂苷类、环烯醚萜及其苷、黄酮类、有机酸类、香豆素苷类、单萜苷类、多羟基醇苷以及糖类等成分,具有保肝利胆、抗肿瘤、抗炎、抗氧化、免疫调节等作用,有良好的开发前景。

茴 香

【药材名】 小茴香。

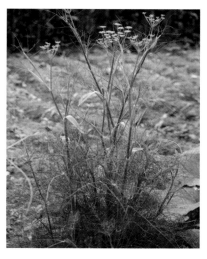
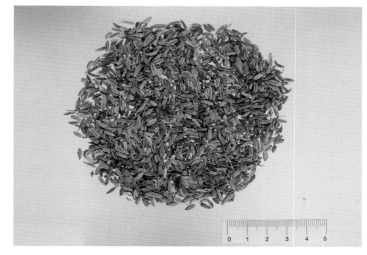

原植物　　　　　　　　　　　　　　　药材

【来源】　本品为伞形科植物茴香*Foeniculum vulgare* Mill.的干燥成熟果实。秋季果实初熟时采割植株，晒干，打下果实，除去杂质。

【植物形态要点】　多年生草本，全株无毛，有强烈香气。茎直立，有浅纵沟纹，上部分枝开展。叶有柄，卵圆形至广三角形，长达30 cm，宽达40 cm，3~4回羽状分裂，深绿色，末回裂片线形至丝状，茎下部的叶柄基部鞘状，上部的叶柄一部分或全部呈鞘状。复伞形花序顶生或侧生，顶生的花序较大，直径可达15 cm，无总苞及小苞片，花黄色，花瓣5，倒卵形，先端内折，雄蕊5枚，雌蕊1枚，子房下位。双悬果卵状长圆形，光滑，侧扁，长3.5~6.0 mm，宽1.5~2.5 mm。分果有5条隆起的纵棱，每棱槽中有油管1，合生面有2。

【功能主治】　散寒止痛，理气和胃。用于寒疝腹痛，睾丸偏坠，痛经，少腹冷痛，脘腹胀痛，食少吐泻。盐小茴香暖肾，散寒止痛。用于寒疝腹痛，睾丸偏坠，经寒腹痛。

【生长环境与产地分布】　达川、通川等各区、县均有栽培。

【资源保护与开发利用】　达州市茴香资源均为栽培，但资源量不大。茴香主要含挥发油、有机酸、甾醇、黄酮、生物碱、维生素、无机元素等成分，具有缓解疼痛、抗炎、抑菌、促进胃肠蠕动、保肝、抗肝纤维化等药理活性，具有良好的开发前景。

活血丹

【药材名】　连钱草。

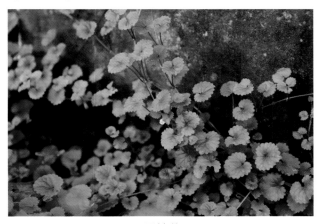
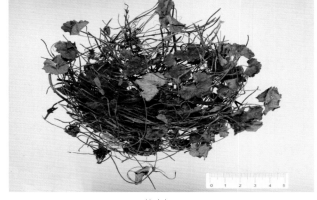

原植物　　　　　　　　　　　　　　　药材

【来源】 本品为唇形科植物活血丹*Glechoma longituba* (Nakai) Kupr. 的干燥地上部分。春至秋季采收，除去杂质，晒干。

【植物形态要点】 多年生匍匐草本，茎纤细，方柱形，下部匍匐生根，上部斜生或近直立，幼嫩部位被疏长柔毛；叶草质，对生，有柄，近肾形，边缘有圆齿；花蓝色或紫色，腋生，稀簇生；萼具芒状尖头；花冠有长筒和短筒二型，外面有毛，冠管下部圆筒状，上部扩大呈钟形，檐部二唇形；成熟小坚果深褐色，长圆状卵形，长约1.5 mm，宽约1 mm，顶端圆，基部略呈三棱形；花期4—5月，果期5—6月。

【功能主治】 利湿通淋，清热解毒，散瘀消肿。用于热淋，石淋，湿热黄疸，疮痈肿痛，跌打损伤。

【生长环境与产地分布】 生于海拔50～2 000 m的林缘、疏林下、草地中、溪边等阴湿处。

【资源保护与开发利用】 达州市活血丹资源均为野生，资源量不大。活血丹主要含黄酮类、有机酸类、萜类、挥发油、甾体类、生物碱类、醇类、苯丙素类等成分，具有利尿利胆、降脂、溶石、抗炎、抗菌以及降血糖等作用，有良好的开发前景。

鸡冠花

【药材名】 鸡冠花。

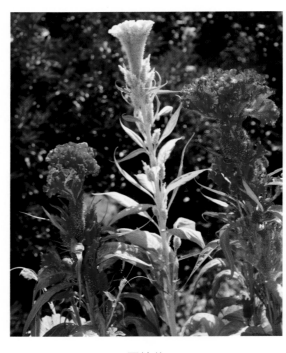

原植物

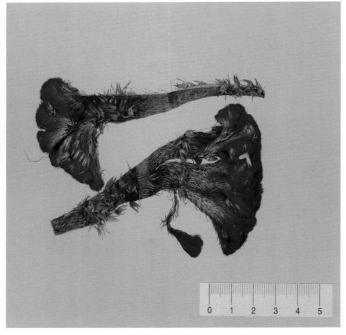

药材

【来源】 本品为苋科植物鸡冠花*Celosia cristata* L. 的干燥花序。秋季花盛开时采收，晒干。

【植物形态要点】 一年生草本。高60～90 cm，全株无毛。茎直立，粗壮，绿色或带红色。叶互生，卵形，卵状披针形或披针形，长5～13 cm，宽2～6 cm，两端渐尖。花序扁平，鸡冠状，顶生；苞片、小苞片和花被片紫色、红色、淡红色或黄色，干膜质；雄蕊5枚，花丝下部合生成杯状；子房上位，柱头2浅裂。种子扁圆形或略呈肾形，黑色，有光泽。花期7—9月，果期9—10月。

【功能主治】 收敛止血，止带，止痢。用于吐血，崩漏，便血，痔血，赤白带下，久痢不止。

【生长环境与产地分布】 达州各地均有分布。

【资源保护与开发利用】 鸡冠花原产于非洲、美洲热带地区和印度等地,目前已开展人工种植研究,在达州市有少量栽培。鸡冠花主要含黄酮类、皂苷类、甾类、有机酸类、萜类等成分,具有止血、保肝、抗衰老、抗肿瘤、防治糖尿病、防止动脉粥样硬化、增强机体耐受力和免疫力等作用,有良好的开发前景。

积雪草

【药材名】 积雪草。

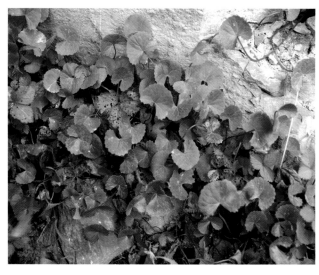
原植物

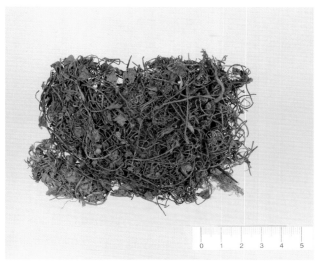
药材

【来源】 本品为伞形科植物积雪草*Centella asiatica* (L.) Urb.的干燥全草。夏、秋二季采收,除去泥沙,晒干。

【植物形态要点】 多年生草本;茎匍匐,无毛或稍有毛。单叶互生,肾形或近圆形,直径1~5 cm,基部深心形,边缘有宽钝齿,无毛或疏生柔毛,具掌状脉;叶柄长5~15 cm,基部鞘状;无托叶。单伞形花序单生或2~3个腋生,每个有花3~6朵,紫红色;总花梗长2~8 mm;总苞片2,卵形,花梗极短。双悬果扁圆形,长2.0~2.5 mm,主棱和次棱极明显,主棱间有隆起的网纹相连。

【功能主治】 清热利湿,解毒消肿。用于湿热黄疸,中暑腹泻,石淋血淋,痈肿疮毒,跌扑损伤。

【生长环境与产地分布】 生于海拔200~1 900 m的阴湿的草地或水沟边。主产万源、宣汉、大竹、开江、达川、通川等。

【资源保护与开发利用】 达州市积雪草资源均为野生,分布广,资源量大。积雪草主要含三萜类、挥发油、多炔烯类、黄酮类、甾醇类等多种成分,具有护肝、抗癌、抑制瘢痕增生、抗溃疡及抗菌、消炎等作用,有良好的开发前景。

蕺 菜

【药材名】 鱼腥草。

【来源】 本品为三白草科植物蕺菜*Houttuynia cordata* Thunb.的新鲜全草或干燥地上部分。鲜品全年均可采割；干品夏季茎叶茂盛花穗多时采割，除去杂质，晒干。

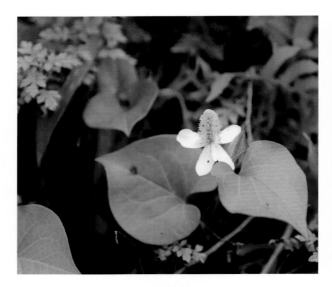

原植物

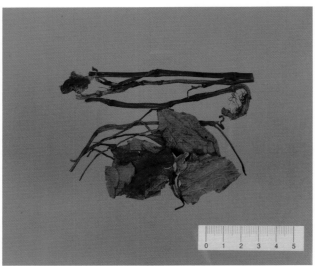

药材

【植物形态要点】 多年生草本，高15～50（～80）cm，有特殊的鱼腥臭气味；根状茎细长，白色，节上生须根；茎直立，常带紫红色，无毛或有时节上被毛；单叶互生，心形或宽卵形，长3～8 cm，宽4～7 cm，顶端急尖或短渐尖，表面暗绿色，背面常呈紫红色，两面除叶脉被短毛外，均无毛，基出脉多为5条；叶柄长1～4 cm，常被疏毛，托叶条形，膜质，褐色，长1～2 cm，下部常与叶柄合生，通常具缘毛；穗状花序长1～3 cm，花密集，顶生或与叶对生，总苞片白色，长圆形或倒卵形，密生腺点，总花梗长1～3 cm；雄蕊长于子房，花丝线形；蒴果壶形，顶端具宿存的花柱；种子有光泽。花期4—7月，果期7—9月。

【功能主治】 清热解毒，消痈排脓，利尿通淋。用于肺痈吐脓，痰热喘咳，热痢，热淋，痈肿疮毒。

【生长环境与产地分布】 生于海拔300～2 600 m的山坡潮湿林下、路旁、田埂及沟边。主产宣汉、通川、达川、大竹、开江、渠县等。

【资源保护与开发利用】 达州市鱼腥草资源主要为野生，资源量大。蕺菜主要含挥发性成分、黄酮类、生物碱类、氨基酸类、萜类、甾醇类、有机酸类等成分，具有杀菌、抗病毒、抗炎、镇痛、抗肿瘤以及增强免疫力等作用，有良好的开发前景。

❧ 蓟 ❧

【药材名】 大蓟。

【来源】 本品为菊科植物蓟*Cirsium japonicum* Fisch. ex DC.的干燥地上部分。夏、秋二季花开时采割地上部分，除去杂质，晒干。

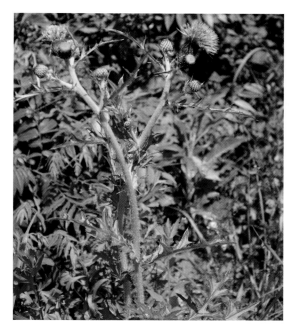

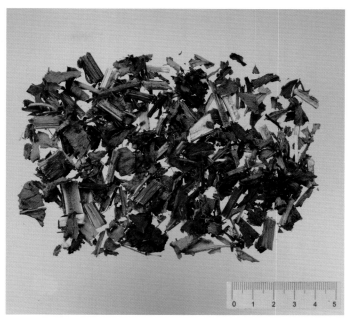

原植物　　　　　　　　　　　药材

【植物形态要点】 多年生草本，高0.5～1.0 m。根簇生，圆锥形，肉质，表面棕褐色。茎直立，有细纵纹，基部有白色丝状毛。基生叶丛生，有柄，倒披针形或倒卵状披针形，长15～30 cm，羽状深裂，边缘齿状，齿端具针刺，上面疏生白色丝状毛，下面脉上有长毛；茎生叶互生，基部心形抱茎。头状花序顶生；总苞钟状，外被蛛丝状毛；总苞片4～6层，披针形，外层较短；花两性，管状，紫色；花药顶端有附片，基部有尾。瘦果长椭圆形，冠毛多层，羽状，暗灰色。花期5—8月，果期6—8月。

【功能主治】 凉血止血，散瘀解毒消痈。用于衄血，吐血，尿血，便血，崩漏，外伤出血，痈肿疮毒。

【生长环境与产地分布】 生于海拔400～2 100 m的山坡林中、林缘、灌丛中、草地、荒地、田间、路旁或溪旁。主产万源、宣汉、大竹、达川等。

【资源保护与开发利用】 达州市大蓟资源均为野生，资源量大。大蓟主要含黄酮类、甾醇类、木脂素类、长链炔烯醇类、苷类和挥发油类化合物，具有凝血止血、降血压、抗肿瘤等作用，有良好的开发前景。

箭叶淫羊藿

【药材名】 淫羊藿。

【来源】 本品为小檗科植物箭叶淫羊藿*Epimedium sagittatum* (Sieb. et Zucc.) Maxim. 的干燥叶。夏、秋季茎叶茂盛时采收，晒干或阴干。

【植物形态要点】 多年生草本，植株高30～50 cm。根状茎粗短，结节状，质硬，多须根。一回三出复叶基生和茎生，小叶3枚；小叶革质。圆锥花序长10～20（～30）cm，宽2～4 cm，具200朵花。蒴果长约1 cm，宿存花柱长约6 mm。花期4—5月，果期5—7月。

【功能主治】 补肾阳，强筋骨，祛风湿。用于肾阳虚衰，阳痿遗精，筋骨痿软，风湿痹痛，麻木拘挛。

【生长环境与产地分布】　生于海拔200～1 750 m的山坡草丛中、林下、灌丛中、水沟边或岩边石缝中，。主产宣汉。

【资源保护与开发利用】　达州市箭叶淫羊藿主要为栽培。由于近年来淫羊藿野生资源遭到严重破坏，蕴藏量急剧减少，应加以保护，大力开展人工种植。箭叶淫羊藿主要含淫羊藿苷、淫羊藿素、宝藿苷I、去甲淫羊藿素、苜蓿素、淫羊藿次苷I、朝藿定C等黄酮类成分，具有抗肿瘤、抗阿尔茨海默病等作用，有良好的开发前景。

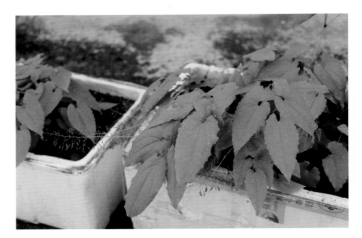

原植物

姜 黄

【药材名】　姜黄。

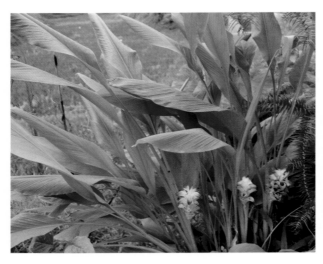

原植物

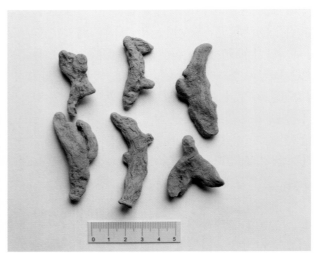

药材

【来源】　本品为姜科植物姜黄Curcuma longa L.的干燥根茎。冬季茎叶枯萎时采挖，洗净，煮或蒸至透心，晒干，除去须根。

【植物形态要点】　多年生草本，叶长椭圆形，先端渐尖，基部渐狭成柄。花茎由叶鞘内抽出，穗状花序圆柱状；核部苞片粉红色，下部的绿色，内含数花；花萼绿白色，具3钝齿；花冠漏斗形，喉部密生柔毛，裂片3，上面1片较大，长圆形，略成兜状；唇瓣长圆形，3浅圆裂，黄色；药隔基部有距。蒴果膜质，球形。花期8—11月。

【功能主治】　破血行气，通经止痛。用于胸胁刺痛，胸痹心痛，痛经经闭，癥瘕，风湿肩臂疼痛，跌扑肿痛。

【生长环境与产地分布】　多栽于向阳、土壤肥厚疏松的田园中，偶有半野生。产达川、通川等。

【资源保护与开发利用】　达州市姜黄资源均为栽培，分布范围不大。姜黄主要含酚类、萜类、生物碱、甾醇等成分,具有抗肿瘤、抗氧化、降血糖、抗炎、抗菌、抗病毒等作用,有良好的开发前景。

金疮小草

【药材名】 筋骨草。

【来源】 本品为唇形科植物筋骨草*Ajuga decumbens* Thunb.的干燥全草。春季花开时采收,除去泥沙,晒干。

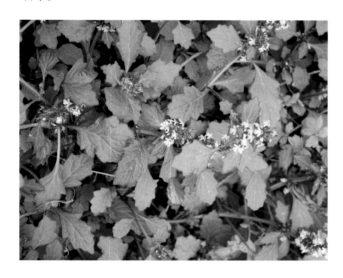
原植物

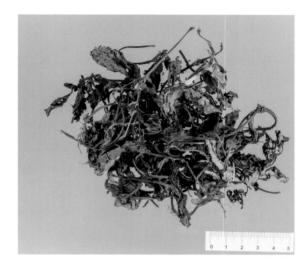
药材

【植物形态要点】 一年生或二年生草本,高10～30 cm,平卧或斜上升,具匍匐茎,全株略被白色长柔毛。叶对生,匙形或倒卵状披针形,长3～11 cm,宽0.8～3.0 cm,边缘有不规则波状粗齿;叶柄具狭翅。轮伞花序有6～10朵花,排成间断的假穗状花序。苞片叶状,花萼钟形,5齿裂;花冠唇形,淡蓝色、淡紫红色或白色,基部膨大,内有毛环,上唇直立,微凹,下唇3裂,中裂片倒心形,白色,喉部有紫色斑点;雄蕊4,花丝有毛。小坚果倒卵形,灰黄色,具网状皱纹。花期3—7月,果期5—11月。

【功能主治】 清热解毒,凉血消肿。用于咽喉肿痛,肺热咯血,跌打肿痛。

【生长环境与产地分布】 生于海拔360～1 400 m的溪边、路旁及湿润的草坡上。主产达川、通川、万源、宣汉、大竹、开江。

【资源保护与开发利用】 达州市金疮小草主要为野生资源,由于常年的大量采挖,导致野生资源蕴藏量急剧下降,金疮小草主要含有二萜、甾体、黄酮等成分,具有抗氧化、抗疟、抗菌、抗炎等作用,有良好的开发前景。

金荞麦

【药材名】 金荞麦。

【来源】 本品为蓼科植物金荞麦*Fagopyrum dibotrys* (D. Don) Hara 的干燥根茎。冬季采挖,除去茎和须根,洗净,晒干。

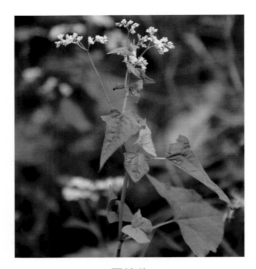

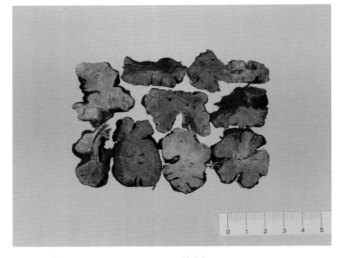

原植物　　　　　　　　　　　　　　　　药材

【植物形态要点】 多年生宿根草本，高0.5～1.5 m。主根粗大，呈结节状，横走，红棕色。茎直立，多分枝，具棱槽，淡绿微带红色，全株微被白色柔毛。单叶互生，具柄，柄上有白色短柔毛，叶片为戟状三角形，一般长4～10 cm，宽4～9 cm，先端长渐尖或尾尖状，基部心状戟形，顶端叶狭窄，无柄抱茎，全缘或微波状，下面脉上有白色细柔毛；托叶鞘抱茎。秋季开白色小花，为顶生和腋生稍有分枝的聚伞花序；花被5片，雄蕊8个。瘦果，呈卵状三棱形，红棕色。

【功能主治】 清热解毒，排脓祛瘀。用于肺痈吐脓，肺热喘咳，乳蛾肿痛。

【生长环境与产地分布】 生于山谷湿地、山坡灌丛。产万源、宣汉、大竹、开江、渠县、达川、通川。

【资源保护与开发利用】 达州市金荞麦主要为野生资源，由于常年的大量采挖，导致野生资源蕴藏量急剧下降，目前已开展人工种植研究，在达州市有少量栽培。金荞麦主要含黄酮类等成分，具有降血糖、降血脂、抗肿瘤、抗菌和抗炎等作用，有良好的开发前景。

金樱子

【药材名】 金樱子。

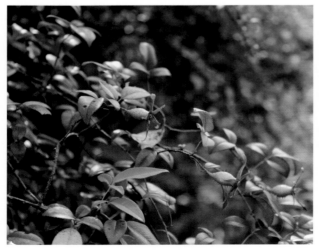

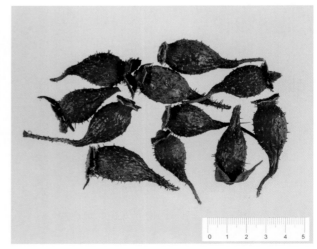

原植物　　　　　　　　　　　　　　　　药材

【来源】 本品为蔷薇科植物金樱子*Rosa laevigata* Michx. 的干燥成熟果实。10—11月果实成熟变红时采收，干燥，除去毛刺。

【植物形态要点】 常绿攀援灌木，长达5 m，茎具钩状皮刺和刺毛。单数羽状复叶互生，小叶3，稀5；叶柄长达2 cm，有棕色腺点及细刺；托叶条状披针形，早落；小叶片椭圆状卵形，革质，长2～7 cm，宽1.5～4.5 cm，先端渐尖，基部阔楔形，边缘有锐尖锯齿，两面无毛，叶柄和叶轴具小皮刺和刺毛。春末夏初开花，单生于侧枝顶端；花冠白色，直径5～9 cm，花梗和萼筒外面均密生刺毛。蔷薇果近球形或倒卵形，长2～4 cm，有直刺，顶端具长而扩展或外弯的宿存萼裂片。

【功能主治】 固精缩尿，固崩止带，涩肠止泻。用于遗精滑精，遗尿尿频，崩漏带下，久泻久痢。

【生长环境与产地分布】 生于海拔200～1 600 m的向阳的山野、田边、溪畔灌木丛中。主产大竹、开江、渠县、达川、万源等。

【资源保护与开发利用】 达州市金樱子均为野生资源，由于常年大量采挖，导致野生资源蕴藏量急剧下降，目前已开展人工种植研究，在大竹有少量的栽培。金樱子主要含多糖、三萜、鞣质、黄酮类等成分，具有抗炎、解热、止泻、镇痛、止血等作用，有良好的开发前景。

裂叶荆芥

【药材名】 荆芥。

【来源】 本品为唇形科植物裂叶荆芥*Schizonepeta tenuifolia* Briq.的干燥地上部分。夏、秋二季花开到顶、穗绿时采割，除去杂质，晒干。

【植物形态要点】 一年生草本，高60～80 cm，有强烈香气。茎直立，四棱形，基部稍带紫色，上部多分枝，全株被短柔毛。叶对生，近无柄；叶片3～5羽状深裂，裂片条形或披针形，长1.5～2.0 cm，宽2～4 mm，全缘，两面均被柔毛，下面有凹陷腺点。6—8月开花，轮伞花序，多轮密集于枝端，形成长穗状，长3～8 cm；花小，花萼钟形，被毛，先端5齿裂；花冠二唇形，上下唇近等长，稍超出花萼，淡红白色。雄蕊4个，二强。小坚果4枚，卵形或椭圆形，棕色，有光泽。

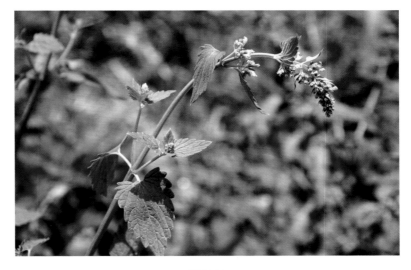

原植物

【功能主治】 解表散风，透疹，消疮。用于感冒，头痛，麻疹，风疹，疮疡初起。

【生长环境与产地分布】 多生于住宅旁或灌丛中，海拔一般不超过2 200 m。产万源。

【资源保护与开发利用】 达州市荆芥均为野生资源，由于常年大量采挖，导致野生资源蕴藏量急剧下降。荆芥主要含挥发油类成分，具有抗病毒、抗炎、镇痛、抗肿瘤、调节免疫、抗菌、止血等作用，有良好的开发前景。

❧ 韭 菜 ❧

【药材名】韭菜子。

【来源】本品为百合科植物韭菜*Allium tuberosum* RottL. ex Spreng.的干燥成熟种子。秋季果实成熟时采收果序,晒干,搓出种子,除去杂质。

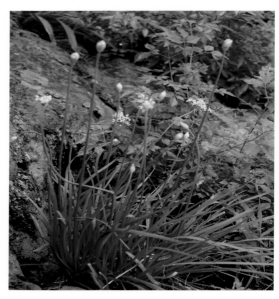
原植物

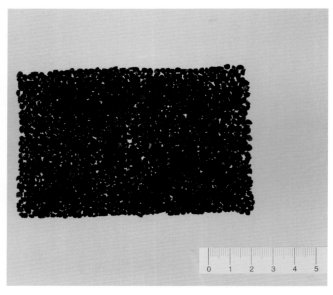
药材

【植物形态要点】多年生草本,高20～45 cm,具特殊强烈臭味。根茎横卧,生多数须根,上有1～3个丛生的鳞茎,呈卵状圆柱形。叶基生,长线形,扁平,先端锐尖,边缘粗糙,全缘,光滑无毛,深绿色。花茎自叶丛抽出,长可达50 cm,三棱形,伞形花序,顶生,总苞片膜质,白色,通常1～3片,基部合生,先端锐尖,花被6裂,白色,裂片长圆形,先端渐尖或急尖,排列为2轮,互生,雄蕊6枚,雌蕊1枚,子房上位,3室,三棱状。蒴果倒心状三棱形,绿色。种子黑色,扁平,略呈半卵圆形,边缘具棱。花期6—7月,果期7—9月。

【功能主治】壮阳固精。用于肝肾亏虚,腰膝酸痛,阳痿遗精,遗尿尿频,白浊带下。

【生长环境与产地分布】韭菜适应性强,抗寒耐热,全国各地均有栽培。主产万源、宣汉、大竹、开江、达川、通川等。

【资源保护与开发利用】达州市韭菜均以栽培为主,鲜有野生资源。韭菜主要含20多种新甾体皂苷,大部分是螺甾烷型皂苷和呋甾烷型皂苷,具有改善性功能、增强免疫、抗氧化、抗衰老、抗诱变等作用,有良好的开发前景。

❧ 桔 梗 ❧

【药材名】桔梗。

【来源】本品为桔梗科植物桔梗*Platycodon grandiflorum* (Jacq.) A. DC.的干燥根。春、秋二季采挖,洗净,除去须根,趁鲜剥去外皮或不去外皮,干燥。

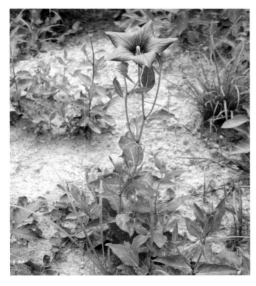

原植物

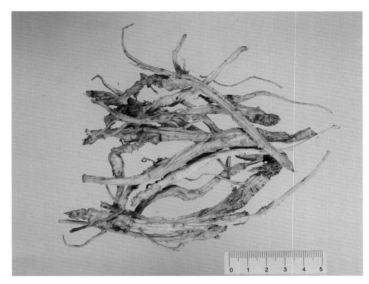

药材

【植物形态要点】 茎高20～120 cm，通常无毛，偶密被短毛，不分枝，极少上部分枝。叶全部轮生，部分轮生至全部互生，无柄或有极短的柄，叶片卵形，卵状椭圆形至披针形，长2～7 cm，宽0.5～3.5 cm，基部宽楔形至圆钝，顶端急尖，上面无毛而绿色，下面常无毛而有白粉，有时脉上有短毛或瘤突状毛，边缘具细锯齿。花单朵顶生，或数朵集成假总状花序，或有花序分枝而集成圆锥花序；花萼筒部半圆球状或圆球状倒锥形，被白粉，裂片三角形，或狭三角形，有时齿状；花冠大，长1.5～4.0 cm，蓝色或紫色。蒴果球状，或球状倒圆锥形，或倒卵状，长1.0～2.5 cm，直径约1 cm。

【功能主治】 宣肺，利咽，祛痰，排脓。用于咳嗽痰多，胸闷不畅，咽痛音哑，肺痈吐脓。

【生长环境与产地分布】 生于海拔2 000 m以下的向阳处草丛、灌丛中，少生于林下。达州各地均有分布，主产万源，皮窝乡桔梗为万源道地药材。

【资源保护与开发利用】 在全国大部分地区均有野生桔梗和栽培桔梗，野生桔梗以东北三省和内蒙古产量较大，栽培桔梗以河北、河南、山东、四川等省产量较大。达州市万源市有大量的桔梗栽培。桔梗具有抗炎、解热、镇痛、祛痰、镇咳、降血压、降血脂、降胆固醇、抑制胃酸分泌、抗溃疡及抗过敏等作用。现代医学研究表明桔梗水提物具有消炎、抗菌的作用，且乙醇提取物对淋巴癌等重大疾病也有一定的功效。桔梗有效成分中，对桔梗皂苷生物活性的研究尤为丰富，桔梗皂苷主要有祛痰、镇咳、平喘、抗炎、抗肿瘤、抗氧化和增强记忆、杀精等作用，此外，桔梗皂苷还可以作为乙肝疫苗的候选佐剂，因此具有良好的开发前景。

菊

【药材名】 菊花。

【来源】 本品为菊科植物菊 *Chrysanthemum morifolium*（Ramat.）Tzvel.的干燥头状花序。9—11月花盛开时分批采收，阴干或焙干，或熏、蒸后晒干。

【植物形态要点】 多年生草本，高60～150 cm。茎直立，分枝或不分枝，被柔毛。叶卵形至披针形，长

5～15 cm, 羽状浅裂或半裂, 有短柄, 叶下面被白色短柔毛。头状花序直径2.5～20.0 cm, 大小不一。总苞片多层, 外层被柔毛。舌状花颜色种类较多。管状花黄色。

【功能主治】 散风清热, 平肝明目, 清热解毒。用于风热感冒, 头痛眩晕, 目赤肿痛, 眼目昏花, 疮痈肿毒。

【生长环境与产地分布】 生于山坡草地、河边湿地、灌丛、滨海盐渍地等地。达州各地零星栽培。

【资源保护与开发利用】 达州

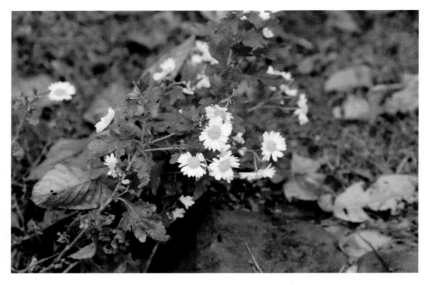

原植物

市菊花主要以栽培为主。中药菊花属药食两用花卉, 广泛应用于茶剂、饮料。菊花可用于治疗头痛、眼疾以及各种与免疫相关的疾病, 具有高效低毒的特点。药理研究表明, 菊花提取物具有显著的抗菌、抗炎、抗癌等作用。

橘

【药材名】 陈皮。

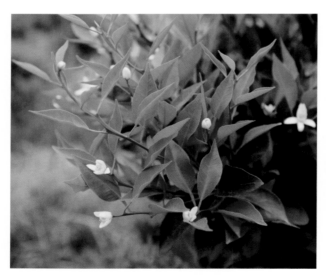

原植物

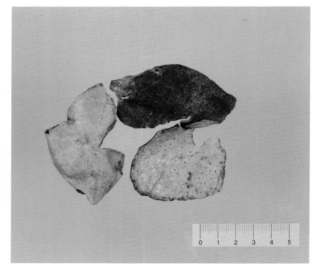

药材

【来源】 本品为芸香科植物橘*Citrus reticulata* Blanco.及其栽培变种的干燥外层果皮。秋末冬初果实成熟后采收, 用刀削下外果皮, 晒干或阴干。

【植物形态要点】 小乔木。分枝多, 枝扩展或略下垂, 刺较少。单生复叶, 翼叶通常狭窄, 或仅有痕迹, 叶片披针形、椭圆形或阔卵形, 大小差异较大, 顶端常有凹口, 中脉由基部至凹口附近, 呈叉状分枝, 叶缘上半段通常有钝或圆裂齿, 很少全缘。花单生或2～3朵簇生; 花萼不规则3～5浅裂; 花瓣通常长1.5 cm以内; 雄蕊20～25枚，花柱细长，柱头头状。果形种种，通常为扁圆形至近圆球形，果皮多薄而光滑，或厚而粗糙，呈淡黄色、朱红色或深红色，甚易或稍易剥离，橘络甚多或较少，呈网状，易与果肉分离，通常柔嫩，中心柱大而常空，稀充实，瓢囊7～14瓣，稀较多，囊壁薄或略厚，柔嫩或颇韧，汁胞通常呈纺锤形，短而膨大，稀细长，果肉酸或甜，或有苦味，或另有特异气味；种子或多或少数，稀无籽，通常呈卵形，顶部狭尖，基部浑圆，子叶深绿、淡绿或间有近于乳白色，合点紫色，多胚，少有单胚。

【功能主治】　理气宽中，燥湿化痰。用于咳嗽痰多，食积伤酒，呕恶痞闷。

【生长环境与产地分布】　栽培，达州各地均有分布。

【资源保护与开发利用】　中国柑橘资源非常丰富，国家柑橘资源圃保存有1 200多份柑橘种质资源。达州市各地有栽培。柑橘中不单含有糖类、维生素、有机酸和矿物质等基本营养成分，还含有果胶、香精油、类黄酮等对人体有益的生物活性成分。因此，在世界柑橘产业快速发展、产业格局不断变化的大背景下，充分开发柑橘资源，科学利用柑橘的橙皮苷、柚皮苷等有效成分，发挥柑橘的经济价值，对保持我国柑橘产业优势十分关键。

卷 丹

【药材名】　百合。

【来源】　本品为百合科植物卷丹*Lilium lancifolium* Thunb.的干燥肉质鳞叶。秋季采挖，洗净，剥取鳞叶，置沸水中略烫，干燥。

【植物形态要点】　鳞茎近宽球形，高约3.5 cm，直径4～8 cm；鳞片宽卵形，长2.5～3.0 cm，宽1.4～2.5 cm，白色。茎带紫色条纹，具白色绵毛。叶散生，矩圆状披针形或披针形，两面近无毛，先端有白毛，边缘有乳头状突起，有5～7条脉，上部叶腋有珠芽。花3～6朵或更多；苞片叶状，卵状披针形，先端钝，有白绵毛；花梗紫色，有白色绵毛；花下垂，花被片披针形，反卷，橙红色，有紫黑色斑点；内轮花被片稍宽，蜜腺两边有乳头状突起，尚有流苏状突起；雄蕊四面张开；花丝淡红色，无毛，花药矩圆形；子房圆柱形；柱头稍膨大，3裂。蒴果狭长卵形。

【功能主治】　养阴润肺，清心安神。用于阴虚燥咳，劳嗽咯血，虚烦惊悸，失眠多梦，精神恍惚。

【生长环境与产地分布】　生于海拔400～2 300 m的山坡灌木林下、草地、路边或水旁。达州各县均有分布。

【资源保护与开发利用】　达州市卷丹野生资源丰富，由于大量采挖，野生资源蕴藏量急剧下降，目前达州市已有大量人工栽培。卷丹属于百合属植物，富含皂苷类、生物碱类、多糖类、甾醇类、酚酸甘油酯类、苯丙素类、黄酮类等有效成分。药理活性有抗肿瘤、降血糖、抑菌、抗炎、降血脂、抗抑郁、抗疲劳等。

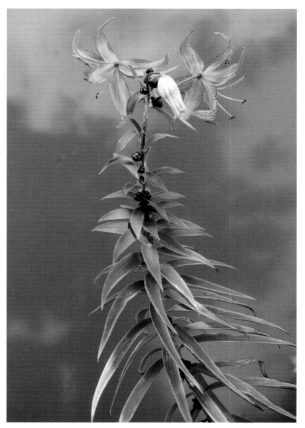

原植物

❧ 苦　参 ❧

【药材名】 苦参。

【来源】 本品为豆科植物苦参*Sophora flavescens* Ait.的干燥根。春、秋二季采挖,除去根头和小支根,洗净,干燥,或趁鲜切片,干燥。

【植物形态要点】 草本或亚灌木。茎具纹棱。羽状复叶;小叶6～12对,互生或近对生,椭圆形、卵形、披针形至披针状线形,先端钝或急尖,基部宽楔形或浅心形,上面无毛,下面疏被灰白色短柔毛或近无毛。总状花序顶生。荚果长5～10 cm,种子间稍缢缩,呈不明显串珠状,稍四棱形,疏被短柔毛或近无毛,成熟后开裂成4瓣,有种子1～5粒;种子长卵形,稍压扁,深红褐色或紫褐色。

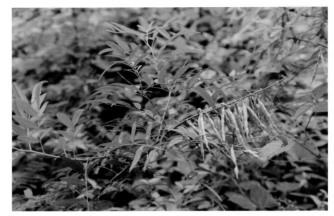

原植物

【功能主治】 清热燥湿,杀虫,利尿。用于热痢,便血,黄疸尿闭,赤白带下,阴肿阴痒,湿疹,湿疮,皮肤瘙痒,疥癣麻风;外治滴虫性阴道炎。

【生长环境与产地分布】 生于海拔1 500 m以下的山坡、沙地、草坡、灌木林中或田野附近。达州各县均有分布。

【资源保护与开发利用】 达州市苦参多为野生资源,苦参作为传统中药,具有抗炎、抗菌、抗病毒及抗肿瘤等多种药理活性。因其疗效确切,在临床上应用广泛。

❧ 苦　木 ❧

【药材名】 苦木。

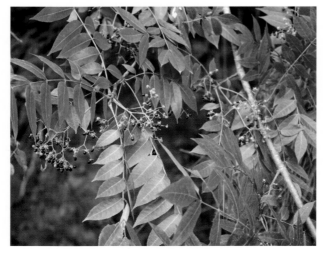

原植物

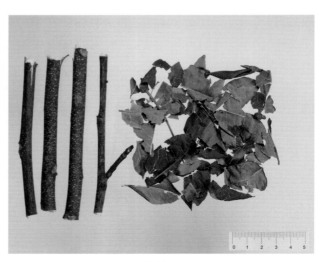

药材

【来源】 本品为苦木科植物苦木*Picrasma quassioides* (D. Don) Benn.的干燥枝和叶。夏、秋二季采收，干燥。

【植物形态要点】 落叶灌木或小乔木。树皮灰黑色，幼枝灰绿色，无毛，具明显的黄色皮孔。奇数羽状复叶互生，常集生于枝端；小叶卵状披针形至阔卵形，先端渐尖，基部阔楔形，两侧不对称，边缘具不整齐锯齿。二歧聚伞花腋生，总花梗长达12 cm，密被柔毛；花杂性，黄绿色；萼片4～5，卵形，被毛；花瓣4～5，倒卵形，比萼片长约2倍；雄蕊4～5，着生于4～5裂的花盘基部；雌花较雄花小，子房卵形，4～5室，花柱4～5，彼此相拥扭转，基部连合。核果倒卵形，肉质，蓝至红色，3～4个并生，基部具宿存花萼。

【功能主治】 清热解毒，祛湿。用于风热感冒，咽喉肿痛，湿热泻痢，湿疹，疮疖，蛇虫咬伤。

【生长环境与产地分布】 生于海拔2 400 m以下的湿润而肥沃的山地、林缘、溪边、路旁。产万源。

【资源保护与开发利用】 达州市苦木主要为野生资源。苦木素类化合物仅存在于苦木科植物中，因其具有结构多样性，科研工作者们对苦木素类化合物的研究及其药理活性的研究从未停歇。到目前为止，从苦木科植物分离鉴定的苦木素类化合物共有222种。其中，一些苦木素类化合物表现出显著的抗肿瘤、抗疟疾以及抗炎等活性。

栝 楼

【药材名】 瓜蒌。

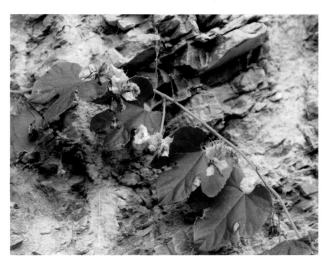

原植物

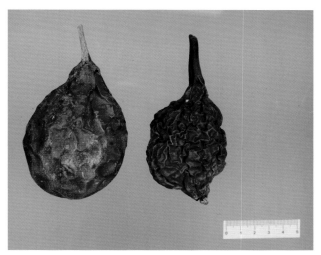

药材

【来源】 本品为葫芦科植物栝楼*Trichosanthes kirilowii* Maxim.的干燥成熟果实。秋季果实成熟时，连果梗剪下，置通风处阴干。

【植物形态要点】 攀援藤本。块根圆柱状，粗大肥厚，富含淀粉，淡黄褐色。茎较粗，多分枝，具纵棱及槽，被白色伸展柔毛。叶片纸质，轮廓近圆形，常3～5（～7）浅裂至中裂，稀深裂或不分裂而仅有不等大的粗齿，裂片菱状倒卵形、长圆形，先端钝，急尖，边缘常再浅裂，叶基心形，弯缺深2～4 cm，上表面深绿色，粗糙，背面淡绿色，两面沿脉被长柔毛状硬毛，基出掌状脉5条，细脉网状；叶柄具纵条纹，被长柔毛。卷须3～7歧，被柔毛。花雌雄异株。果梗粗壮，长4～11 cm；果实椭圆形或圆形，长7.0～10.5 cm，成熟时黄褐色或橙黄色；种子卵状椭圆形，压扁，长11～16 mm，宽7～12 mm，淡黄褐色，近边缘处具棱线。

【功能主治】 清热涤痰，宽胸散结，润燥滑肠。用于肺热咳嗽，痰浊黄稠，胸痹心痛，结胸痞满，乳痈，肺痛,肠痈肿痛,大便秘结。

【生长环境与产地分布】 生于海拔200~1 800 m的山坡林下、灌丛中、草地和村旁田边。达州各县均有分布。

【资源保护与开发利用】 达州市栝楼野生资源丰富。但近年来由于人们开发和保护不力,且随着生态环境的日益恶化,野生栝楼资源变得越来越少,野生资源蕴藏量逐年降低,因此,对栝楼属植物的有效和可持续利用变得极为重要。目前已有大量人工栽培。栝楼和栝楼仁应用主要在抗菌、消炎等方面,对其他功效尚未明确的成分,如降血糖成分、抗氧化成分等还有待进一步深入研究。

阔叶十大功劳

【药材名】 功劳木。

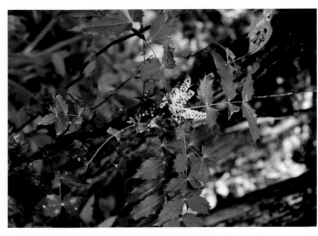

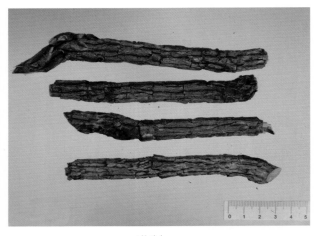

原植物　　　　　　　　　　　　　　　药材

【来源】 本品为小檗科植物阔叶十大功劳*Mahonia bealei* (Fort.) Carr.的干燥茎。全年均可采收,切块片,干燥。

【植物形态要点】 灌木或小乔木。叶狭倒卵形至长圆形,具4~10对小叶,厚革质,基部阔楔形或圆形,偏斜,有时心形,边缘每边具2~6粗锯齿,先端具硬尖,顶生小叶较大,具柄。总状花序直立,通常3~9个簇生;芽鳞卵形至卵状披针形;花梗长4~6 cm;苞片阔卵形或卵状披针形,先端钝;花黄色;外萼片卵形,中萼片椭圆形,内萼片长圆状椭圆形;花瓣倒卵状椭圆形,基部腺体明显,先端微缺;雄蕊长3.2~4.5 mm,药隔不延伸,顶端圆形至截形;子房长圆状卵形,花柱短,胚珠3~4枚。浆果卵形,深蓝色,被白粉。

【功能主治】 清热燥湿,泻火解毒。用于湿热泻痢,黄疸尿赤,目赤肿痛,胃火牙痛,疮疖痈肿。

【生长环境与产地分布】 生于海拔500~2 000 m的阔叶林、竹林、杉木林及混交林下、林缘,草坡,溪边、路旁或灌丛中。产宣汉、万源。

【资源保护与开发利用】 达州市阔叶十大功劳主要以野生资源为主。主要以叶、茎、根入药,以茎、根入药的被称作功劳木,以叶入药的被称作功劳叶。在临床上多用于肺痨咯血、肝炎以及各种皮肤疾患,其中抗牛皮癣的疗效相对显著,此外,还可用于治疗眼疾、猩红热以及慢性腹泻等。小檗科十大功劳属植物全世界皆有分布,生物碱类成分是其特征性成分,也是其主要的活性成分,目前有关该类物质的生物活性研究较为深入,从目前研究看,阔叶十大功劳具有重要的药用研究前景。

辣　椒

【药材名】 辣椒。

【来源】 本品为茄科植物辣椒*Capsicum annuum* L.及其栽培变种的干燥成熟果实。夏、秋二季果皮变红时采收，除去枝梗，晒干。

【植物形态要点】 一年生或有限多年生植物。茎近无毛或微生柔毛，分枝稍"之"字形折曲。叶互生，枝顶端节不伸长而呈双生或簇生状，矩圆状卵形、卵形或卵状披针形，全缘，顶端短渐尖或急尖，基部狭楔形。花单生，俯垂；花萼杯状，不显著5齿；花冠白色，裂片卵形；花药灰紫色。果梗较粗壮，俯垂；果实长指状，顶端渐尖且常弯曲，未成熟时绿色，成熟后呈红色、橙色或紫红色，味辣。种子扁肾形。

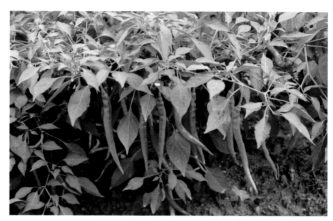

原植物

【功能主治】 温中散寒，开胃消食。用于寒滞腹痛，呕吐，泻痢，冻疮。

【生长环境与产地分布】 栽培。达州各地均有分布。

【资源保护与开发利用】 我国的辣椒种植面积在3 000万亩左右。我国是世界第一大辣椒生产国与消费国。精深加工产品辣椒红色素常用于食品添加剂、医药和美妆等领域，辣椒碱类物质由于其特殊且强烈的辛辣味常用于医药、军事和饲料加工等领域。因此对辣椒资源进行深加工和综合开发利用具有重要的经济价值和实用价值。

鳢　肠

【药材名】 墨旱莲。

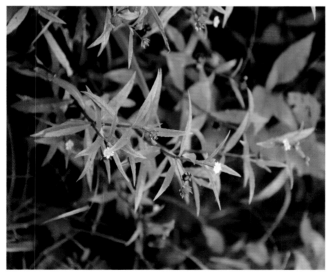

原植物

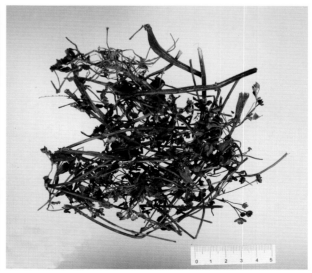

药材

【来源】 本品为菊科植物鳢肠 *Eclipta prostrata* (L.) L.的干燥地上部分。花开时采割, 晒干。

【植物形态要点】 一年生草本。茎直立, 斜升或平卧, 通常自基部分枝, 被贴生糙毛。叶长圆状披针形或披针形, 无柄或有极短的柄, 顶端尖或渐尖, 边缘有细锯齿或有时仅波状, 两面被密硬糙毛。头状花序径6~8 mm, 有长2~4 cm的细花序梗; 总苞球状钟形, 总苞片绿色, 草质, 5~6个, 排成2层, 长圆形或长圆状披针形, 外层较内层稍短, 背面及边缘被白色短伏毛; 外围的雌花2层, 舌状, 舌片短, 顶端2浅裂或全缘, 中央的两性花多数, 花冠管状, 白色, 顶端4齿裂; 花柱分枝钝, 有乳头状突起; 花托凸, 有披针形或线形的托片。托片中部以上有微毛; 瘦果暗褐色, 雌花的瘦果三棱形, 两性花的瘦果扁四棱形, 顶端截形, 具1~3个细齿, 基部稍缩小, 边缘具白色的肋, 表面有小瘤状突起, 无毛。

【功能主治】 滋补肝肾, 凉血止血。用于肝肾阴虚, 牙齿松动, 须发早白, 眩晕耳鸣, 腰膝酸软, 阴虚血热所致的吐血、衄血、尿血, 血痢, 崩漏下血, 外伤出血。

【生长环境与产地分布】 生于河边、田边或路旁。喜湿润气候, 耐阴湿。以潮湿、疏松肥沃、富含腐殖质的砂质坟土或壤土栽培为宜。达州各地均有分布。

【资源保护与开发利用】 鳢肠在我国广泛分布, 达州市的鳢肠资源丰富, 具有保肝、抗蛇毒、调节免疫、抗诱变等多种药理活性。在临床上可用于治疗菌痢、生殖泌尿系统炎症和肝硬化等, 鳢肠与其他药材合用还可以对抗链霉素毒性反应、治疗脂溢性脱发和多种出血症。

❧ 连 翘 ❧

【药材名】 连翘。

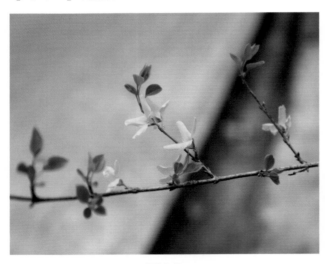

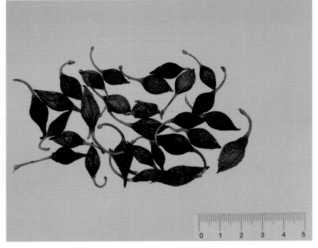

原植物　　　　　　　　　　　　　　　药材

【来源】 本品为木犀科植物连翘 *Forsythia suspensa* (Thunb.) Vahl的干燥果实。秋季果实初熟尚带绿色时采收, 除去杂质, 蒸熟, 晒干, 习称"青翘"; 果实熟透时采收, 晒干, 除去杂质, 习称"老翘"。

【植物形态要点】 落叶灌木。枝开展或下垂, 棕色、棕褐色或淡黄褐色, 小枝土黄色或灰褐色, 略呈四棱形, 疏生皮孔, 节间中空, 节部具实心髓。叶通常为单叶, 或3裂至三出复叶, 叶片卵形、宽卵形或椭圆状卵形至椭圆形, 先端锐尖, 基部圆形、宽楔形至楔形, 叶缘除基部外具锐锯齿或粗锯齿, 上面深绿色, 下面淡黄绿色, 两面无毛; 叶柄长0.8~1.5 cm, 无毛。花通常单生或2至数朵着生于叶腋, 先于叶开放; 花梗长5~6 mm; 花萼绿色, 裂片长圆形或长圆状椭圆形, 先端钝或锐尖, 边缘具睫毛, 与花冠管近等长; 花冠黄色, 裂片倒卵状长圆形或长圆形。果卵球形、卵状椭圆形或长椭圆形, 先端喙状渐尖, 表面疏生皮孔; 果梗长0.7～1.5 cm。

【功能主治】 清热解毒,消肿散结,疏散风热。用于痈疽,瘰疬,乳痈,丹毒,风热感冒,温病初起,温热入营,高热烦渴,神昏发斑,热淋涩痛。

【生长环境与产地分布】 生于海拔250～2 200 m的山坡灌丛、林下、草丛、山谷或山沟疏林中。产万源、宣汉。

【资源保护与开发利用】 达州连翘主要为野生资源。连翘化学成分众多,有苯乙醇苷类、木脂素类、酚酸类、黄酮类、萜类及挥发油、C6–C2天然醇及其苷类等,其中苯乙醇苷类和木脂素类是连翘的主要化学成分。现代药理研究表明连翘主要具有抗炎、抑菌、抗病毒、抗氧化、保肝、抗肿瘤等活性。连翘作为传统中药,被广泛应用在病毒感染的预防治疗汤剂中,抗病毒疗效显著。连翘目前尚未发现明显毒性,临床使用安全性高。

莲

【药材名】 莲子。

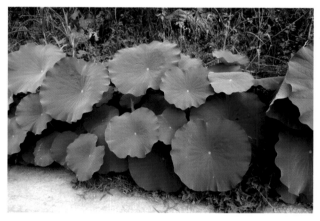

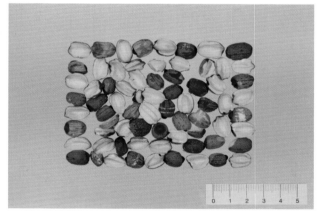

原植物　　　　　　　　　　　　　　药材(莲子)

【来源】 本品为睡莲科植物莲*Nelumbo nucifera* Gaertn.的干燥成熟种子。秋季果实成熟时采割莲房,取出果实,除去果皮,干燥,或除去莲子心后干燥。

【植物形态要点】 多年生水生草本。根状茎横生,肥厚,节间膨大,内有多数纵行通气孔道,节部缢缩,上生黑色鳞叶,下生须状不定根。叶圆形,盾状,全缘稍呈波状,上面光滑,具白粉,下面叶脉从中央射出;叶柄粗壮,圆柱形,中空,外面散生小刺。花梗和叶柄等长或稍长,也散生小刺;花美丽,芳香;花瓣红色、粉红色或白色,矩圆状椭圆形至倒卵形,由外向内渐小,有时变成雄蕊,先端圆钝或微尖;花药条形,花丝细长,着生在花托之下;花柱极短,柱头顶生;花托(莲房)直径5～10 cm。坚果椭圆形或卵形,果皮革质,坚硬,熟时黑褐色;种子(莲子)卵形或椭圆形,种皮红色或白色。

【功能主治】 补脾止泻,止带,益肾涩精,养心安神。用于脾虚泄泻,带下,遗精,心悸失眠。

【生长环境与产地分布】 自生或栽培在池塘或水田内。达州各地均有分布。

【资源保护与开发利用】 我国莲资源丰富。达州市主要以栽培为主。荷叶、莲子和莲子心的主要化学成分为黄酮类和生物碱类化合物,这两类化合物也是其主要生物活性成分,具有抗氧化、降血脂、降血压、抗菌、抗心律失常等作用。关于荷叶、莲子、莲子心的药理研究较多,其中降血脂作用是莲的药理研究热门方向之一。

❧ 楝 ❧

【药材名】苦楝皮。

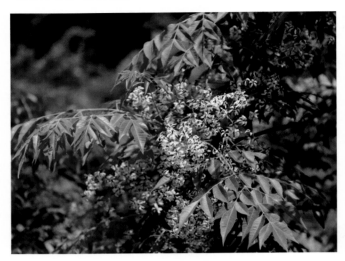
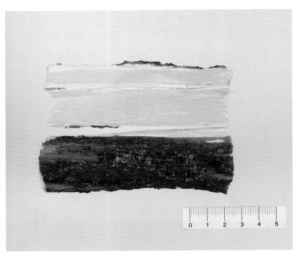

原植物　　　　　　　　　　　　　　　　　药材

【来源】本品为楝科植物楝*Melia azedarach* L.的干燥树皮和根皮。春、秋二季剥取，晒干，或除去粗皮，晒干。

【植物形态要点】落叶乔木。树皮灰褐色，纵裂。叶为2～3回奇数羽状复叶，长20～40 cm；小叶对生，卵形、椭圆形至披针形，顶生一片通常略大，先端短渐尖，基部楔形或宽楔形，多少偏斜，边缘有钝锯齿，幼时被星状毛，后两面均无毛，侧脉每边12～16条，广展，向上斜举。圆锥花序约与叶等长，无毛或幼时被鳞片状短柔毛；花芳香；花萼5深裂，裂片卵形或长圆状卵形，先端急尖，外面被微柔毛；花瓣淡紫色，倒卵状匙形，两面均被微柔毛，通常外面较密；雄蕊管紫色，无毛或近无毛，有纵细脉，管口有钻形、2～3齿裂的狭裂片10枚，花药10枚，着生于裂片内侧，且与裂片互生，长椭圆形，顶端微凸尖；子房近球形，5～6室，无毛，每室有胚珠2颗，花柱细长，柱头头状，顶端具5齿，不伸出雄蕊管。核果球形至椭圆形，内果皮木质，4～5室，每室有种子1颗；种子椭圆形。

【功能主治】杀虫，疗癣。用于蛔虫病，蛲虫病，虫积腹痛；外治疥癣瘙痒。

【生长环境与产地分布】生于低海拔的旷野、路旁或疏林中，目前已广泛栽培。达州各地均有分布。

【资源保护与开发利用】楝在我国分布广泛，达州市楝野生资源丰富。其化学成分复杂，具有多种药理作用。苦楝皮中多种杀虫活性物质与自然环境有很好的相容性，具有高效、不污染环境、易分解和不破坏生态平衡等优点。因此，苦楝皮具有很大的开发前景，其对人体有效的驱虫作用可作进一步研究，使苦楝皮得到更加充分的应用。

❧ 凌 霄 ❧

【药材名】凌霄花。

【来源】本品为紫葳科植物凌霄*Campsis grandiflora* (Thunb.) K. Schum.的干燥花。夏、秋二季花盛开时采摘，干燥。

【植物形态要点】攀援藤本。茎木质，表皮脱落，枯褐色，以气生根攀附于他物之上。叶对生，为奇数羽状复叶；小叶7～9枚，卵形至卵状披针形，顶端尾状渐尖，基部阔楔形，两侧不等大，长3～6（～9）cm，宽1.5～3.0（～5.0）cm，侧脉6～7对，两面无毛，边缘有粗锯齿；叶轴长4～13 cm；小叶柄长5（～10）mm。顶生疏散的短圆锥花序，花序轴长15～20 cm。花萼钟状，长3 cm，分裂至中部，裂片披针形，长约1.5 cm。花冠内面鲜红色，外面橙黄色，长约5 cm，裂片半圆

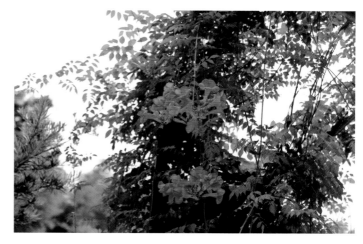

原植物

形。雄蕊着生于花冠筒近基部，花丝线形，细长，长2.0～2.5 cm，花药黄色，"个"字形着生。花柱线形，长约3 cm，柱头扁平，2裂。蒴果顶端钝。

【功能主治】活血通经，凉血祛风。用于月经不调，经闭癥瘕，产后乳肿，风疹发红，皮肤瘙痒，痤疮。

【生长环境与产地分布】栽培。产大竹县。

【资源保护与开发利用】达州市凌霄主要以栽培为主。凌霄花主要成分为三萜类、苯丙醇类、黄酮类、花色素和挥发油等，药理作用主要有抑制未孕子宫收缩、增强受孕子宫收缩、改善血液循环、抑制血栓形成、镇痛、消炎、抗氧化等。凌霄花所含的红色素色泽稳定，既具有水溶性，又具有醇溶性，耐热性和耐光性均较好，且不受酸性介质、还原剂等的影响，是一种具有潜在药用价值的天然植物色素，可广泛应用于食品、饮料、医药等行业，可对此做进一步的研究和开发。

龙芽草

【药材名】仙鹤草。

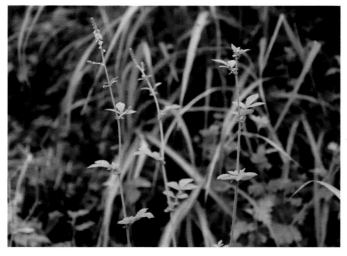

原植物

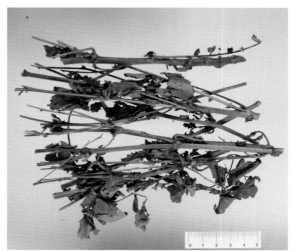

药材

【来源】本品为蔷薇科植物龙芽草*Agrimonia pilosa* Ledeb. 的干燥地上部分。夏、秋二季茎叶茂盛时采割，除去杂质，干燥。

【植物形态要点】多年生草本。根多呈块茎状。茎被疏柔毛及短柔毛。叶为间断奇数羽状复叶，叶柄被稀

疏柔毛或短柔毛；小叶片无柄或有短柄，倒卵形、倒卵椭圆形或倒卵披针形，顶端急尖至圆钝，稀渐尖，基部楔形至宽楔形，边缘有急尖到圆钝锯齿，上面被疏柔毛，稀脱落几无毛，下面通常脉上伏生疏柔毛，有显著腺点；托叶草质，绿色，镰形，稀卵形，顶端急尖或渐尖，边缘有尖锐锯齿或裂片，稀全缘，茎下部托叶有时呈卵状披针形，常全缘。花序穗状总状顶生，分枝或不分枝，花序轴被柔毛；花瓣黄色，长圆形。果实倒卵圆锥形，外面有10条肋，被疏柔毛，顶端有数层钩刺，幼时直立，成熟时靠合，连钩刺长7～8 mm，最宽处直径3～4 mm。

【功能主治】 收敛止血，截疟，止痢，解毒，补虚。用于咯血，吐血，崩漏下血，疟疾，血痢，痈肿疮毒，阴痒带下，脱力劳伤。

【生长环境与产地分布】 常生于溪边、路旁、草地、灌丛、林缘及疏林下。达州各地均有分布。

【资源保护与开发利用】 仙鹤草是我国传统中草药，广泛分布于全国各地，达州市各区域仙鹤草野生资源丰富。其化学成分有黄酮类、三萜类、酚类、酯类、鞣质类、挥发油和脂肪酸醇类等。现代药理学研究表明，仙鹤草具有降糖、抗氧化、抗炎、抑菌、抗肿瘤以及止血等作用。目前对仙鹤草的研究多集中在地上部分或全草，缺少对花、叶、根、茎的单独研究和比对，未能进一步推断其发挥药效的活性部位。

❧ 庐山石韦 ☙

【药材名】 石韦。

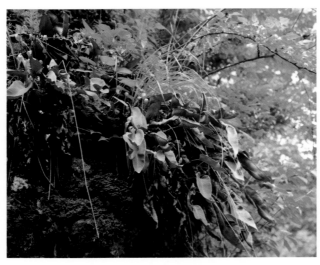
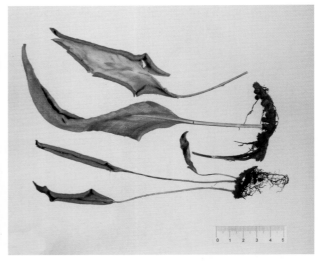

原植物　　　　　　　　　　　　　　　　　　药材

【来源】 本品为水龙骨科植物庐山石韦*Pyrrosia sheareri* (Bak.) Ching的干燥叶。全年均可采收，除去根茎和根，晒干或阴干。

【植物形态要点】 植株通常高20～50 cm。根状茎粗壮，横卧，密被线状棕色鳞片；鳞片长渐尖头，边缘具睫毛，着生处近褐色。叶近生，一型；叶柄粗壮，粗2～4 mm，长3.5～5.0 cm，基部密被鳞片，向上疏被星状毛，禾秆色至灰禾秆色；叶片椭圆状披针形，近基部处为最宽，向上渐狭，渐尖头，顶端钝圆，基部近圆截形或心形，长10～30 cm或更长，宽2.5～6.0 cm，全缘，干后软厚革质，上面淡灰绿色或淡棕色，几光滑无毛，但布满注点，下面棕色，被厚层星状毛。主脉粗壮，两面均隆起，侧脉可见，小脉不显。孢子囊群呈不规则的点状排列于侧脉间，布满基部以上的叶片下面，无盖，幼时被星状毛覆盖，成熟时孢子囊开裂而呈砖红色。

【功能主治】 利尿通淋，清肺止咳，凉血止血。用于热淋，血淋，石淋，小便不通，淋漓涩痛，肺热喘咳，吐血，衄血，尿血，崩漏。

【生长环境与产地分布】 多生于石壁上，有时生于老化树干上。主产宣汉、万源。

【资源保护与开发利用】 庐山石韦资源分布广泛。达州市庐山石韦主要为野生资源，由于过度采挖导致出现资源短缺。主要活性成分为多糖、黄酮类、三萜类、挥发油和多酚类等，其药理作用包括降血糖、抗氧化、抗炎、利尿、护肾、增强免疫力、促进伤口愈合、镇咳、祛痰、抑菌等。药用价值较高，是传统的药用植物。

❋ 萝　卜 ❋

【药材名】 莱菔子。

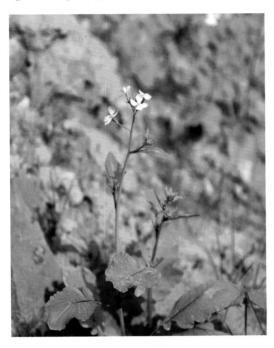

原植物

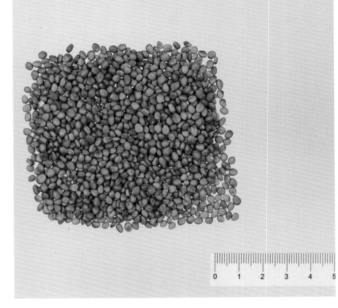

药材

【来源】 本品为十字花科植物萝卜*Raphanus sativus* L.的干燥成熟种子。夏季果实成熟时采割植株，晒干，搓出种子，除去杂质，再晒干。

【植物形态要点】 一年生或二年生草本，高20～100 cm；直根肉质，长圆形、球形或圆锥形，外皮绿色、白色或红色；茎有分枝，无毛，稍具粉霜。基生叶和下部茎生叶大头羽状半裂，长8～30 cm，宽3～5 cm，顶裂片卵形，侧裂片4～6对，长圆形，有钝齿，疏生粗毛，上部叶长圆形，有锯齿或近全缘。总状花序顶生及腋生；花白色或粉红色，直径1.5～2.0 cm；花梗长5～15 mm；萼片长圆形，长5～7 mm；花瓣倒卵形，长1.0～1.5 cm，具紫纹，下部有长5 mm的爪。长角果圆柱形，长3～6 cm，宽10～12 mm，在相当种子间处缢缩，并形成海绵质横隔；顶端喙长1.0～1.5 cm；果梗长1.0～1.5 cm。种子1～6个，卵形，微扁，长约3 mm，红棕色，有细网纹。

【功能主治】 消食除胀，降气化痰。用于饮食停滞，脘腹胀痛，大便秘结，积滞泻痢，痰壅喘咳。

【生长环境与产地分布】 栽培。产达州各地均有分布。

【资源保护与开发利用】 达州市萝卜主要以栽培为主。萝卜作为药食同源类植物，在我国使用历史悠久、来源广泛。其主要成分有硫苷类、水溶性生物碱类、挥发油及脂肪酸类、黄酮及多糖类,具有抗菌、抗压、镇咳、平喘等功效。

马鞭草

【药材名】　马鞭草。

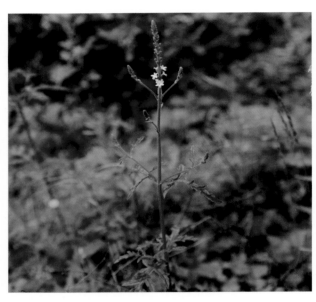

原植物

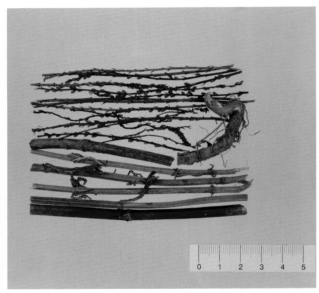

药材

【来源】　本品为马鞭草科植物马鞭草*Verbena officinalis* L.的干燥地上部分。6—8月花开时采割,除去杂质,晒干。

【植物形态要点】　多年生草本,高30～120 cm。茎四方形,近基部可为圆形,节和棱上有硬毛。叶片卵圆形至倒卵形或长圆状披针形,长2～8 cm,宽1～5 cm,基生叶的边缘通常有粗锯齿和缺刻,茎生叶多数3深裂,裂片边缘有不整齐锯齿,两面均有硬毛,背面脉上尤多。穗状花序顶生和腋生,细弱,花小,无柄,最初密集,结果时疏离;苞片稍短于花萼,具硬毛;花萼长约2 mm,有硬毛,有5脉,脉间凹穴处质薄而色淡;花冠淡紫至蓝色,长4～8 mm,外面有微毛,裂片5;雄蕊4,着生于花冠管的中部,花丝短;子房无毛。果长圆形,长约2 mm,外果皮薄,成熟时4瓣裂。花期6～8月,果期7～10月。

【功能主治】　活血散瘀,解毒,利水,退黄,截疟。用于癥瘕积聚,痛经经闭,喉痹,痈肿,水肿,黄疸,疟疾。

【生长环境与产地分布】　常生于路边、山坡、溪边或林旁。达州各地均有分布。

【资源保护与开发利用】　马鞭草在全球广泛分布。达州市马鞭草主要以野生资源为主。马鞭草广泛用于治疗外感发热、流感、水肿、疟疾、黄疸、咽喉肿痛、牙周炎、经闭、白喉等病症。马鞭草主要含有黄酮类、环烯醚萜类、苯乙醇苷类、三萜类、甾醇类、挥发油等化学成分。现代药理研究表明,其具有抗菌、抗病毒、抗炎、镇咳、抗肿瘤、抗早孕、保护神经、调节免疫等作用。马鞭草资源丰富、价格低廉且毒性较低。目前,已有应用马鞭草及其制剂治疗咳喘、肺炎的相关报道,且疗效确切。因此,将马鞭草用于肺炎的相关治疗必将取得新的研究进展,其应用前景也将非常广阔。

马齿苋

【药材名】 马齿苋。

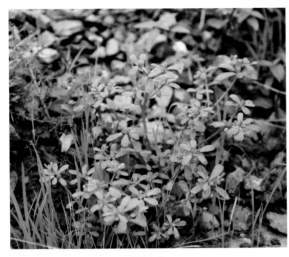

原植物

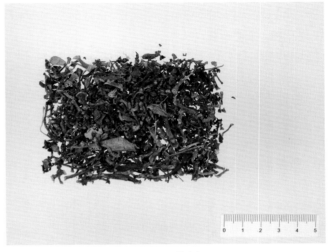

药材

【来源】 本品为马齿苋科植物马齿苋 *Portulaca oleracea* L.的干燥地上部分。夏、秋二季采收,除去残根和杂质,洗净,略蒸或烫后晒干。

【植物形态要点】 一年生草本。茎平卧或斜倚,伏地铺散,多分枝,圆柱形,淡绿色或带暗红色。叶互生,有时近对生,叶片扁平,肥厚,倒卵形,顶端圆钝或平截,有时微凹,基部楔形,全缘,上面暗绿色,下面淡绿色或带暗红色,中脉微隆起;叶柄粗短。花无梗,常3～5朵簇生于枝端,午时盛开;苞片2～6,叶状,膜质,近轮生;萼片2,对生,绿色,盔形,左右压扁,顶端急尖,背部具龙骨状凸起,基部合生;花瓣5,稀4,黄色,倒卵形,顶端微凹,基部合生;雄蕊通常8,或更多,花药黄色;子房无毛,花柱比雄蕊稍长,线形。蒴果卵球形,盖裂;种子细小,多数,偏斜球形,黑褐色,有光泽,具小疣状凸起。

【功能主治】 清热解毒,凉血止血,止痢。用于热毒血痢,痈肿疔疮,湿疹,丹毒,蛇虫咬伤,便血,痔血,崩漏下血。

【生长环境与产地分布】 喜肥沃土壤,耐旱亦耐涝,生命力强,生于菜园、农田、路旁,为田间常见杂草。达州各地均有分布。

【资源保护与开发利用】 马齿苋为药食两用植物,在达州市主要以野生资源为主。马齿苋全草的化学物质组成结构具备鲜明的复杂性和多样性,含有大量去甲肾上腺素、多量钾盐、二羟基苯乙胺、二羟基苯丙氨酸、苹果酸、柠檬酸、谷氨酸、天冬氨酸、丙氨酸、蔗糖、葡萄糖及果糖。除此之外,马齿苋全草中还含有少量的生物碱、香豆精类、强心苷、葱酮苷及黄酮类物质等。从营养价值角度分析,马齿苋全草中的可食用部分还包含着蛋白质、脂肪、糖类、粗纤维素及钙、磷和铁等多种营养元素,同时,化学成分研究实验证实,其物质组成结构中还包含一定数量的胡萝卜素、硫胺素、核黄素、烟酸和维生素C等营养成分。现代研究表明,马齿苋具有抗菌、降血脂及延缓人体细胞组织衰老等药理作用。马齿苋是药食同源的传统中药,其作用的多样性表明其有很好的开发价值。马齿苋来源广泛,安全无毒,是一种具有巨大开发利用价值的中药材,可开发以马齿苋提取物为主要成分的保健食品,最大限度地发挥马齿苋的药用及食疗价值。

❦ 马尾松 ❧

【药材名】 松花粉。

【来源】 松花粉为松科植物马尾松*Pinus massoniana* Lamb.的干燥花粉。春季花刚开时，采摘花穗，晒干，收集花粉，除去杂质。

【植物形态要点】 乔木，高达45 m，胸径1.5 m；树皮红褐色，下部灰褐色，裂成不规则的鳞状块片；针叶2针一束，稀3针一束，长12～20 cm，细柔，微扭曲，两面有气孔线，边缘有细锯齿；横切面皮下层细胞单型，第一层连续排列，第二层由个别细胞断续排列而成，树脂道4～8个，在背面边生，或腹面也有2个边生；叶鞘初呈褐色，后渐变成灰黑色，宿存。雄球花淡红褐色，圆柱形，弯垂，聚生于新枝下部苞腋，穗状；雌球花单生或

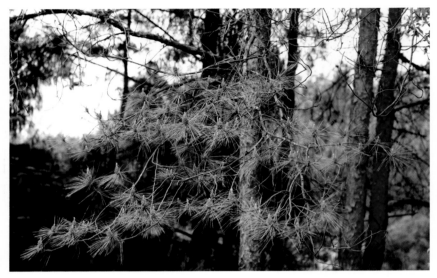

原植物

2～4个聚生于新枝近顶端，淡紫红色，一年生小球果圆球形或卵圆形，褐色或紫褐色，上部珠鳞的鳞脐具向上直立的短刺，下部珠鳞的鳞脐平钝无刺。球果卵圆形或圆锥状卵圆形，有短梗，下垂，成熟前绿色，熟时栗褐色，陆续脱落；中部种鳞近矩圆状倒卵形或近长方形；鳞盾菱形，微隆起或平，横脊微明显，鳞脐微凹，无刺，生于干燥环境者常具极短的刺；种子长卵圆形，叶缘具疏生刺毛状锯齿。

【功能主治】 收敛止血，燥湿敛疮。用于外伤出血，湿疹，黄水疮，皮肤糜烂，脓水淋漓。

【生长环境与产地分布】 达州各地均有栽培。

【资源保护与开发利用】 马尾松为松属松科裸子植物，分布极广，遍布华中、华南各地，是我国南方主要树种，达州市有大量栽培。历年来，学者们研究发现松属植物含有的丰富营养素和活性物质，具有很高的营养价值和生理活性。现代研究表明马尾松的松针提取物具有镇痛、抗炎、镇静、镇咳、祛痰、平喘、降血脂、抗氧化、抗衰老、抗突变、抗肿瘤等一系列药理活性。松针中富含营养物质，能调节身体机能，是天然绿色的营养食品和保健药品。资源丰富、功效多的马尾松引发了学者们对松针提取物化学成分更深入研究的兴趣，故马尾松有较大应用前景。

❦ 麦　冬 ❧

【药材名】麦冬。

【来源】 本品为百合科植物麦冬*Ophiopogon japonicus* (L. f.) Ker-Gawl.的干燥块根。夏季采挖，洗净，反复暴晒、堆置，至七八成干，除去须根，干燥。

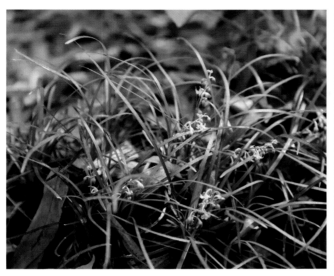
原植物

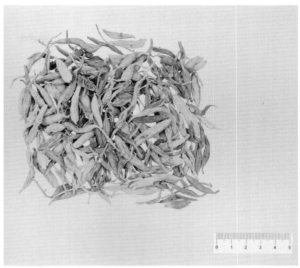
药材

【植物形态要点】　根较粗，中间或近末端常膨大成椭圆形或纺锤形的小块根；小块根长1.0～1.5 cm，或更长些，宽5～10 mm，淡褐黄色；地下走茎细长，直径1～2 mm，节上具膜质的鞘。茎很短，叶基生成丛，禾叶状，长10～50 cm，少数更长些，宽1.5～3.5 mm，具3～7条脉，边缘具细锯齿。花葶长6～15（～27）cm，通常比叶短得多，总状花序长2～5 cm，或有时更长些，具几朵至十几朵花；花单生或成对着生于苞片腋内；苞片披针形，先端渐尖，最下面的长可有7～8 mm；花梗长3～4 mm，关节位于中部以上或近中部；花被片常稍下垂而不展开，披针形，长约5 mm，白色或淡紫色；花药三角状披针形，长2.5～3.0 mm；花柱长约4 mm，较粗，宽约1 mm，基部宽阔，向上渐狭。种子球形，直径7～8 mm。

【功能主治】　养阴生津，润肺清心。用于肺燥干咳，阴虚劳嗽，喉痹咽痛，津伤口渴，内热消渴，心烦失眠，肠燥便秘。

【生长环境与产地分布】　生于海拔2 000 m以下的山坡阴湿处、林下或溪旁。达州各地均有分布。

【资源保护与开发利用】　麦冬在达州市主要以野生资源为主。麦冬的主要活性成分有甾体皂苷类、多糖类、高异黄酮类等，此外，还含多种氨基酸、维生素A、微量元素等。药理研究表明，麦冬具有保护心血管系统、抗肿瘤、抗炎、调节免疫、清除氧自由基、保护心肌等药理作用。麦冬及其有效成分具有广阔的科研开发和临床应用前景，其药理活性多样，具有较高保健价值与药用价值，可用于治疗糖尿病、心血管系统疾病及呼吸系统疾病等。相信随着对麦冬药理研究的不断深入，未来该中药材会发挥出更大的作用。

✦ 麦蓝菜 ✦

【药材名】　王不留行。

【来源】　本品为石竹科植物麦蓝菜Vaccaria segetalis (Neck.) Garcke的干燥成熟种子。夏季果实成熟、果皮尚未开裂时采割植株，晒干，打下种子，除去杂质，再晒干。

【植物形态要点】　一年生或二年生草本，高30～70 cm，全株无毛，微被白粉，呈灰绿色。根为主根系。茎单生，直立，上部分枝。叶片卵状披针形或披针形，长3～9 cm，宽1.5～4.0 cm，基部圆形或近心形，微抱茎，顶端急尖，具3基出脉。伞房花序稀疏；花梗细，长1～4 cm；苞片披针形，着生于花梗中上部；花萼卵状圆锥形，长10～15 mm，宽5～9 mm，后期微膨大成球形，棱绿色，棱间绿白色，近膜质，萼齿小，三角形，顶端急尖，边缘膜质；雌雄蕊柄极短；花瓣淡红色，长14～17 mm，宽2～3 mm，爪狭楔形，淡绿色，瓣片狭倒卵形，斜展或平展，微凹缺，有时具不明显的缺刻；雄蕊内藏；花柱线形，微外露。蒴果宽卵形或近圆球形，长8～10 mm；种子近圆球形，直径约2 mm，红褐色至黑色。

【功能主治】　活血通经，下乳消肿，利尿通淋。用于经闭，痛经，乳汁不下，乳痈肿痛，淋证涩痛。

【生长环境与产地分布】　生于草坡、撂荒地或麦田中，为麦田常见杂草。产宣汉。

【资源保护与开发利用】　王不留行在中国资源丰富，是一种具有较大研究价值的药用植物，达州市宣汉县有少量栽培。其含有三萜皂苷、环肽、黄酮类、氨基酸及多糖等化学成分，可以促进动物的乳腺发育和泌乳能力，增加产奶量，增加乳中有效成分，防治乳房炎症，此外，还具有抑制新生血管、抗氧化、抗肿瘤、抗凝血等药理作用。王不留行是一种传统中药，其资源相当丰富，具有良好的研究开发利用价值。

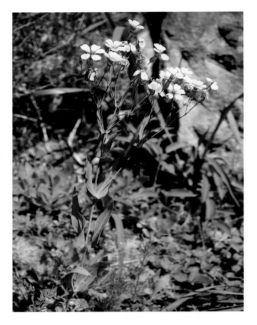

原植物

毛叶地瓜儿苗

【药材名】　泽兰。

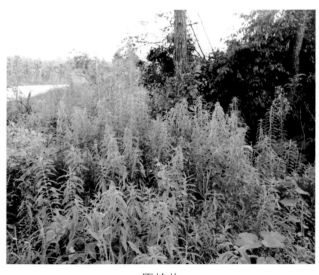

原植物

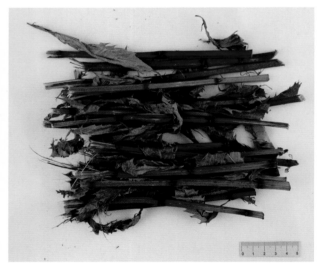

药材

【来源】　本品为唇形科植物毛叶地瓜儿苗*Lycopus lucidus* Turcz. var. *hirtus* Regel的干燥地上部分。夏、秋二季茎叶茂盛时采割，晒干。

【植物形态要点】　多年生草本。根茎横走，具节，节上密生须根，先端肥大呈圆柱形。茎直立，通常不分枝，四棱形，具槽，绿色，无毛。叶具极短柄或近无柄，长圆状披针形，多少弧弯，先端渐尖，基部渐狭，边缘具锐尖粗牙齿状锯齿，两面或上面具光泽，亮绿色，两面均无毛，下面具凹陷的腺点，侧脉6～7对，与中脉在上面，不显著，下面突出。轮伞花序无梗，轮廓圆球形，多花密集，其下承以小苞片；小苞片卵圆形至披针形，先端刺尖。花萼钟形，两面无毛，外面具腺点，萼齿5，披针状三角形，具刺尖头，边缘具小缘毛。花冠白色。雄蕊仅前对能育，超出于花冠，先端略下弯，花丝丝状，无毛，花药卵圆形，2室，室略叉开，后对雄蕊退化，丝状，先端棍棒状。花柱伸出花冠，先端相等2浅裂，裂片线形。花盘平顶。小坚果倒卵圆状四边形，基部略狭，褐色，边缘加厚，背面平，腹面具棱，有腺点。

【功能主治】　活血调经，祛瘀消痈，利水消肿。用于月经不调，经闭，痛经，产后瘀血腹痛，疮痈肿毒，水肿腹水。

【生长环境与产地分布】　生于海拔320～2 100 m的沼泽地、水边、沟边等潮湿处。达州各地均有分布。

【资源保护与开发利用】　达州市区域内，毛叶地瓜儿苗主要以野生资源为主。泽兰主要化学成分为酚酸类、黄酮类、萜类和甾体类等化合物，具有抗凝血、活血化瘀、降血脂、保肝、抗氧化及调节免疫等作用，临床用于治疗月经不调、经闭、痛经、产后瘀血、腹痛、水肿等。毛叶地瓜儿苗是一种无毒绿色药食两用植物，全草均可利用。通过对这一植物药食两用经济价值的深层次开发，可在种植、加工、食用方面获得较大效益。其具有广阔的市场消费前景和药食两用经济开发价值。

❧　茅苍术　❧

【药材名】　苍术。

【来源】　本品为菊科植物茅苍术*Atractylodes lancea* (Thunb.) DC.的干燥根茎。春、秋二季采挖，除去泥沙，晒干，撞去须根。

【植物形态要点】　多年生草本。根状茎平卧或斜升，生多数等粗等长或近等长的不定根。茎直立，单生或少数茎成簇生，下部或中部以下常紫红色。基部叶花期脱落；中下部茎叶3～5（7～9）羽状深裂或半裂，基部楔形或宽楔形，几无柄；顶裂片与侧裂片不等形或近等形，圆形、倒卵形、偏斜卵形、卵形或椭圆形；侧裂片1～2（3～4）对，椭圆形、长椭圆形或倒卵状长椭圆形；有时中下部茎叶不分裂；中部以上或仅上部茎叶不分裂，倒长卵形、倒卵状长椭圆形或长椭圆形，有时基部或近基

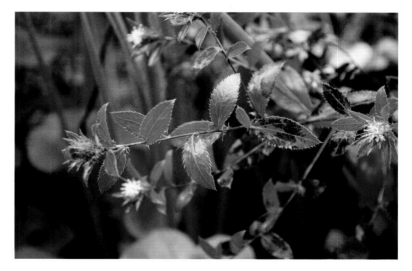

原植物

部有1～2对三角形刺齿或刺齿状浅裂，或全部茎叶不裂，中部茎叶倒卵形、长倒卵形、倒披针形或长倒披针形，基部楔状，渐狭成长0.5～2.5 cm的叶柄，上部的叶基部有时有1～2对三角形刺齿裂。全部叶质地硬，硬纸质，两面同色，绿色，无毛，边缘或裂片边缘有针刺状缘毛或三角形刺齿或重刺齿。头状花序单生于茎枝顶端，但不形成明显的花序式排列，植株有多数或少数（2～5个）头状花序。小花白色，长9 mm。瘦果倒卵圆状，被稠密顺向贴伏的白色长直毛，有时变稀毛。冠毛刚毛，褐色或污白色，长7～8 mm，羽毛状，基部连合成环。

【功能主治】　燥湿健脾，祛风散寒，明目。用于湿阻中焦，脘腹胀满，泄泻，水肿，脚气痿躄，风湿痹痛，风寒感冒，夜盲，眼目昏涩。

【生长环境与产地分布】 万源有栽培。

【资源保护与开发利用】 茅苍术在达州市万源市内有栽培,目前主要以栽培资源为主。苍术主要含挥发油,由一系列的倍半萜、聚乙烯炔类及少量的酚类、有机酸类成分组成,另外还含有倍半萜内酯、倍半萜糖苷、多聚糖以及少量的黄酮类成分,其中主要的活性成分为倍半萜类和聚乙烯炔类成分。苍术及其提取物具有保肝,降血糖,抗菌,消炎,抗肿瘤,及保护消化系统、神经系统、心血管系统等作用。

梅

【药材名】 乌梅。

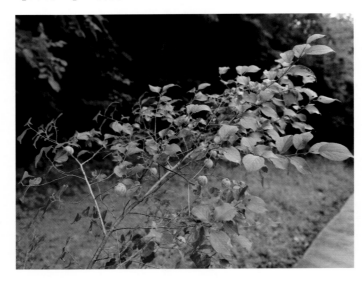

原植物

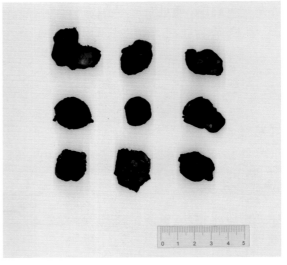

药材

【来源】 本品为蔷薇科植物梅*Prunus mume* (Sieb.) Sieb.et Zucc.的干燥近成熟果实。夏季果实近成熟时采收,低温烘干后焖至色变黑。

【植物形态要点】 小乔木,稀灌木,高4～10 m;树皮浅灰色或带绿色,平滑;小枝绿色,光滑无毛。叶片卵形或椭圆形,先端尾尖,基部宽楔形至圆形,叶边常具小锐锯齿,灰绿色,幼嫩时两面被短柔毛,成长时逐渐脱落,或仅下面脉腋间具短柔毛;叶柄长1～2 cm,幼时具毛,老时脱落,常有腺体。花单生或有时2朵同生于1芽内,直径2.0～2.5 cm,香味浓,先于叶开放;花梗短,长1～3 mm,常无毛;花萼通常红褐色,但有些品种的花萼为绿色或绿紫色;萼筒宽钟形,无毛或有时被短柔毛;萼片卵形或近圆形,先端圆钝;花瓣倒卵形,白色至粉红色;雄蕊短或稍长于花瓣;子房密被柔毛,花柱短或稍长于雄蕊。果实近球形,直径2～3 cm,黄色或绿白色,被柔毛,味酸;果肉与核粘贴;核椭圆形,顶端圆形而有小突尖头,基部渐狭成楔形,两侧微扁,腹棱稍钝,腹面和背棱上均有明显纵沟,表面具蜂窝状孔穴。

【功能主治】 敛肺,涩肠,生津,安蛔。用于肺虚久咳,久泻久痢,虚热消渴,蛔厥呕吐,腹痛。

【生长环境与产地分布】 栽培。主产达川区,其余各县有少量栽培。

【资源保护与开发利用】 乌梅为达州道地药材,主产达川区,主要以栽培为主。乌梅药食同源。其主要化学成分有有机酸、黄酮类、甾醇类等,具有抑菌、抗氧化、抗肿瘤、调节肠道菌群等多种药理作用,作用于呼吸系统、消化系统、心脑血管系统等,在临床上对于溃疡性结肠炎、贫血、支气管哮喘、糖尿病等疾病的治疗有独特的优势和防治效果;可作为饮料、果脯等食用,含有机酸、氨基酸、黄酮、糖类等成分。乌梅作为一种药食同用的中药,其应用范围非常广泛。随着生物、化学技术的进步,以及对乌梅有效成分的进一步剖析,乌梅的食用价值和药用价值将被进一步挖掘。

密蒙花

【药材名】 密蒙花。

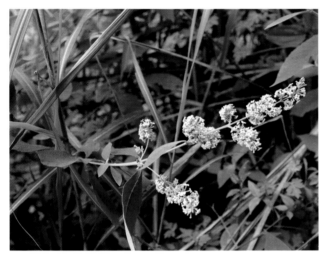

原植物

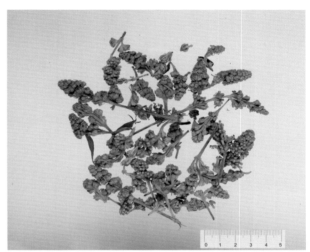

药材

【来源】 本品为马钱科植物密蒙花*Buddleja officinalis* Maxim.的干燥花蕾和花序。春季花未开放时采收,除去杂质,干燥。

【植物形态要点】 灌木。小枝略呈四棱形,灰褐色。叶对生,叶片纸质,狭椭圆形、长卵形、卵状披针形或长圆状披针形,顶端渐尖、急尖或钝,基部楔形或宽楔形,叶上面深绿色,被星状毛,下面浅绿色;托叶在两叶柄基部之间缢缩成一横线。花多而密集,组成顶生聚伞圆锥花序;花梗极短;小苞片披针形,被短绒毛;花萼钟状,顶端急尖或钝;花冠紫堇色,后变白色或淡黄白色;雄蕊着生于花冠管内壁中部,花丝极短,花药长圆形,黄色,基部耳状,内向,2室;雌蕊长3.5~5.0 mm,子房卵珠状,中部以上至花柱基部被星状短绒毛,花柱长1.0~1.5 mm,柱头棍棒状,长1.0~1.5 mm。蒴果椭圆状,长4~8 mm,宽2~3 mm,2瓣裂,外果皮被星状毛,基部有宿存花被;种子多颗,狭椭圆形,长1.0~1.2 mm,宽0.3~0.5 mm,两端具翅。

【功能主治】 清热泻火,养肝明目,退翳。用于目赤肿痛,多泪羞明,目生翳膜,肝虚目暗,视物昏花。

【生长环境与产地分布】 生于海拔200~2 000 m向阳山坡、河边、村旁的灌木丛中或林缘。适应性较强,石灰岩山地亦能生长。达州各地均有分布。

【资源保护与开发利用】 密蒙花中主要含有黄酮类、苯乙醇类、三萜类、单萜类、生物碱类和挥发油类成分,具有抗氧化、抗菌、抗炎、保护神经、调节免疫等多种药理活性。现代药理学研究表明,密蒙花黄酮类化合物通过抑制泪腺炎症反应,抑制泪腺细胞凋亡,从而达到治疗眼科疾病的目的。密蒙花为传统中药材中重要的眼科用药,近年来已得到越来越多的关注。此外,目前对密蒙花药理活性的研究主要集中于黄酮类成分,而其中还存在大量的苯乙醇苷及三萜类等成分,应对这些化合物的药理活性进行深入研究,充分开发密蒙花的药学用途。

❧ 牡 丹 ❧

【药材名】 牡丹皮。

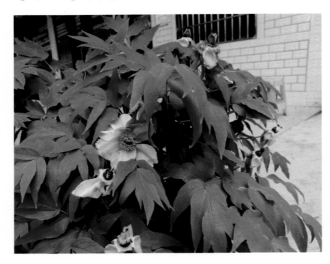

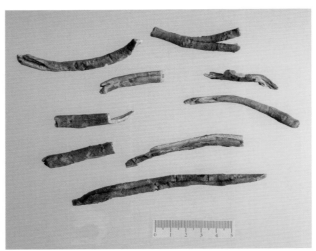

原植物　　　　　　　　　　　　　　　　　　　药材

【来源】 本品为毛茛科植物牡丹*Paeonia suffruticosa* Andr.的干燥根皮。秋季采挖根部，除去细根和泥沙，剥取根皮，晒干；或刮去粗皮，除去木心，晒干。前者习称"连丹皮"，后者习称"刮丹皮"。

【植物形态要点】 落叶灌木。茎高达2 m；分枝短而粗。叶通常为二回三出复叶，偶尔近枝顶的叶为3小叶；顶生小叶宽卵形，3裂至中部，裂片不裂或2～3浅裂，表面绿色，无毛，背面淡绿色，有时具白粉，沿叶脉疏生短柔毛或近无毛，小叶柄长1.2～3.0 cm；侧生小叶狭卵形或长圆状卵形，不等2裂至3浅裂或不裂，近无柄；叶柄长5～11 cm，和叶轴均无毛。花单生枝顶；花梗长4～6 cm；苞片5，长椭圆形；萼片5，绿色，宽卵形；花瓣5，或为重瓣，玫瑰色、红紫色、粉红色至白色，通常变异很大，倒卵形，顶端呈不规则的波状；雄蕊长1.0～1.7 cm，花丝紫红色、粉红色，上部白色，长约1.3 cm，花药长圆形，长4 mm；花盘革质，杯状，紫红色，顶端有数个锐齿或裂片，完全包住心皮，在心皮成熟时开裂；心皮5，稀更多，密生柔毛。蓇葖长圆形，密生黄褐色硬毛。

【功能主治】 清热凉血，活血化瘀。用于热入营血，温毒发斑，吐血，夜热早凉，无汗骨蒸，经闭痛经，跌扑伤痛，痈肿疮毒。

【生长环境与产地分布】 达州各地有零星栽培，以观赏性花卉为主。

【资源保护与开发利用】 牡丹皮的主要成分有丹皮酚、芍药苷、丹皮酚苷、丹皮酚原苷等。丹皮酚作为中药牡丹皮的主要活性成分，具有抗肿瘤、抗氧化、抗炎、抗菌、调节免疫等方面的药理活性。相信随着研究的不断深入，丹皮酚将在临床中发挥更大作用。

❧ 牡 荆 ❧

【药材名】 牡荆叶。

【来源】 本品为马鞭草科植物牡荆*Vitex negundo* L. var. *cannabifolia* (Sieb. et Zucc.) Hand.-Mazz.的新鲜叶。夏、秋二季叶茂盛时采收，除去茎枝。

【植物形态要点】 落叶灌木或小乔木。小枝四棱形；叶对生，掌状复叶，小叶5，少有3；小叶片披针形或椭圆状披针形，顶端渐尖，基部楔形，边缘有粗锯齿，表面绿色，背面淡绿色，通常被柔毛。圆锥花序顶生，长10～20 cm；花冠淡紫色。果实近球形，黑色。

【功能主治】 祛痰，止咳，平喘。用于咳嗽痰多。

【生长环境与产地分布】 生于山坡路边灌丛中。达州各地均有分布。

【资源保护与开发利用】 牡荆在我国分布广泛。牡荆的根、茎、叶、果实均可药用，从鲜牡荆叶中提取的挥发油具有祛痰、止咳、平喘的作用，多用于治疗慢性支气管炎。现代化学研究表明，牡荆主要含有木脂素类、黄酮类和萜类等成分，具有抑菌、抗炎、镇痛、抗肿瘤、抗氧化等活性。目前，国内外对牡荆属其他植物如黄荆、蔓荆、穗花牡荆等的化学成分研究较多，而对牡荆的化学成分研究较少，故牡荆未来研究价值高。牡荆在我国一直作为药用植物，且分布也较广泛。

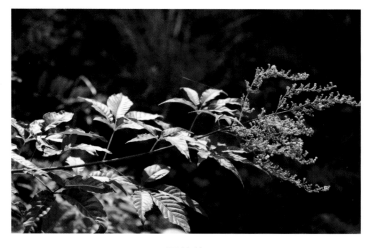

原植物

木 鳖

【药材名】 木鳖子。

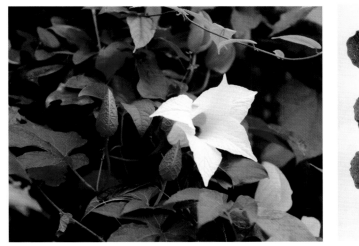

原植物

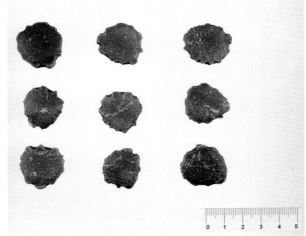

药材

【来源】 本品为葫芦科植物木鳖*Momordica cochinchinensis* (Lour.) Spreng.的干燥成熟种子。冬季采收成熟果实，剖开，晒至半干，除去果肉，取出种子，干燥。

【植物形态要点】 粗壮大藤本。植株具块状根；全株近无毛或稍被短柔毛，节间偶有绒毛。叶柄粗壮，长5～10 cm，初时被稀疏的黄褐色柔毛，后变近无毛，在基部或中部有2～4个腺体；叶片卵状心形或宽卵状圆形，质稍硬，3～5中裂至深裂或不分裂，中间的裂片最大，倒卵形或长圆状披针形，先端急尖或渐尖，有短尖头，边缘有波状小齿或稀近全缘，侧裂片较小，卵形或长圆状披针形，基部心形或弯缺半圆形，叶脉掌状。卷须颇粗壮，光滑无毛，不分歧。雌雄异株。雄花：单生于叶腋或有时3～4朵着生在极短的总状花序轴上，花梗粗壮，近无毛，长3～5 cm，若单生时花梗长6～12 cm，顶端生一大型苞片；苞片无梗，兜状，圆肾形，长3～5 cm，宽5～8 cm，顶端微缺，全缘，有缘毛，基部稍凹陷，两面被短柔毛，内面稍粗糙；花萼筒漏斗状，裂片宽披针形或长圆形，先端渐尖或急尖，有短柔毛；花冠黄色，裂片卵状长圆形，先端急尖或渐尖，基部有齿状黄色腺体，腺体密被长柔毛，外面两枚稍大，内面3枚稍小，基部有黑斑；雄蕊3，2枚2室，1枚1室，药室1回折曲。雌花：单生于叶腋，花梗长5～10 cm，近中部生一苞片；苞片兜状；花冠、花萼同雄花；子房卵状长圆形，长约1 cm，密生刺状毛。果实卵球形，顶端有1短喙，基部近圆，长12～15 cm，成熟时红色，肉质，密生长3～4 mm的具刺尖的突起。种子多数，卵形或方形，干后黑褐色，边缘有齿，两面稍拱起，具雕纹。

【功能主治】 散结消肿，攻毒疗疮。用于疮疡肿毒，乳痈，瘰疬，痔瘘，干癣，秃疮。

【生长环境与产地分布】 常生于海拔450～1 100 m的山沟、林缘及路旁。达州各地均有分布。

【资源保护与开发利用】 木鳖子是一味具有毒性的传统中药，目前研究表明从木鳖子中分离提取得到的化学成分丰富，主要有萜类、甾醇类、挥发油、脂肪酸类等成分。毒理学研究表明，木鳖子水提物及醇提物均含有一定的毒性，毒性随着含油量的增大呈现降低趋势，目前文献报道的主要有毒成分是木鳖子素和木鳖子皂苷类。药理学研究表明，木鳖子除了具有抗癌、抗炎、抗菌等药理作用外，还具有抗溃疡、抗氧化、调节免疫等多种药理作用。

❧ 木芙蓉 ❧

【药材名】 木芙蓉叶。

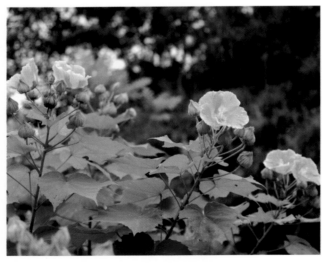
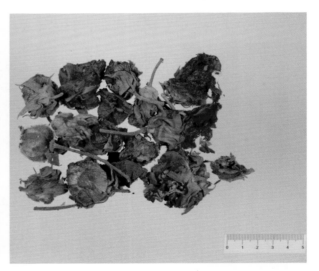

原植物　　　　　　　　　　　　　　　　　药材

【来源】 本品为锦葵科植物木芙蓉*Hibiscus mutabilis* L.的干燥叶。夏、秋二季采收，干燥。

【植物形态要点】 落叶灌木或小乔木，高2～5 m；小枝、叶柄、花梗和花萼均密被星状毛与直毛相混的细绵毛。叶宽卵形至圆卵形或心形，直径10～15 cm，常5～7裂，裂片三角形，先端渐尖，具钝圆锯齿，上面疏被星状细毛和点，下面密被星状细绒毛；主脉7～11条；叶柄长5～20 cm；托叶披针形，长5～8 mm，常早落。花单生于枝端叶腋间，花梗长5～8 cm，近端具节；小苞片8，线形，长10～16 mm，宽约2 mm，密被星状绵毛，基部合生；萼钟形，长2.5～3.0 cm，裂片5，卵形，渐尖头；花初开时白色或淡红色，后变深红色，直径约8 cm，花瓣近圆形，直径4～5 cm，外面被毛，基部具髯毛；雄蕊柱长2.5～3.0 cm，无毛；花柱枝5，疏被毛。

蒴果扁球形，直径约2.5 cm，被淡黄色刚毛和绵毛，果片5；种子肾形，背面被长柔毛。花期8—10月。

【功能主治】 凉血，解毒，消肿，止痛。用于痈疽焮肿，缠身蛇丹，烫伤，目赤肿痛，跌打损伤。

【生长环境与产地分布】 达州各地均有栽培，有时逸为野生，栽培为重瓣，野生为单瓣。

【资源保护与开发利用】 木芙蓉是一种药用植物，花、叶和根均可入药，木芙蓉含有黄酮、有机酸、挥发性成分、豆甾、蒽醌、香豆素、三萜、木脂素和无机元素等化学成分，具有抗非特异性炎症、抗肾病、抗肝病、抗糖尿病、抗菌、抗病毒、调节免疫、抗肿瘤、抗寄生虫及抗过敏等广泛的药理作用。目前有关木芙蓉的药理作用研究大多为体外试验，对其体内活性、作用机制乃至物质基础的研究十分薄弱，除初步证实木芙蓉的黄酮类成分与其抗炎、抗菌、抗氧化和抗肿瘤等药理作用密切相关外，其他化学成分与药理作用之间的关系未经系统研究。因此，应同时重视并深入开展木芙蓉叶、根和花的化学成分、药理作用、作用机制与物质基础等方面的研究，从而开发出安全有效的相关中药制剂。

木 香

【药材名】 木香（云木香）。

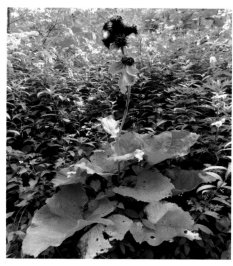
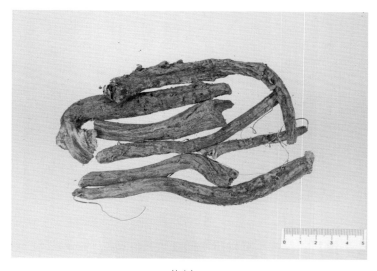

原植物　　　　　　　　　　　　　　　药材

【来源】 本品为菊科植物木香*Aucklandia lappa* Decne.的干燥根。秋、冬二季采挖，除去泥沙和须根，切段，大的再纵剖成瓣，干燥后撞去粗皮。

【植物形态要点】 多年生高大草本，高1.5～2.0 m。主根粗壮，直径5 cm。茎直立，有棱，基部直径2 cm，上部有稀疏的短柔毛，不分枝或上部有分枝。基生叶有长翼柄，翼柄圆齿状浅裂，叶片心形或戟状三角形，长24 cm，宽26 cm，顶端急尖，边缘有大锯齿，齿缘有缘毛。下部与中部茎叶有具翼的柄或无柄，叶片卵形或三角状卵形，长30～50 cm，宽10～30 cm，边缘有不规则的大或小锯齿；上部叶渐小，三角形或卵形，无柄或有短翼柄；全部叶上面褐色、深褐色或褐绿色，被稀疏的短糙毛，下面绿色，沿脉有稀疏的短柔毛。头状花序单生茎端或枝端，或3～5个在茎端集成稠密的束生伞房花序。总苞直径3～4 cm，半球形，黑色，初时被蛛丝状毛，后变无毛；总苞片7层，外层长三角形，长8 mm，宽1.5～2.0 mm，顶端短针刺状软骨质渐尖，中层披针形或椭圆形，长1.4～1.6 cm，宽3 mm，顶端针刺状软骨质渐尖，内层线状长椭圆形，长2 cm，宽3 mm，顶端软骨质针刺头短渐尖；全部总苞片直立。小花暗紫色，长1.5 cm，细管部长7 mm，檐部长8 mm。瘦果浅褐色，三棱状，长8 mm，有黑色色斑，顶端截形，具有锯齿的小冠。冠毛1层，浅褐色，羽毛状，长1.3 cm。

【功能主治】 行气止痛,健脾消食。用于胸胁、脘腹胀痛,泻痢后重,食积不消,不思饮食。煨木香实肠止泻。用于泄泻腹痛。

【生长环境与产地分布】 栽培。宣汉人工栽培较多。

【资源保护与开发利用】 云木香始载于《神农本草经》,列为上品。木香药用历史悠久,有健脾消食、行气止痛、安胎的功效。现代药理研究证实,云木香对人体和动物作用广泛,表现在消化系统、呼吸系统、心血管系统等方面的药理作用,此外,还具有抗菌、抗惊厥、抗肿瘤等作用。云木香成分众多,还未逐个证实其药理作用。除药用外,云木香还被作为香料原料广泛应用。因此,应采用先进的人工栽培技术,加大对云木香的培育,合理开发木香资源,促进云木香的发展和利用。

❧ 拟豪猪刺 ❧

【药材名】 三颗针。

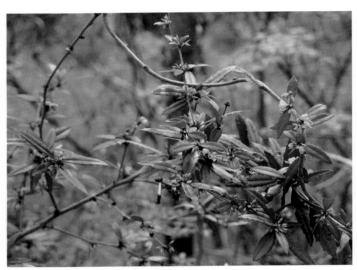
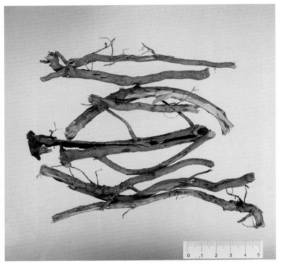

原植物　　　　　　　　　　　　　　　　药材

【来源】 本品为小檗科植物拟豪猪刺*Berberis soulieana* Schneid.的干燥根。春、秋二季采挖,除去泥沙和须根,晒干或切片晒干。

【植物形态要点】 常绿灌木,高1～3 m。老枝黄褐色或灰褐色,幼枝淡黄色,具条棱和稀疏黑色疣点;茎刺粗壮,三分叉,腹面具槽,与枝同色,长1～4 cm。叶革质,椭圆形,披针形或倒披针形,长3～10 cm,宽1～3 cm,先端渐尖,基部楔形,上面深绿色,中脉凹陷,侧脉微显,背面淡绿色,中脉隆起,侧脉微隆起或不显,两面网脉不显,不被白粉,叶缘平展,每边具10～20刺齿;叶柄长1～4 mm。花10～25朵簇生;花梗长8～15 mm;花黄色;小苞片卵形,长约2.5 mm,宽约1.5 mm,先端急尖;萼片2轮,外萼片卵形,长约5 mm,宽约3 mm,先端急尖,内萼片长圆状椭圆形,长约7 mm,宽约4 mm,先端圆钝;花瓣长圆状椭圆形,长约6 mm,宽约3 mm,先端缺裂,基部缢缩成爪,具2枚长圆形腺体;胚珠单生。浆果长圆形,蓝黑色,长7～8 mm,直径3.5～4.0 mm,顶端具明显宿存花柱,被白粉。花期3月,果期5—11月。

【功能主治】 清热燥湿,泻火解毒。用于湿热泻痢,黄疸,湿疹,咽痛目赤,聤耳流脓,痈肿疮毒。

【生长环境与产地分布】 生于海拔1 100～2 100 m的山坡、沟边、林中、林缘、灌丛中或竹林中。产于湖北、四川、贵州、湖南、广西。

【资源保护与开发利用】 三颗针主要用于提取小檗碱。达州地区野生资源丰富。

牛 蒡

【药材名】牛蒡子。

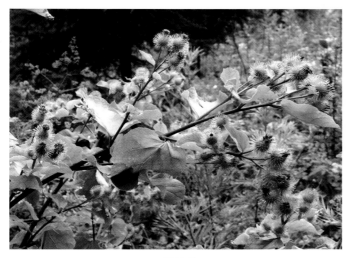

原植物

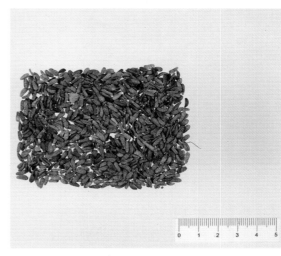

药材

【来源】 本品为菊科植物牛蒡Arctium lappa L.的干燥成熟果实。秋季果实成熟时采收果序,晒干,打下果实,除去杂质,再晒干。

【植物形态要点】 二年生草本。植株具粗大的肉质直根。茎直立,粗壮,基部直径达2 cm。基生叶宽卵形,基部心形,有长达32 cm的叶柄,两面异色,上面绿色,有稀疏的短糙毛及黄色小腺点,下面灰白色或淡绿色,被薄绒毛或绒毛稀疏,有黄色小腺点,叶柄灰白色,被稠密的蛛丝状绒毛及黄色小腺点,但中下部常脱毛。头状花序多数或少数在茎枝顶端排成疏松的伞房花序或圆锥状伞房花序,花序梗粗壮。小花紫红色,花冠长1.4 cm,外面无腺点,花冠裂片长约2 mm。瘦果倒长卵形或偏斜倒长卵形,长5~7 mm,宽2~3 mm,两侧压扁,浅褐色,有多数细脉纹,有深褐色的色斑或无色斑。冠毛多层,浅褐色;冠毛刚毛糙毛状,不等长,长达3.8 mm,基部不连合成环,分散脱落。

【功能主治】 疏散风热,宣肺透疹,解毒利咽。用于风热感冒,咳嗽痰多,麻疹,风疹,咽喉肿痛,痄腮,丹毒,痈肿疮毒。

【生长环境与产地分布】 生于山坡、山谷、林缘、林中、灌木丛中、河边潮湿地、村庄路旁或荒地。达州各地均有分布。

【资源保护与开发利用】 牛蒡的花、叶、根、果实均可入药,用于疏散风热、清利咽喉、解毒透疹、止痛消肿,是临床常用中药材。近年来,随着对牛蒡及其提取物研究的不断深入,发现牛蒡子、叶和根中含有丰富的牛蒡子苷元、牛蒡子苷等多种活性成分,对高脂血症、糖尿病、高血压病等具有调节作用,此外,还具有抗肿瘤等作用。

牛 膝

【药材名】牛膝。

【来源】 本品为苋科植物牛膝Achyranthes bidentata Bl.的干燥根。冬季茎叶枯萎时采挖,除去须根和泥沙, 捆成小把, 晒至干瘪后, 将顶端切齐, 晒干。

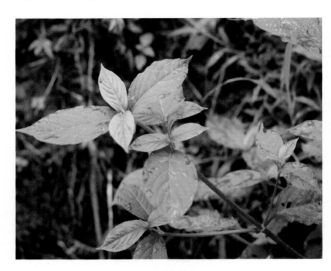
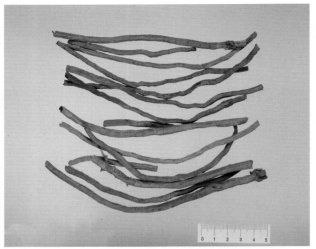

原植物　　　　　　　　　　　　　　　　　　药材

【植物形态要点】　多年生草本, 高70～120 cm; 根圆柱形, 直径5～10 mm, 土黄色; 茎有棱角或四方形, 绿色或带紫色, 有白色贴生或开展柔毛, 或近无毛, 分枝对生。叶片椭圆形或椭圆披针形, 少数倒披针形, 长4.5～12.0 cm, 宽2.0～7.5 cm, 顶端尾尖, 尖长5～10 mm, 基部楔形或宽楔形, 两面有贴生或开展柔毛; 叶柄长5～30 mm, 有柔毛。穗状花序顶生及腋生, 长3～5 cm, 花期后反折; 总花梗长1～2 cm, 有白色柔毛; 花多数, 密生, 长5 mm; 苞片宽卵形, 长2～3 mm, 顶端长渐尖; 小苞片刺状, 长2.5～3.0 mm, 顶端弯曲, 基部两侧各有1卵形膜质小裂片, 长约1 mm; 花被片披针形, 长3～5 mm, 光亮, 顶端急尖, 有1中脉; 雄蕊长2.0～2.5 mm; 退化雄蕊顶端平圆, 稍有缺刻状细锯齿。胞果矩圆形, 长2.0～2.5 mm, 黄褐色, 光滑。种子矩圆形, 长1 mm, 黄褐色。

【功能主治】　逐瘀通经, 补肝肾, 强筋骨, 利尿通淋, 引血下行。用于经闭, 痛经, 腰膝酸痛, 筋骨无力, 淋证, 水肿, 头痛, 眩晕, 牙痛, 口疮, 吐血, 衄血。

【生长环境与产地分布】　生于海拔200～1 750 m的山坡林下。达州各地均有分布。

【资源保护与开发利用】　牛膝分为怀牛膝、川牛膝和土牛膝, 其化学成分和药理作用复杂且存在差异。目前, 从牛膝中分离得到的化学成分主要有皂苷、甾酮、黄酮、糖、生物碱及有机酸等, 其中皂苷类及甾酮类是牛膝的主要化学成分, 同时也是公认的主要活性成分。药理研究表明, 怀牛膝具有调节免疫系统、抗生育、抗肿瘤、抗衰老、抗炎及抗骨质疏松等药理作用; 川牛膝具有调节心血管系统功能、调节免疫系统功能和抗病毒、抗肿瘤等药理作用; 土牛膝具有降血糖、抗菌、抗病毒及镇痛、抗炎的药理作用。牛膝的药理作用广泛, 有关牛膝的药理研究更多地停留在牛膝粗提物或其个别化合物上, 且有关药理药效机制的文献报道不全面, 可更加深入地开展其单体化合物的药效机制研究及临床应用方面的研究, 发掘牛膝的药用价值。

女　贞

【药材名】　女贞子。
【来源】　本品为木犀科植物女贞*Ligustrum lucidum* Ait.的干燥成熟果实。冬季果实成熟时采收, 除去枝叶, 稍蒸或置沸水中略烫后, 干燥; 或直接干燥。

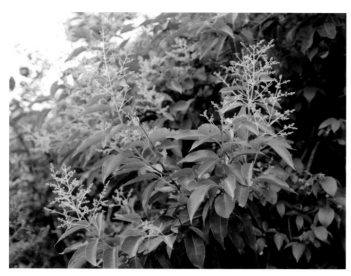

原植物

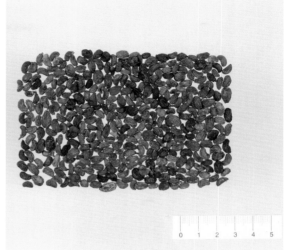

药材

【植物形态要点】 灌木或乔木，高可达25 m；树皮灰褐色。枝黄褐色、灰色或紫红色，呈圆柱形、疏生圆形或长圆形皮孔。叶片常绿，革质，卵形、长卵形或椭圆形至宽椭圆形，长6～17 cm，宽3～8 cm，先端锐尖至渐尖或钝，基部圆形或近圆形，有时宽楔形或渐狭，叶缘平坦，上面光亮，两面无毛，中脉在上面凹入、下面凸起，侧脉4～9对，两面稍凸起或有时不明显；叶柄长1～3 cm，上面具沟，无毛。圆锥花序顶生，长8～20 cm，宽8～25 cm；花序梗长0～3 cm；花序轴及分枝轴无毛，紫色或黄棕色，果时具棱；花序基部苞片常与叶同型，小苞片披针形或线形，长0.5～6.0 cm，宽0.2～1.5 cm，凋落；花无梗或近无梗，长不超过1 mm；花萼无毛，长1.5～2.0 mm，齿不明显或近截形；花冠长4～5 mm，花冠管长1.5～3.0 mm，裂片长2.0～2.5 mm，反折；花丝长1.5～3.0 mm，花药长圆形，长1.0～1.5 mm；花柱长1.5～2.0 mm，柱头棒状。果肾形或近肾形，长7～10 mm，直径4～6 mm，深蓝黑色，成熟时呈红黑色，被白粉；果梗长0～5 mm。

【功能主治】 滋补肝肾，明目乌发。用于肝肾阴虚，眩晕耳鸣，腰膝酸软，须发早白，目暗不明，内热消渴，骨蒸潮热。

【生长环境与产地分布】 生于海拔2 900 m以下的疏、密林中，也有栽培。达州各地均有分布。

【资源保护与开发利用】 女贞子中含有众多化学成分，主要有三萜类、黄酮类、挥发油、环烯醚萜类、多糖类、苯乙醇苷、脂肪酸、氨基酸和微量元素等。现代药理研究表明，女贞子具有抗炎、抗菌、抗肿瘤、抗骨质疏松、调节免疫、延缓衰老、保肝护肝、降血糖、降血脂、抗病毒等多种药理作用。女贞子当中的齐墩果酸属于广谱抗生素，在抑菌方面有良好的作用，可作为抑菌药物进一步开发研究。其应用前景广阔，可为临床研究新的抑菌药物提供方向。

❧ 枇　杷 ❧

【药材名】 枇杷叶。

【来源】 本品为蔷薇科植物枇杷*Eriobotrya japonica* (Thunb.) Lindl.的干燥叶。全年均可采收，晒至七八成干时，扎成小把，再晒干。

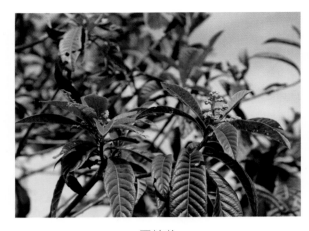
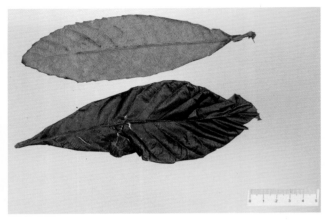

原植物　　　　　　　　　　　　　　　　药材

【植物形态要点】　常绿小乔木，高可达10 m；小枝粗壮，黄褐色，密生锈色或灰棕色绒毛。叶片革质，披针形、倒披针形、倒卵形或椭圆长圆形，先端急尖或渐尖，基部楔形或渐狭成叶柄，上部边缘有疏锯齿，基部全缘，上面光亮，多皱，下面密生灰棕色绒毛，侧脉11～21对；叶柄短或几无柄，有灰棕色绒毛；托叶钻形，先端急尖，有毛。圆锥花序顶生，具多花；总花梗和花梗密生锈色绒毛；花梗长2～8 mm；苞片钻形，密生锈色绒毛；花直径12～20 mm；萼筒浅杯状，萼片三角卵形，先端急尖，萼筒及萼片外面有锈色绒毛；花瓣白色，长圆形或卵形，基部具爪，有锈色绒毛；雄蕊20，远短于花瓣，花丝基部扩展；花柱5，离生，柱头头状，无毛，子房顶端有锈色柔毛，5室，每室有2胚珠。果实球形或长圆形，黄色或橘黄色，外有锈色柔毛，不久脱落；种子1～5，球形或扁球形，褐色，光亮，种皮纸质。

【功能主治】　清肺止咳，降逆止呕。用于肺热咳嗽，气逆喘急，胃热呕逆，烦热口渴。

【生长环境与产地分布】　栽培或野生。达州各地均有分布。

【资源保护与开发利用】　枇杷在我国分布广泛，资源丰富。其含有多种药用成分，三萜酸类和黄酮类是其重要药效成分。枇杷作为一种药用植物，具有止咳化痰、抗癌、抗病毒、抑菌、抗炎、抗氧化、调节免疫的作用，具有较高的药用价值和使用价值，开发前景广阔。

蒲公英

【药材名】　蒲公英。

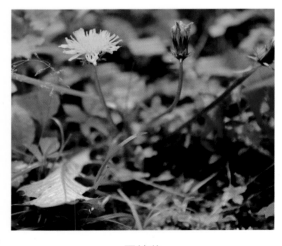
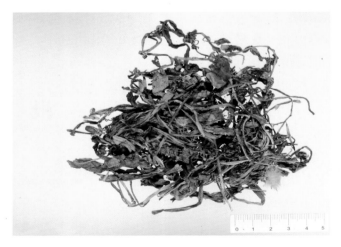

原植物　　　　　　　　　　　　　　　　药材

【来源】　本品为菊科植物蒲公英*Taraxacum mongolicum* Hand.-Mazz.的干燥全草。春至秋季花初开时采挖,除去杂质,洗净,晒干。

【植物形态要点】　多年生草本。根圆柱状,黑褐色,粗壮。叶倒卵状披针形、倒披针形或长圆状披针形,长4～20 cm,宽1～5 cm,先端钝或急尖,边缘有时具波状齿或羽状深裂,有时倒向羽状深裂或大头羽状深裂,顶端裂片较大,三角形或三角状戟形,全缘或具齿,每侧裂片3～5片,裂片三角形或三角状披针形,通常具齿,平展或倒向,裂片间常夹生小齿,基部渐狭成叶柄,叶柄及主脉常带红紫色,疏被蛛丝状白色柔毛或几无毛。花葶1至数个,与叶等长或稍长,上部紫红色,密被蛛丝状白色长柔毛;头状花序;总苞钟状,淡绿色;总苞片2～3层,外层总苞片卵状披针形或披针形,边缘宽膜质,基部淡绿色,上部紫红色,先端增厚或具小到中等的角状突起;内层总苞片线状披针形,先端紫红色,具小角状突起;舌状花黄色。瘦果倒卵状披针形,暗褐色。

【功能主治】　清热解毒,消肿散结,利尿通淋。用于疔疮肿毒,乳痈,瘰疬,目赤,咽痛,肺痈,肠痈,湿热黄疸,热淋涩痛。

【生长环境与产地分布】　广泛生于中、低海拔地区的山坡草地、路边、田野、河滩。达州各地均有分布。

【资源保护与开发利用】　蒲公英资源分布广泛、品种多样,功能、成分丰富,药用价值极高。其茎叶、花和根中都含有多种功效成分,如酚酸类、黄酮类、多糖类、萜类及甾醇类化合物等,有抗癌、抗氧化、降血糖、抗血栓、调节免疫等多重药理作用,临床上主要用于治疗咽痛、疔疮肿毒、湿热黄疸和热淋涩痛等。蒲公英作为一种药食同源植物,营养价值丰富,含有蛋白质、脂肪酸、氨基酸、维生素等物质。随着人工栽培的蒲公英日益增多,其化学成分、活性物质、药用价值不断被发掘与研究,开发应用前景更加广阔。蒲公英除了在保健品、食品、药品等方面的开发应用以外,在工业上也有一定用途,如发展蒲公英乳胶等工业产品。

普通鹿蹄草

【药材名】　鹿衔草。

【来源】　本品为鹿蹄草科植物普通鹿蹄草*Pyrola decorata* H. Andres的干燥全草。全年均可采挖,除去杂质,晒至叶片较软时,堆置至叶片变紫褐色,晒干。

【植物形态要点】　常绿草本状小半灌木。根茎细长,横生,斜升,有分枝。叶3～6,近基生,薄革质,长圆形或倒卵状长圆形或匙形,有时为卵状长圆形,先端钝尖或圆钝尖,基部楔形或阔楔形,下近于叶柄,上面深绿色,沿叶脉为淡绿白色或稍白色,下面色较淡,常带紫色,边缘有疏齿;花葶细,常带紫色,狭披针形,先端渐尖,基部稍抱花葶。总状花序,有4～10朵花,花倾斜,半下垂,花冠碗形,淡绿色或黄绿色或近白色;花梗长5～9 mm,腋间有膜质苞片,披针形,与花梗近等长;萼片卵状长圆形,先端急尖,边缘色较浅;花瓣倒卵状椭圆形;雄蕊10,花丝无毛,具小角,黄色;花柱长(5～)6～10 mm,倾斜,上部弯曲,顶端有环状突起稀不明显,伸出花冠,柱头5圆裂。蒴果扁球形,直径7～10 mm。

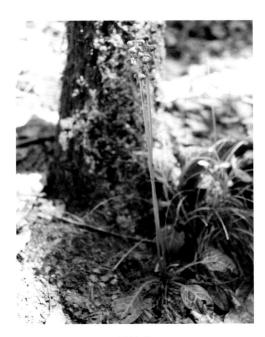

原植物

【功能主治】祛风湿,强筋骨,止血,止咳。用于风湿痹痛,肾虚腰痛,腰膝无力,月经过多,久咳劳嗽。

【生长环境与产地分布】 生于海拔600～3 000 m的山地阔叶林或灌丛下。主产宣汉、万源。

【资源保护与开发利用】 鹿蹄草属植物广泛分布于北温带各区域,主要含有醌类、酚苷、萜类、黄酮类及挥发油类化合物,具有抗氧化、抗肿瘤、抑菌、抗心肌缺血、抗炎等多种作用。鹿蹄草具有广泛的利用价值,在医学、食品、园林上具有较好的前景。

七叶一枝花

【药材名】 重楼。

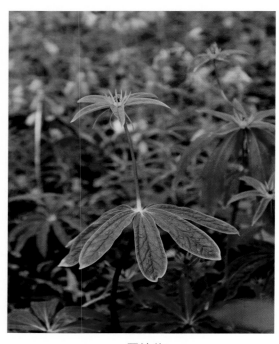
原植物

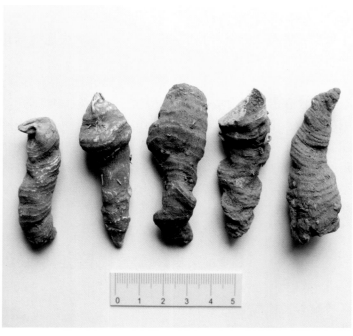
药材

【来源】 本品为百合科植物华重楼*Paris polyphylla* Sm. var. *chinensis* (Franch.) Hara 的干燥根茎。野生品夏、秋采挖。栽培品栽后3～5年秋末地上部枯萎后采挖。洗净切片,晒干。

【植物形态要点】 叶5～8枚轮生,通常7枚,倒卵状披针形、矩圆状披针形或倒披针形,基部通常楔形。内轮花被片狭条形,通常中部以上变宽,宽1.0～1.5 mm,长1.5～3.5 cm,长为外轮的1/3至近等长或稍超过;雄蕊8～10枚,花药长1.2～1.5(～2.0)cm,长为花丝的3～4倍,药隔突出部分长1.0～1.5(～2.0)mm。花期5—7月。果期8—10月。

【功能主治】 清热解毒,消肿止痛。用于流行性乙型脑炎,胃痛,阑尾炎,淋巴结结核,扁桃体炎、腮腺炎、乳腺炎,毒蛇、毒虫咬伤,疮疡肿毒。

【生长环境与产地分布】 生于林下荫处或沟谷边的草丛中,海拔600～1 350(2 000)m。主产万源、宣汉、大竹、开江、达川、通川等。

【资源保护与开发利用】 达州市华重楼野生资源丰富,由于常年的采挖破坏,导致野生资源蕴藏量急剧下降,目前已开展人工种植研究,宣汉、大竹等地均有栽培。华重楼主要含有甾体皂苷、蜕皮激素及其糖苷和黄酮等多种化学成分,生物活性具有多样性,比如抗肿瘤、止血、镇痛、抗菌消炎等,具有良好的开发前景。

漆 树

【药材名】 干漆。

【来源】 本品为漆树科植物漆树 *Toxicodendron verniciﬂuum* (Stokes) F. A. Barkl.的树脂经加工后的干燥品。一般收集盛漆器具底留下的漆渣，干燥。

【植物形态要点】 落叶乔木。树皮灰白色，粗糙，呈不规则纵裂，小枝粗壮，被棕黄色柔毛，后变无毛，具圆形或心形的大叶痕和突起的皮孔；顶芽大而显著，被棕黄色绒毛。奇数羽状复叶互生，常螺旋状排列；叶柄长7～14 cm，被微柔毛；小叶膜质至薄纸质，卵形或卵状椭圆形或长圆形，先端急尖或渐尖，基部偏斜，圆形或阔楔形，全缘，叶面通常无毛或仅沿中脉疏被微柔毛，叶背沿脉上被平展黄色柔毛，稀近无毛，侧脉10～15对，两面略突；圆锥花序长15～30 cm，与叶近等长；花黄绿色，

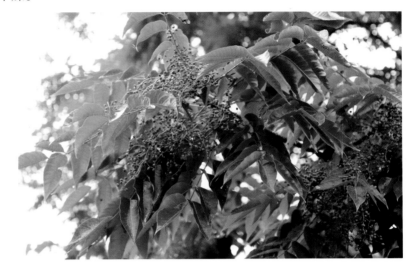

原植物

雌花花梗短粗；花萼无毛，裂片卵形，先端钝；花瓣长圆形，具细密的褐色羽状脉纹，先端钝，开花时外卷；雄蕊长约2.5 mm，花丝线形，与花药等长或近等长，在雌花中较短，花药长圆形，花盘5浅裂，无毛；果序多少下垂，核果肾形或椭圆形，不偏斜，略压扁，先端锐尖，基部截形，外果皮黄色，无毛，具光泽，成熟后不裂，中果皮蜡质，具树脂道条纹，果核棕色，与果同形，坚硬。

【功能主治】 破瘀通经，消积杀虫。用于瘀血经闭，癥瘕积聚，虫积腹痛。

【生长环境与产地分布】 生于海拔800～2 400 m的向阳山坡林内，也有栽培。主产宣汉、万源。

【资源保护与开发利用】 中国是漆树生长最多的国家，资源丰富。我国对漆的使用历史悠久，古代曾有利用漆树树脂制成的炮制品干漆来治疗多种疾病的先例。国外的研究者大多关注漆树提取物的有效部分或者有效成分的药理作用，特别是黄酮类成分研究得最多，如黄颜木素、非瑟酮、硫菊黄素、紫铆因等，在抗肿瘤、抗炎、抗菌、神经调节等方面的药理作用最为突出，但是对其结构分析鉴定鲜有报道，对药理作用与结构之间的关系研究甚少。漆树多糖与糖蛋白在抗氧化、降血糖和抗凝血方面具有显著的活性。以上研究显示，漆树提取物的抗癌与抗炎药理作用相对突出，有极大的开发价值。

千里光

【药材名】 千里光。

【来源】 本品为菊科植物千里光*Senecio scandens* Buch.-Ham.的干燥地上部分。全年均可采收，除去杂质，阴干。

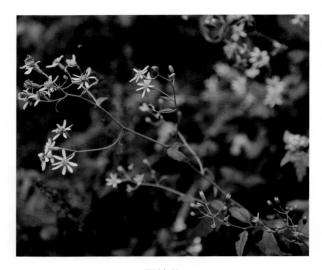

原植物

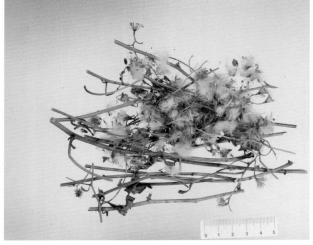

药材

【植物形态要点】　多年生攀援草本。根状茎木质。茎被柔毛或无毛。叶具柄，叶片卵状披针形至长三角形，两面被短柔毛至无毛；羽状脉，侧脉7～9对，弧状，叶脉明显；叶柄具柔毛或近无毛，无耳或基部有小耳；上部叶变小，披针形或线状披针形，长渐尖。头状花序；分枝和花序梗被密至疏短柔毛；花序梗长1～2 cm，具苞片，线状钻形。总苞圆柱状钟形，具外层苞片；苞片约8，线状钻形。总苞片12～13，线状披针形，背面有短柔毛或无毛，具3脉。花药颈部伸长，向基部略膨大；花柱分枝长1.8 mm，顶端截形，有乳头状毛。瘦果圆柱形，长3 mm，被柔毛；冠毛白色，长7.5 mm。

【功能主治】　清热解毒，明目，利湿。用于痈肿疮毒，感冒发热，目赤肿痛，泄泻痢疾，皮肤湿疹。

【生长环境与产地分布】　常生于森林、灌丛中，攀援于灌木、岩石上或溪边。达州各地均有分布。

【资源保护与开发利用】　千里光作为一种分布广泛、资源丰富、多用途的药用植物，有着广阔的市场应用价值。为保证用药安全，在化学成分、药理成分、构效关系等方面值得深入研究。现代药理研究表明，千里光有较强的抗菌活性、有抗氧化和消除自由基活性的作用，对病毒、肿瘤细胞等有一定的抑制作用；其提取物有不同程度的体外抗钩端螺旋体作用；其煎剂对人的阴道滴虫有一定的抑制作用，此外还有一定镇咳、抗炎作用。生物碱、黄酮类是其主要有效成分，而吡咯里西啶生物碱是千里光产生肝毒性的最主要物质基础。目前对千里光毒性研究还不够深入，其产生何种毒性、毒性特点及毒性机制，对药理研究者而言都是一个盲区，尤其是药效与毒性的相关性评价中的许多问题，都有待于进一步研究和阐释。

❧ 青麸杨 ❧

【药材名】　五倍子。

【来源】　本品为漆树科植物青麸杨*Rhus potaninii* Maxim 叶上的虫瘿，主要由五倍子蚜*Melaphis chinensis*（Bell）Baker 寄生而形成。秋季采摘，置沸水中略煮或蒸至表面呈灰色，杀死蚜虫，取出，干燥。按外形不同，分为"肚倍"和"角倍"。

【植物形态要点】　落叶乔木，高5～8 m；树皮灰褐色，小枝无毛。奇数羽状复叶有小叶3～5对，叶轴无翅，被微柔毛；小叶卵状长圆形或长圆状披针形，长5～10 cm，宽2～4 cm，先端渐尖，基部多少偏斜，近圆形，全缘，两面沿中脉被微柔毛或近无毛，小叶具短柄。圆锥花序长10～20 cm，被微柔毛；苞片钻形, 长约1 mm, 被微柔毛; 花白色, 径2.5～3.0 mm; 花梗长约1 mm, 被微柔毛; 花萼外面被微柔毛, 裂片卵形, 长约1 mm, 边缘具细睫毛; 花瓣卵形或卵状长圆形, 长1.5～2.0 mm, 宽约1 mm, 两面被微柔毛, 边缘具细睫毛, 开花时先端外卷; 花丝线形, 长约2 mm, 在雌花中较短, 花药卵形; 花盘厚, 无毛; 子房球形, 直径约0.7 mm, 密被白色绒毛。核果近球形, 略压扁, 直径3～4 mm, 密被具节柔毛和腺毛, 成熟时红色。

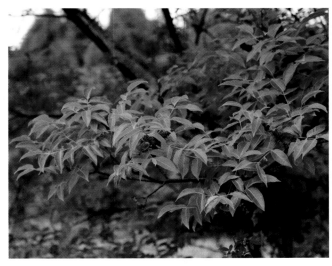

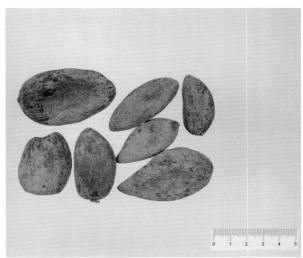

原植物　　　　　　　　　　　　　　药材

【功能主治】　敛肺降火, 涩肠止泻, 敛汗, 止血, 收湿敛疮。用于肺虚久咳, 肺热咳嗽, 久泻久痢, 自汗盗汗, 消渴, 便血, 痔血, 外伤出血, 痈肿疮毒, 皮肤湿烂。

【生长环境与产地分布】　生于海拔900～2 400 m的山坡疏林或灌木中。达州各地均有分布。

【资源保护与开发利用】　青麸杨为我国特有的重要经济树种之一, 叶上寄生的虫瘿叫"五倍子", 可供工业用及药用。五倍子含有多种化学成分, 为鞣质、没食子酸、五倍子油、矿物质、微量元素, 另外还含有脂肪、蛋白质、大量树脂、淀粉、蜡质等。五倍子在治疗出血、盗汗、小儿腹泻、宫颈糜烂、裂肛、脱肛等方面均有较大成效, 随着五倍子的各种药理性能被不断的开发, 其应用将越来越广阔, 也会造成更大的经济效益和社会效益。

青荚叶

【药材名】　小通草。

【来源】　本品为山茱萸科植物青荚叶*Helwingia japonica* (Thunb.) Dietr.的干燥茎髓。秋季割取茎, 截成段, 趁鲜取出髓部, 理直, 晒干。

【植物形态要点】　落叶灌木, 高1～2 m; 幼枝绿色, 无毛, 叶痕显著。叶纸质, 卵形、卵圆形, 稀椭圆形, 长3.5～9 (～18) cm, 宽2～6 (～8.5) cm, 先端渐尖, 极稀尾状渐尖, 基部阔楔形或近于圆形, 边缘具刺状细锯齿; 叶上面亮绿色, 下面淡绿色; 中脉及侧脉在上面微凹陷, 下面微突出; 叶柄长1～5 (～6) cm; 托叶线状分裂。花淡绿色, 3～5数, 花萼小, 花瓣长1～2 mm, 镊合状排列; 雄花4～12, 呈伞形或密伞花序, 常着生于叶上面中脉的1/3～1/2处, 稀着生于幼枝上部; 花梗长1.0～2.5 mm; 雄蕊3～5, 生于花盘内侧; 雌花1～3枚, 着生于叶上面中脉的1/3～1/2处; 花梗长1～5 mm; 子房卵圆形或球形, 柱头3～5裂。浆果幼时绿色, 成熟后黑色, 分核3～5枚。

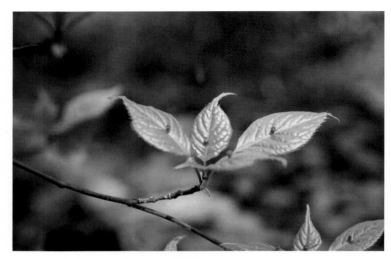

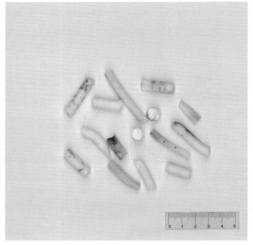

原植物 药材

【功能主治】 清热,利尿,下乳。用于小便不利,淋证,乳汁不下。

【生长环境与产地分布】 常生于林中,喜阴湿及肥沃的土壤。达州各地均有分布。

【资源保护与开发利用】 青荚叶主要化学成分有甾醇类、黄酮、葡萄糖苷、环烯醚萜类及苯丙素苷等,具有抗菌、抗炎、利尿、抗氧化衰老、抗肿瘤等药理作用。青荚叶属分布广泛,资源丰富,全株可入药;在临床上已有一定应用,亦可作观赏性花卉,具有很大开发前景。

青牛胆

【药材名】 金果榄。

【来源】 本品为防己科植物青牛胆*Tinospora sagittata* (Oliv.) Gagnep.的干燥块根。秋、冬二季采挖,除去须根,洗净,晒干。

【植物形态要点】 草质藤本。具连珠状块根,膨大部分常为不规则球形,黄色;枝纤细,有条纹,常被柔毛。叶纸质至薄革质,披针状箭形或披针状戟形,先端渐尖,有时尾状;掌状脉5条,连同网脉均在下面凸起;叶柄有条纹,被柔毛或近无毛。花序腋生,常数个或多个簇生,聚伞花序或分枝成疏花的圆锥状花序,总梗、分枝和花梗均丝状;小苞片2,紧贴花萼;萼片6,或有时较多,常大小不等,最外面的小,常卵形或披针形,较内面的明显较大,阔卵形至倒卵形,或阔椭圆形至椭圆形;花瓣6,肉质,常有爪,瓣片近圆形或阔倒卵形,很少近菱形,基部边缘常反折;雄蕊6,与花瓣近等长或稍长;雌花萼片与雄花相似;花瓣楔形;退化雄蕊6,常棒状或其中3个稍阔而扁;心皮3,近无毛。核果红色,近球形。

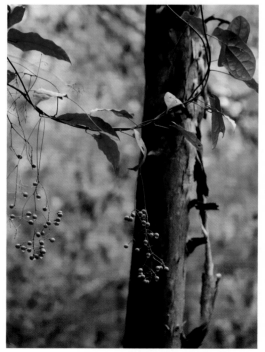

【功能主治】 清热解毒,利咽,止痛。用于咽喉肿痛,痈疽疔毒,泄泻,痢疾,脘腹疼痛。

【生长环境与产地分布】 常散生于林下、林缘、竹林及草地上。达州各地均有分布。

原植物

【资源保护与开发利用】 青牛胆属植物有30多种,分布于东半球的热带和亚热带;我国有6种和2个变种,主要分布于西南地区。目前,对青牛胆属植物的化学成分研究较少,主要集中在海南青牛胆及心叶青牛胆2个种,其主要药理活性成分为防己碱、药根碱,此外,还含有甾酮类、萜类、挥发油等化合物。药理作用表明青牛胆属植物提取液具有抗骨质疏松、抗炎、抗菌、止痛、抗肿瘤等功能。青牛胆在西南地区分布较广,有重要的经济价值和应用基础,开发利用其药物资源具有十分广泛的应用前景。

❦ 青 葙 ❦

【药材名】 青葙子。

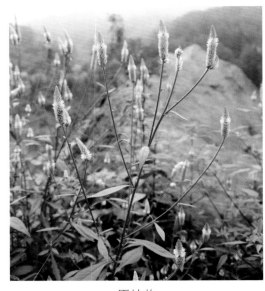 

原植物　　　　　　　　　　　　　药材

【来源】 本品为苋科植物青葙 Celosia argentea L.的干燥成熟种子。秋季果实成熟时采割植株或摘取果穗,晒干,收集种子,除去杂质。

【植物形态要点】 一年生草本,高0.3～1.0 m,全体无毛;茎直立,有分枝,绿色或红色,具显明条纹。叶片矩圆披针形、披针形或披针状条形,少数卵状矩圆形,长5～8 cm,宽1～3 cm,绿色常带红色,顶端急尖或渐尖,具小芒尖,基部渐狭;叶柄长2～15 mm,或无叶柄。花多数,密生,在茎端或枝端成单一、无分枝的塔状或圆柱状穗状花序,长3～10 cm;苞片及小苞片披针形,长3～4 mm,白色,光亮,顶端渐尖,延长成细芒,具1中脉,在背部隆起;花被片矩圆状披针形,长6～10 mm,初为白色顶端带红色,或全部粉红色,后成白色,顶端渐尖,具1中脉,在背面凸起;花丝长5～6 mm,分离部分长2.5～3.0 mm,花药紫色;子房有短柄,花柱紫色,长3～5 mm。胞果卵形,长3.0～3.5 mm,包裹在宿存花被片内。种子凸透镜状肾形,直径约1.5 mm。

【功能主治】 清肝泻火,明目退翳。用于肝热目赤,目生翳膜,视物昏花,肝火眩晕。

【生长环境与产地分布】 野生或栽培,生于海拔1 100 m的平原、田边、丘陵、山坡。达州各地均有分布。

【资源保护与开发利用】 青葙子是一味常用中药,现代研究表明,青葙子具有保肝、抗肿瘤和免疫调控、抗糖尿病、抗心血管疾病以及抗菌等作用。主要研究的化学成分有青葙苷A、青葙苷B、青葙苷C以及青葙苷D。随着现代药理学对青葙子的深入研究,青葙子各方面的药理作用都得到确证,因此,加强对青葙子的开发和利用具有十分重要的现实意义。

❧ 苘 麻 ❧

【药材名】 苘麻子。

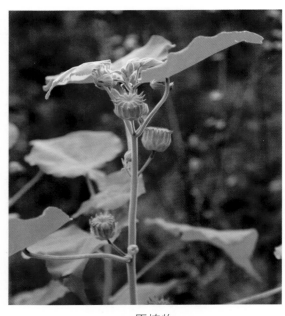

原植物

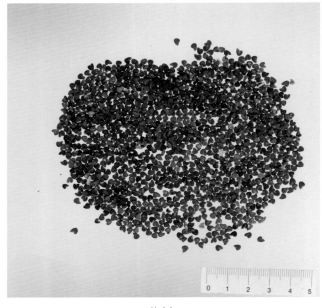

药材

【来源】 本品为锦葵科植物苘麻*Abutilon theophrasti* Medic.的干燥成熟种子。秋季采收成熟果实,晒干,打下种子,除去杂质。

【植物形态要点】 一年生亚灌木状草本,高1～2 m,茎枝被柔毛。叶互生,圆心形,长5～10 cm,先端长渐尖,基部心形,边缘具细圆锯齿,两面均密被星状柔毛;叶柄长3～12 cm,被星状细柔毛;托叶早落。花单生于叶腋,花梗长1～13 cm,被柔毛,近顶端具节;花萼杯状,密被短绒毛,裂片5,卵形,长约6 mm;花黄色,花瓣倒卵形,长约1 cm;雄蕊柱平滑无毛,心皮15～20,长1.0～1.5 cm,顶端平截,具扩展、被毛的长芒2,排列成轮状,密被软毛。蒴果半球形,直径约2 cm,长约1.2 cm,分果爿15～20,被粗毛,顶端具长芒2;种子肾形,褐色,被星状柔毛。花期7—8月。

【功能主治】 清热解毒,利湿,退翳。用于赤白痢疾,淋证涩痛,痈肿疮毒,目生翳膜。

【生长环境与产地分布】 常生于路旁、荒地和田野间。万源、宣汉、大竹、开江、渠县、达川、通川均有分布。

【资源保护与开发利用】 达州市苘麻野生资源丰富,未见人工种植培。该种的茎皮纤维色白,具光泽,可编织麻袋、搓绳索、编麻鞋等纺织材料。种子含油量15%～16%,供制皂、油漆和工业用润滑油。全草可作药用。

❧ 忍 冬 ❧

【药材名】 忍冬藤/金银花。

【来源】 本品为忍冬科植物忍冬*Lonicera japonica* Thunb.。忍冬藤为该植物的干燥茎枝。秋、冬二季采割,晒干。金银花为该植物的干燥花蕾或带初开的花。夏初花开放前采收,干燥。

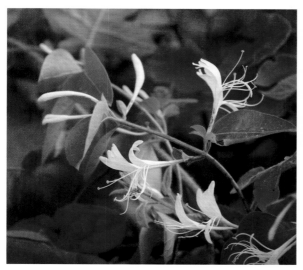

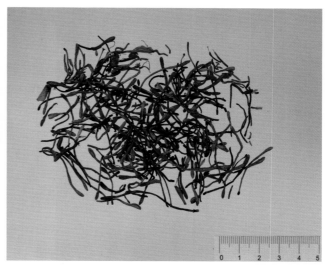

原植物　　　　　　　　　　　　　　　　药材

【植物形态要点】 半常绿藤本；幼枝橘红褐色，密被黄褐色、开展的硬直糙毛、腺毛和短柔毛，下部常无毛。叶纸质，卵形至矩圆状卵形，有时卵状披针形，稀圆卵形或倒卵形，极少有1至数个钝缺刻，长3～5（～9.5）cm，顶端尖或渐尖，少有钝圆或微凹缺，基部圆或近心形，有糙缘毛，上面深绿色，下面淡绿色，小枝上部叶通常两面均密被短糙毛，下部叶常平滑无毛而下面多少带青灰色；叶柄长4～8 mm，密被短柔毛。总花梗通常单生于小枝上部叶腋，与叶柄等长或稍较短，下方者则长2～4 cm，密被短柔后，并夹杂腺毛；苞片大，叶状，卵形至椭圆形，长2～3 cm，两面均有短柔毛或有时近无毛；小苞片顶端圆形或截形，长约1 mm，为萼筒的1/2～4/5，有短糙毛和腺毛；萼筒长约2 mm，无毛，萼齿卵状三角形或长三角形，顶端尖而有长毛，外面和边缘都有密毛；花冠白色，有时基部向阳面呈微红，后变黄色，长（2.0～）3.0～4.5（～6.0）cm，唇形，筒稍长于唇瓣，很少近等长，外被多少倒生的开展或半开展糙毛和长腺毛，上唇裂片顶端钝形，下唇带状而反曲；雄蕊和花柱均高出花冠。果实圆形，直径6～7 mm，熟时蓝黑色，有光泽；种子卵圆形或椭圆形，褐色，长约3 mm，中部有1凸起的脊，两侧有浅的横沟纹。花期4—6月（秋季亦常开花），果熟期10—11月。

【功能主治】 忍冬藤清热解毒，疏风通络。用于温病发热，热毒血痢，痈肿疮疡，风湿热痹，关节红肿热痛。金银花清热解毒，疏散风热。用于痈肿疔疮，喉痹，丹毒，热毒血痢，风热感冒，温病发热。

【生长环境与产地分布】 生于山坡灌丛或疏林中、乱石堆、山足路旁及村庄篱笆边，海拔最高达1 500 m。达州各地均有分布。

【资源保护与开发利用】 达州地区忍冬野生资源丰富，宣汉、万源地区有人工种植。其花蕾(金银花)、果实(银花子)、茎藤（忍冬藤）、叶均可药用，药用价值和经济价值较高，目前在达州人工种植较少。忍冬藤在抗风湿、抗氧化、抗菌、抗肿瘤等方面具有药理作用，有良好的人工种植前景。

柔毛路边青

【药材名】 蓝布正。

【来源】 本品为蔷薇科植物柔毛路边青*Geum japonicum* Thunb. var. *chinense* F. Bolle的干燥全草。夏、秋季采收全草。切碎，晒干或鲜用。

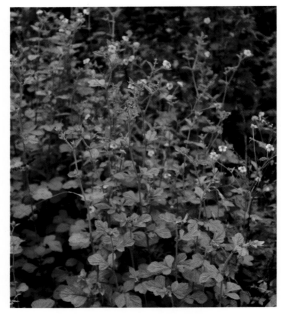

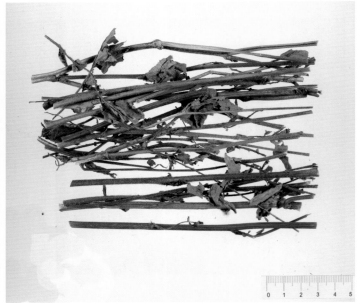

原植物　　　　　　　　　　　　　　　药材

【植物形态要点】多年生草本。须根，簇生。茎直立，高25～60 cm，被黄色短柔毛及粗硬毛。基生叶为大头羽状复叶，通常有小叶1～2对，其余侧生小叶呈附片状，连叶柄长5～20 cm，叶柄被粗硬毛及短柔毛，顶生小叶最大，卵形或广卵形，浅裂或不裂，长3～8 cm，宽5～9 cm，顶端圆钝，基部阔心形或宽楔形，边缘有粗大圆钝或急尖锯齿，两面绿色，被稀疏糙伏毛，下部茎生叶3小叶，上部茎生叶单叶，3浅裂，裂片圆钝或急尖；茎生叶托叶草质，绿色，边缘有不规则粗大锯齿。花序疏散，顶生数朵，花梗密被粗硬毛及短柔毛；花直径1.5～1.8 cm；萼片三角卵形，顶端渐尖，副萼片狭小，椭圆披针形，顶端急尖，比萼片短1倍多，外面被短柔毛；花瓣黄色，几圆形，比萼片长；花柱顶生，在上部1/4处扭曲，成熟后自扭曲处脱落，脱落部分下部被疏柔毛。聚合果卵球形或椭球形，瘦果被长硬毛，花柱宿存部分光滑，顶端有小钩，果托被长硬毛，长2～3 mm。花果期5—10月。

【功能主治】正气健脾，补血养阴，润肺化痰。用于气血不足，虚痨咳嗽，脾虚带下。

【生长环境与产地分布】生于海拔200～2 300 m的山坡草地、田边、河边、灌丛及疏林下。达州各地均有分布。

【资源保护与开发利用】全草含水杨梅苷、酚性葡萄糖苷及糖类等。民间用作利尿药，具有较强的利尿作用。

❧ 柔毛淫羊藿 ❧

【药材名】淫羊藿。

【来源】本品为小檗科植物柔毛淫羊藿*Epimedium pubescens* Maxim. 的干燥叶。夏、秋二季茎叶茂盛时采收，晒干或阴干。

【植物形态要点】多年生草木，植株高20～70 cm。根状茎粗短，有时伸长，被褐色鳞片。一回三出复叶基生或茎生；茎生叶2枚对生，小叶3枚；小叶叶柄长约2 cm，疏被柔毛；小叶片革质，卵形、狭卵形或披针形，长3～15 cm，宽2～8 cm，先端渐尖或短渐尖，基部深心形，有时浅心形，顶生小叶基部裂片圆形，几等大；侧生小叶基部裂片极不等大，急尖或圆形，上面深绿色，有光泽，背面密被绒毛，短柔毛和灰色柔毛，边缘具细密刺齿；花茎具2枚对生叶。圆锥花序具30～100朵花，长10～20 cm，通常序轴及花梗被腺毛，有时无总梗；花梗长1～2 cm；花直径约1cm；萼片2轮，外萼片阔卵形，长2～3 mm，带紫色，内萼片披针形或狭披针形，急尖或渐尖，白色，长5～7 mm，宽1.5～3.5 mm；花瓣远较内萼片短，长约2 mm，囊状，淡黄色；雄蕊长约4 mm，外露，花药长约2 mm；雌蕊长约4 mm，花柱长约2 mm。蒴果长圆形，宿存花柱长喙状。花期4—5月，果期5—7月。

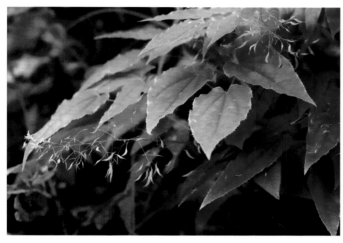 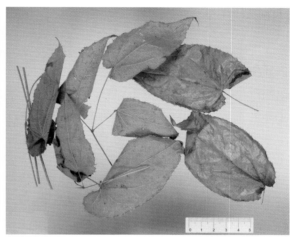

原植物　　　　　　　　　　　　　　　　　　药材

【功能主治】 补肾阳，强筋骨，祛风湿。用于肾阳虚衰，阳痿遗精，筋骨痿软，风湿痹痛，麻木拘挛。

【生长环境与产地分布】 生于海拔300～2 000 m的林下、灌丛中、山坡地边或山沟阴湿荫蔽处。达州各地均有分布。

【资源保护与开发利用】 达州市淫羊藿野生资源丰富，因常年的采挖破坏，导致野生资源蕴藏量逐渐下降，宣汉县目前已开展少量人工种植。柔毛淫羊藿为淫羊藿药材主流品种之一，历版《中国药典》均有收录，市场占有量大。淫羊藿为保健品中的常用品种，随着人们养生保健意识的增强，淫羊藿保健品对原料的需求量逐年增加，因此，柔毛淫羊藿具有很好的种植前景。

❧ 三白草 ❧

【药材名】 三白草。

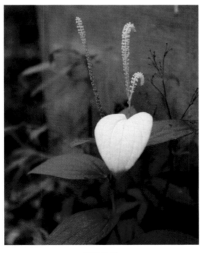 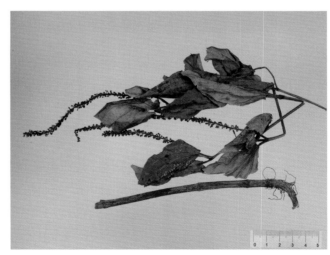

原植物　　　　　　　　　　　　　　　　　　药材

【来源】 本品为三白草科植物三白草*Saururus chinensis* (Lour.) Baill. 的干燥地上部分，全年均可采收，洗净，晒干。

【植物形态要点】 湿生草本，高约1 m；茎粗壮，有纵长粗棱和沟槽，下部伏地，常带白色，上部直立，绿色。叶纸质，密生腺点，阔卵形至卵状披针形，长10～20 cm，宽5～10 cm，顶端短尖或渐尖，基部心形或斜心形，两面均无毛，上部的叶较小，茎顶端的2～3片于花期常为白色，呈花瓣状；叶脉5～7条，均自基部发出，如为7脉时，则最外1对纤细，斜升2.0～2.5 cm即弯拱网结，网状脉明显；叶柄长1～3 cm，无毛，基部与托叶合生成鞘状，略抱茎。花序白色，长12～20 cm；总花梗长3.0～4.5 cm，无毛，但花序轴密被短柔毛；苞片近匙形，上部圆形，无毛或有疏缘毛，下部线形，被柔毛，且贴生于花梗上；雄蕊6枚，花药长圆形，纵裂，花丝比花药略长。果近球形，直径约3 mm，表面多疣状突起。花期4—6月。

【功能主治】 利尿消肿，清热解毒。用于水肿，小便不利，淋漓涩痛，带下；外治疮疡肿毒，湿疹。

【生长环境与产地分布】 生于低湿沟边、塘边或溪旁。达州各地均有分布。

【资源保护与开发利用】 达州市三白草资源主要为野生，人工采挖少，未见人工种植。三白草主要含有挥发油、黄酮、木脂素、生物碱、鞣质等成分，临床应用广泛，可用于治疗癌症、关节炎和黄疸等病症。三白草虽为《中国药典》收载，但目前仍为中药小品种，用量较小。

❧ 三叶木通 ❧

【药材名】 木通。

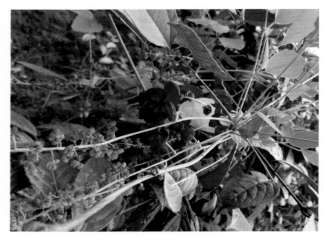
原植物

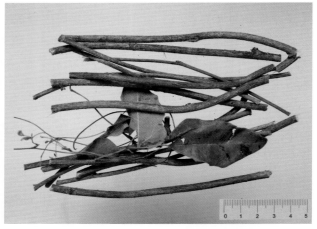
药材

【来源】 本品为木通科植物三叶木通*Akebia trifoliata* (Thunb.) Koidz.的干燥藤茎。秋季采收，截取茎部，除去细枝，阴干。

【植物形态要点】 落叶木质藤本。茎皮灰褐色，有稀疏的皮孔及小疣点。掌状复叶互生或在短枝上的簇生；叶柄直，长7～11 cm；小叶3片，纸质或薄革质，卵形至阔卵形，长4.0～7.5 cm，宽2～6 cm，先端通常钝或略凹入，具小凸尖，基部截平或圆形，边缘具波状齿或浅裂，上面深绿色，下面浅绿色；侧脉每边5～6条，与网脉同在两面略凸起；中央小叶柄长2～4 cm，侧生小叶柄长6～12 mm。总状花序自短枝上簇生叶中抽出，下部有1～2朵雌花，以上有15～30朵雄花，长6～16 cm；总花梗纤细，长约5 cm。雄花：花梗丝状，长2～5 mm；萼片3，淡紫色，阔椭圆形或椭圆形，长2.5～3.0 mm；雄蕊6，离生，排列为杯状，花丝极短，药室在开花时内弯；退化心皮3，长圆状锥形。雌花：花梗稍较雄花的粗，长1.5～3.0 cm；萼片3，紫褐色，近圆形，长10～12 mm，宽约10 mm，先端圆而略凹入，开花时广展反折；退化雄蕊6枚或更多，小，长圆形，无花丝；

心皮3～9枚，离生，圆柱形，直，长（3）4～6 mm，柱头头状，具乳突，橙黄色。果长圆形，长6～8 cm，直径2～4 cm，直或稍弯，成熟时灰白略带淡紫色；种子极多数，扁卵形，长5～7 mm，宽4～5 mm，种皮红褐色或黑褐色，稍有光泽。花期4—5月，果期7—8月。

【功能主治】 利尿通淋，清心除烦，通经下乳。用于淋证，水肿，心烦尿赤，口舌生疮，经闭乳少，湿热痹痛。

【生长环境与产地分布】 生于海拔250～2 000 m的山地沟谷边疏林或丘陵灌丛中。达州各地均有分布。

【资源保护与开发利用】 达州市三叶木通资源主要为野生，未见人工种植。三叶木通全株均可入药。根茎中富含豆甾醇、齐墩果酸等，能补虚、止痛、止咳、调经；茎藤入药，可以解毒利尿；叶含有香豆酸、槲皮素、咖啡酸等；果实入药，能疏肝健脾，和胃顺气，生津止渴，并有抗癌作用；种子含有脂肪油，具有很好的药用价值。另外，三叶木通果实可作为水果食用，味甜可口，风味好，栽培管理简单，经济效益可观，商业前景广阔。

桑

【药材名】 桑叶/桑白皮/桑枝/桑葚。

【来源】 基原均为桑科植物桑 *Morus alba* L.。桑叶为该植物的干燥叶。初霜后采收，除去杂质，晒干。桑白皮为该植物的干燥根皮。秋末叶落时至次春发芽前采挖根部，刮去黄棕色粗皮，纵向剖开，剥取根皮，晒干。桑枝为该植物的干燥嫩枝。春末夏初采收，去叶，晒干，或趁鲜切片，晒干。桑葚为该植物的干燥果穗。4—6月果实变红时采收，晒干，或略蒸后晒干。

【植物形态要点】 乔木或灌木，高3～10 m或更高，胸径可达50 cm，树皮厚，灰色，具不规则浅纵裂；冬芽红褐色，卵形，芽鳞覆瓦状排列，灰褐色，有细毛；小枝有细毛。叶卵形或广卵形，长5～15 cm，宽5～12 cm，先端急尖、渐尖或圆钝，基部圆形至浅心形，边缘锯齿粗钝，有时叶为各种分裂，表面鲜绿色，无毛，背

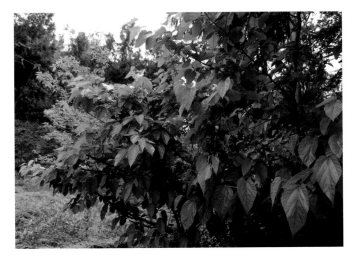

原植物

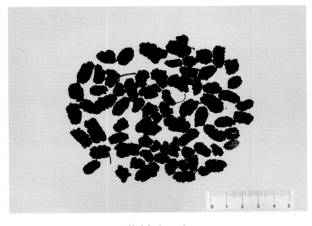

药材（一）

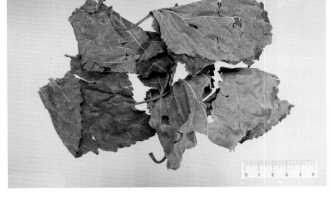

药材（二）

面沿脉有疏毛,脉腋有簇毛;叶柄长1.5～5.5 cm,具柔毛;托叶披针形,早落,外面密被细硬毛。花单性,腋生或生于芽鳞腋内,与叶同时生出;雄花序下垂,长2.0～3.5 cm,密被白色柔毛,雄花。花被片宽椭圆形,淡绿色。花丝在芽时内折,花药2室,球形至肾形,纵裂;雌花序长1～2 cm,被毛,总花梗长5～10 mm,被柔毛,雌花无梗,花被片倒卵形,顶端圆钝,外面和边缘被毛,两侧紧抱子房,无花柱,柱头2裂,内面有乳头状突起。聚花果卵状椭圆形,长1.0～2.5 cm,成熟时红色或暗紫色。花期4—5月,果期5—8月。

【功能主治】 桑叶疏散风热,清肺润燥,清肝明目。用于风热感冒,肺热燥咳,头晕头痛,目赤昏花。桑白皮泻肺平喘,利水消肿。用于肺热喘咳,水肿胀满尿少,面目肌肤浮肿。桑枝祛风湿,利关节。用于风湿痹病,肩臂、关节酸痛麻木。桑葚滋阴补血,生津润燥。用于肝肾阴虚,眩晕耳鸣,心悸失眠,须发早白,津伤口渴,内热消渴,肠燥便秘。

【生长环境与产地分布】 本种适应性强,全国各地均有栽培。

【资源保护与开发利用】 达州市桑资源丰富,多为栽培,因全国种植面积大,资源利用率低,经济效益不好,农户很少种植。桑树叶、皮、枝、果实均可入药,除药用外,其树皮纤维柔细,可作纺织原料、造纸原料;叶为养蚕的主要饲料,亦作土农药;茎木坚硬,可制家具、乐器、雕刻等;果实也可以酿酒。虽然目前桑资源利用状况不容乐观但其开发潜力极大。

莎草（香附子）

【药材名】 香附。

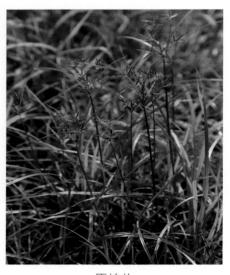

原植物

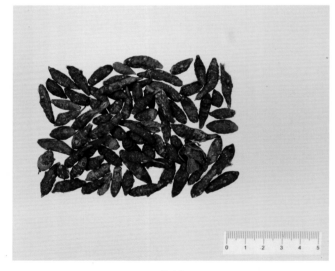

药材

【来源】 本品为莎草科植物莎草*Cyperus rotundus* L. 的干燥根茎。秋季采挖,燎去毛须,置沸水中略煮或蒸透后晒干,或燎后直接晒干。

【植物形态要点】 匍匐根状茎,具椭圆形块茎。秆稍细弱,高15～95 cm,锐三棱形,平滑,基部呈块茎状。叶较多,短于秆,宽2～5 mm,平张;鞘棕色,常裂成纤维状。叶状苞片2～3（～5）枚,常长于花序,或有时短于花序;长侧枝聚伞花序简单或复出,具（2～）3～10个辐射枝;辐射枝最长达12 cm;穗状花序轮廓为陀螺形,稍疏松,具3～10个小穗;小穗斜展开,线形,长1～3 cm,宽约1.5 mm,具8～28朵花;小穗轴具较宽的、白色透明的翅;鳞片稍密地复瓦状排列,膜质,卵形或长圆状卵形,长约3 mm,顶端急尖或钝,无短尖,中间绿色,两侧紫红色或红棕色,具5～7条脉;雄蕊3,花药长,线形,暗血红色,药隔突出于花药顶端;花柱长,柱头3,细长,伸出鳞片外。小坚果长圆状倒卵形,三棱形,长为鳞片的1/3～2/5,具细点。花果期5—11月。

【功能主治】 疏肝解郁,理气宽中,调经止痛。用于肝郁气滞,胸胁胀痛,疝气疼痛,乳房胀痛,脾胃气滞,脘腹痞闷,胀满疼痛,月经不调,经闭痛经。

【生长环境与产地分布】 生于山坡荒地草丛中或水边潮湿处。生长适应性强。达州各地均有分布。

【资源保护与开发利用】 达州市莎草资源丰富,主要为野生,未见人工种植。香附药材含挥发油、生物碱类、糖类、黄酮类、三萜及甾醇类成分,现代研究表明香附有镇痛、降血糖、促进胃肠动力、抗肿瘤、抑菌、抗炎等作用。目前,市场开发利用不足,用量较小。

❀ 山 楂 ❀

【药材名】 山楂/山楂叶。

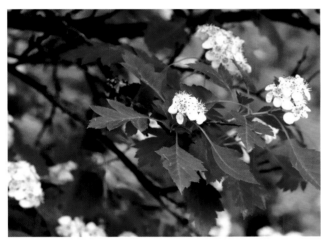
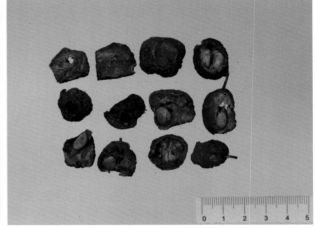

原植物　　　　　　　　　　　　　　药材

【来源】 基原为蔷薇科植物山楂Crataegus pinnatifida Bge.。山楂为该植物干燥成熟果实。秋季果实成熟时采收,切片,干燥。山楂叶为该植物干燥叶。夏、秋二季采收,晾干。

【植物形态要点】 落叶乔木,高达6 m,树皮粗糙,暗灰色或灰褐色;刺长1～2 cm,有时无刺;小枝圆柱形,当年生枝紫褐色,无毛或近于无毛,疏生皮孔,老枝灰褐色;冬芽三角卵形,先端圆钝,无毛,紫色。叶片宽卵形或三角状卵形,稀菱状卵形,长5～10 cm,宽4.0～7.5 cm,先端短渐尖,基部截形至宽楔形,通常两侧各有3～5羽状深裂片,裂片卵状披针形或带形,先端短渐尖,边缘有尖锐稀疏不规则重锯齿,上面暗绿色有光泽,下面沿叶脉有疏生短柔毛或在脉腋有髯毛,侧脉6～10对,有的达到裂片先端,有的达到裂片分裂处;叶柄长2～6 cm,无毛;托叶草质,镰形,边缘有锯齿。伞房花序具多花,直径4～6 cm,总花梗和花梗均被柔毛,花后脱落,减少,花梗长4～7 mm;苞片膜质,线状披针形,长6～8 mm,先端渐尖,边缘具腺齿,早落;花直径约1.5 cm;萼筒钟状,长4～5 mm,外面密被灰白色柔毛;萼片三角卵形至披针形,先端渐尖,全缘,约与萼筒等长,内外两面均无毛,或在内面顶端有髯毛;花瓣倒卵形或近圆形,长7～8 mm,宽5～6 mm,白色;雄蕊20,短于花瓣,花药粉红色;花柱3～5,基部被柔毛,柱头头状。果实近球形或梨形,直径1.0～1.5 cm,深红色,有浅色斑点;小核3～5,外面稍具棱,内面两侧平滑;萼片脱落很迟,先端留一圆形深洼。花期5—6月,果期9—10月。

【功能主治】 山楂消食健胃,行气散瘀,化浊降脂。用于肉食积滞,胃脘胀满,泻痢腹痛,瘀血经闭,产后瘀阻,心腹刺痛,胸痹心痛,疝气疼痛,高脂血症。焦山楂消食导滞作用增强。用于肉食积滞,泻痢不爽。山楂叶活血化瘀,理气通脉,化浊降脂。用于气滞血瘀,胸痹心痛,胸闷憋气,心悸健忘,眩晕耳鸣,高脂血症。

【生长环境与产地分布】　生于海拔100～1 500 m的山坡林边或灌木丛中。大竹县有引进栽培。

【资源保护与开发利用】　山楂可栽培作绿篱和观赏树，秋季结果累累，经久不落，颇为美观。果可生吃或用来做果酱、果糕；干制后入药，有健胃、消积化滞、舒气散瘀之效。山楂属于药食兼备的仁果类食品，适应性强，营养丰富，药效显著，既是常用的中药材，又为食品的理想原料。

❧ 山茱萸 ❧

【药材名】　山茱萸。

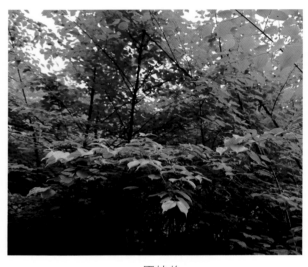

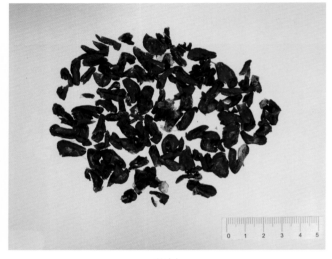

原植物　　　　　　　　　　　　　　　　药材

【来源】　本品为山茱萸科植物山茱萸Cornus officinalis Sieb. et Zucc.的干燥成熟果肉。秋末冬初果皮变红时采收果实，用文火烘或置沸水中略烫后，及时除去果核，干燥。

【植物形态要点】　落叶乔木或灌木，高4～10 m；树皮灰褐色；小枝细圆柱形，无毛或稀被贴生短柔毛冬芽顶生及腋生，卵形至披针形，被黄褐色短柔毛。叶对生，纸质，卵状披针形或卵状椭圆形，长5.5～10.0 cm，宽2.5～4.5 cm，先端渐尖，基部宽楔形或近于圆形，全缘，上面绿色，无毛，下面浅绿色，稀被白色贴生短柔毛，脉腋密生淡褐色丛毛，中脉在上面明显，下面凸起，近于无毛，侧脉6～7对，弓形内弯；叶柄细圆柱形，长0.6～1.2 cm，上面有浅沟，下面圆形，稍被贴生疏柔毛。伞形花序生于枝侧，有总苞片4，卵形，厚纸质至革质，长约8 mm，带紫色，两侧略被短柔毛，开花后脱落；总花梗粗壮，长约2 mm，微被灰色短柔毛；花小，两性，先叶开放；花萼裂片4，阔三角形，与花盘等长或稍长，长约0.6 mm，无毛；花瓣4，舌状披针形，长3.3 mm，黄色，向外反卷；雄蕊4，与花瓣互生，长1.8 mm，花丝钻形，花药椭圆形，2室；花盘垫状，无毛；子房下位，花托倒卵形，长约1 mm，密被贴生疏柔毛，花柱圆柱形，长1.5 mm，柱头截形；花梗纤细，长0.5～1.0 cm，密被疏柔毛。核果长椭圆形，长1.2～1.7 cm，直径5～7 mm，红色至紫红色；核骨质，狭椭圆形，长约12 mm，有几条不整齐的肋纹。花期3—4月；果期9—10月。

【功能主治】　补益肝肾，收涩固脱。用于眩晕耳鸣，腰膝酸痛，阳痿遗精，遗尿尿频，崩漏带下，大汗虚脱，内热消渴。

【生长环境与产地分布】　生于海拔400～1 500 m，稀达2 100 m的林缘或森林中。在四川有引种栽培。

【资源保护与开发利用】　达州地区山茱萸为外来引种，资源较少。山茱萸药理作用广泛，主要起保护神经、抗氧化、保护心肌、调节免疫、抗肿瘤等作用，另外还有降血糖、对抗骨质疏松等作用。

商 陆

【药材名】 商陆。

【来源】 本品为商陆科植物商陆*Phytolacca acinosa* Roxb. 的干燥根。秋季至次春采挖, 除去须根和泥沙, 切成块或片, 晒干或阴干。

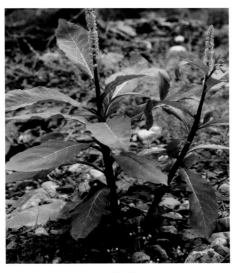

原植物

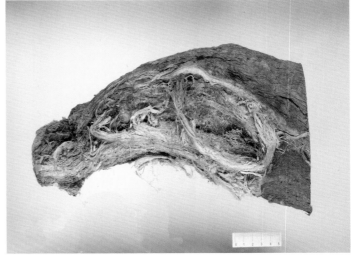

药材

【植物形态要点】 多年生草本, 高0.5～1.5 m, 全株无毛。根肥大, 肉质, 倒圆锥形, 外皮淡黄色或灰褐色, 内面黄白色。茎直立, 圆柱形, 有纵沟, 肉质, 绿色或红紫色, 多分枝。叶片薄纸质, 椭圆形、长椭圆形或披针状椭圆形, 长10～30 cm, 宽4.5～15.0 cm, 顶端急尖或渐尖, 基部楔形, 渐狭, 两面散生细小白色斑点 (针晶体), 背面中脉凸起; 叶柄长1.5～3.0 cm, 粗壮, 上面有槽, 下面半圆形, 基部稍扁宽。总状花序顶生或与叶对生, 圆柱状, 直立, 通常比叶短, 密生多花; 花序梗长1～4 cm; 花梗基部的苞片线形, 长约1.5 mm, 上部2枚小苞片线状披针形, 均膜质; 花梗细, 长6～10 (～13) mm, 基部变粗; 花两性, 直径约8 mm; 花被片5, 白色、黄绿色, 椭圆形、卵形或长圆形, 顶端圆钝, 长3～4 mm, 宽约2 mm, 大小相等, 花后常反折; 雄蕊8～10, 与花被片近等长, 花丝白色, 钻形, 基部成片状, 宿存, 花药椭圆形, 粉红色; 心皮通常为8, 有时少至5或多至10, 分离; 花柱短, 直立, 顶端下弯, 柱头不明显。果序直立; 浆果扁球形, 直径约7 mm, 熟时黑色; 种子肾形, 黑色, 长约3 mm, 具3棱。花期5—8月, 果期6—10月。

【功能主治】 逐水消肿, 通利二便。用于水肿胀满, 二便不通; 外治痈肿疮毒。

【生长环境与产地分布】 普遍野生于海拔500～3 400 m的沟谷、山坡林下、林缘路旁, 也栽植于房前屋后及园地中, 多生于湿润肥沃地。达州地区均有分布。

【资源保护与开发利用】 达州市商陆野生资源丰富。商陆主要有效成分有商陆皂苷、多糖、抗病毒蛋白等, 具有抗菌、抗病毒、抗肿瘤等药理作用。商陆除了作为中药用于临床治疗外, 还可用于食用, 作饲料、肥料、工业原料及点缀景区等, 大大拓展了商陆多维度的资源开发, 具有良好的应用前景。

芍 药

【药材名】白芍/赤芍。

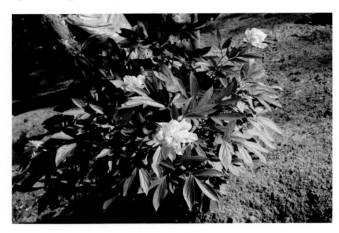

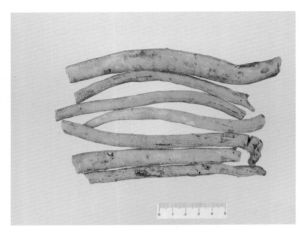

| 原植物 | 药材 |

【来源】 基原为毛茛科植物芍药 *Paeonia lactiflora* Pall.。白芍为该植物的干燥根。夏、秋二季采挖，洗净，除去头尾和细根，置沸水中煮后除去外皮或去皮后再煮，晒干。赤芍为该植物的干燥根。春、秋二季采挖，除去根茎、须根及泥沙，晒干。

【植物形态要点】 多年生草本。根粗壮，分枝黑褐色。茎高40～70 cm，无毛。下部茎生叶为二回三出复叶，上部茎生叶为三出复叶；小叶狭卵形，椭圆形或披针形，顶端渐尖，基部楔形或偏斜，边缘具白色骨质细齿，两面无毛，背面沿叶脉疏生短柔毛。花数朵，生茎顶和叶腋，有时仅顶端一朵开放，而近顶端叶腋处有发育不好的花芽，直径8.0～11.5 cm；苞片4～5，披针形，大小不等；萼片4，宽卵形或近圆形，长1.0～1.5 cm，宽1.0～1.7 cm；花瓣9～13，倒卵形，长3.5～6.0 cm，宽1.5～4.5 cm，白色，有时基部具深紫色斑块；花丝长0.7～1.2 cm，黄色；花盘浅杯状，包裹心皮基部，顶端裂片钝圆；心皮4～5（～2），无毛。蓇葖长2.5～3.0 cm，直径1.2～1.5 cm，顶端具喙。花期5—6月；果期8月。

【功能主治】 白芍养血调经，敛阴止汗，柔肝止痛，平抑肝阳。用于血虚萎黄，月经不调，自汗，盗汗，胁痛，腹痛，四肢挛痛，头痛眩晕。赤芍清热凉血，散瘀止痛。用于热入营血，温毒发斑，吐血，衄血，目赤肿痛，肝郁胁痛，经闭痛经，癥瘕腹痛，跌扑损伤，痈肿疮疡。

【生长环境与产地分布】 喜生于山坡、山谷的灌木丛或草丛中。达州大竹、开江、渠县等地有分布。

【资源保护与开发利用】 达州市芍药资源主要为野生，渠县、开江地区有人工种植。芍药主要化学成分有单萜苷、多酚类化合物、黄酮类化合物、胡萝卜苷等，对心血管系统和免疫系统方面的疾病具有疗效，除药用价值外，在食用、观赏上也具有较高的价值，另外，其种子可榨油供制肥皂和混合油漆作涂料用，根和叶含鞣质，可提制栲胶，也可用作农药，杀灭大豆蚜虫和防治小麦秆锈病等。

射 干

【药材名】射干。

【来源】 本品为鸢尾科植物射干 *Belamcanda chinensis* (L.) DC.的干燥根茎。春初刚发芽或秋末茎叶枯萎时采挖，除去须根和泥沙，干燥。

【植物形态要点】 多年生草本。根状茎为不规则的块状，斜升，黄色或黄褐色；须根多数，带黄色。茎高1.0～1.5 m，实心。叶互生，嵌迭状排列，剑形，长20～60 cm，宽2～4 cm，基部鞘状抱茎，顶端渐尖，无中脉。花序顶生，叉状分枝，每分枝的顶端聚生有数朵花；花梗细，长约1.5 cm；花梗及花序的分枝处均包有膜质的苞片，苞片披针形或卵圆形；花橙红色，散生紫褐色的斑点，直径4～5 cm；花被裂片6，2轮排列，外轮花被裂片倒卵形或长椭圆形，长约2.5 cm，宽约1 cm，顶端钝圆或微凹，基部楔形，内轮较外轮花被裂片略短而狭；雄蕊3，长1.8～2.0 cm，着生于外花被裂片的基部，花药条形，外向开裂，花丝近圆柱形，基部稍扁而宽；花柱上部稍扁，顶端3裂，裂片边缘略向外卷，有细而短的毛，子房下位，倒卵形，3室，中轴胎座，胚珠多数。蒴果倒卵形或长椭圆形，长2.5～3.0 cm，直径1.5～2.5 cm，顶端无喙，常残存有凋萎的花被，成熟时室背开裂，果瓣外翻，中央有直立的果轴；种子圆球形，黑紫色，有光泽，直径约5 mm，着生在果轴上。花期6—8月，果期7—9月。

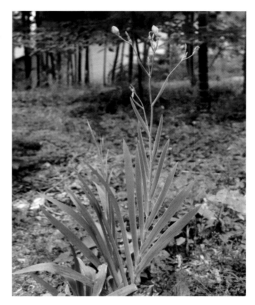

原植物

【功能主治】 清热解毒，消痰，利咽。用于热毒痰火郁结，咽喉肿痛，痰涎壅盛，咳嗽气喘。

【生长环境与产地分布】 生于林缘或山坡草地，大部分生于海拔较低的地方。万源、宣汉等地有分布。

【资源保护与开发利用】 达州市射干资源主要为野生，宣汉地区有少量人工种植。射干在全国中药材市场上是不可或缺的名贵中药材，多年来一直畅销，并且射干花色艳丽，花株形态奇特，具有极高的观赏价值，有良好的应用前景。

❧ 石菖蒲 ❧

【药材名】 石菖蒲。

【来源】 本品为天南星科植物石菖蒲 *Acorus tatarinowii* Schott的干燥根茎。秋、冬二季采挖，除去须根和泥沙，晒干。

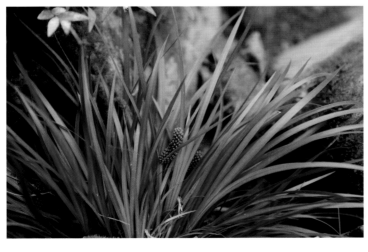

原植物

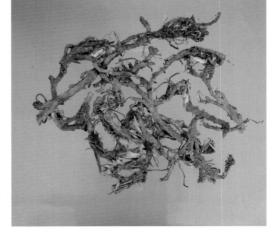

药材

【植物形态要点】 多年生草本。根茎芳香，粗2～5 mm，外部淡褐色，节间长3～5 mm，根肉质，具多数须根，根茎上部分枝甚密，植株因而成丛生状，分枝常被纤维状宿存叶基。叶无柄，叶片薄，基部两侧膜质叶鞘宽可达5 mm，上延几达叶片中部，渐狭，脱落；叶片暗绿色，线形，长20～30（50）cm，基部对折，中部以上平展，宽7 mm，先端渐狭，无中肋，平行脉多数，稍隆起。花序柄腋生，长4～15 cm，三棱形。叶状佛焰苞，长13～25 cm，为肉穗花序长的2～5倍或更长，稀近等长；肉穗花序圆柱状，长（2.5）4～6.5（8.5）cm，粗4～7 mm，上部渐尖，直立或稍弯。花白色。成熟果序长7～8 cm，粗可达1 cm。幼果绿色，成熟时黄绿色或黄白色。花果期2～6月。

【功能主治】 开窍豁痰，醒神益智，化湿开胃。用于神昏癫痫，健忘失眠，耳鸣耳聋，脘痞不饥，噤口下痢。

【生长环境与产地分布】 常见于海拔20～2 600 m的密林下，生于湿地或溪旁石上。达州各地区均有分布。

【资源保护与开发利用】 达州市石菖蒲资源主要为野生，大竹地区有人工种植。现代药理研究表明，石菖蒲的化学成分主要有挥发油类和非挥发性类物质，对神经系统、心血管系统、免疫系统、生殖系统具有调节作用，并且具有抗肿瘤、抗炎、杀菌、平喘、益智、增强记忆力等多种显著的药理作用。近年来，石菖蒲的高价刺激了药农采挖的积极性，导致野生资源被严重破坏，随着可采挖面积逐渐减少，采挖、培育成本逐步增加，石菖蒲的价格几乎每年都在上涨，具有非常好的市场前景。

石 榴

【药材名】 石榴皮。

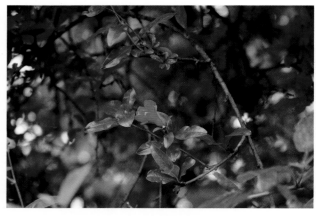
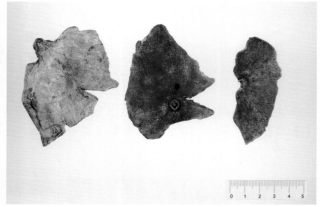

原植物　　　　　　　　　　　　　　　　　药材

【来源】 本品为石榴科植物石榴*Punica granatum* L.的干燥果皮。秋季果实成熟后收集果皮，晒干。

【植物形态要点】 落叶灌木或乔木，高通常3～5 m，稀达10 m，枝顶常成尖锐长刺，幼枝具棱角，无毛，老枝近圆柱形。叶通常对生，纸质，矩圆状披针形，长2～9 cm，顶端短尖、钝尖或微凹，基部短尖至稍钝形，上面光亮，侧脉稍细密；叶柄短。花大，1～5朵生于枝顶；萼筒长2～3 cm，通常红色或淡黄色，裂片略外展，卵状三角形，长8～13 mm，外面近顶端有1黄绿色腺体，边缘有小乳突；花瓣通常大，红色、黄色或白色，长1.5～3.0 cm，宽1～2 cm，顶端圆形；花丝无毛，长达13 mm；花柱长超过雄蕊。浆果近球形，直径5～12 cm，通常为淡黄褐色或淡黄绿色，有时白色，稀暗紫色。种子多数，钝角形，红色至乳白色，肉质的外种皮供食用。

【功能主治】 涩肠止泻，止血，驱虫。用于久泻，久痢，便血，脱肛，崩漏，带下，虫积腹痛。

【生长环境与产地分布】　生于山坡向阳处或栽培于庭园。达州地区均有分布。

【资源保护与开发利用】　达州地区石榴资源多为栽培，作为水果食用。石榴具有丰富的活性成分和广泛的药理作用，果皮入药可治疗慢性下痢及肠痔出血等，根皮可驱绦虫和蛔虫，树皮、根皮和果皮均含大量鞣质，可提制栲胶。叶翠绿，花大而鲜艳，故各地公园和风景区也常有种植以美化环境，因此其具有广阔的应用市场。

石　松

【药材名】　伸筋草。

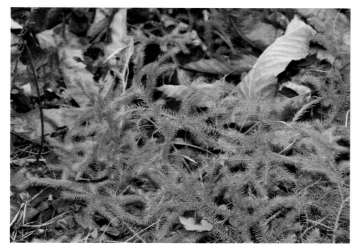 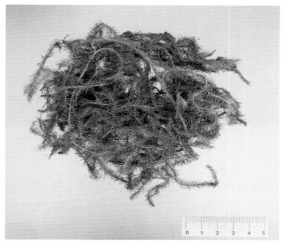

原植物　　　　　　　　　　　　　　　　药材

【来源】　本品为石松科植物石松*Lycopodium japonicum* Thunb. 的干燥全草。夏、秋二季茎叶茂盛时采收，除去杂质，晒干。

【植物形态要点】　多年生土生植物。匍匐茎地上生，细长横走，2～3回分叉，绿色，被稀疏的叶；侧枝直立，高达40 cm，多回二叉分枝，稀疏，压扁状（幼枝圆柱状），枝连叶直径5～10 mm。叶螺旋状排列，密集，上斜，披针形或线状披针形，长4～8 mm，宽0.3～0.6 mm，基部楔形，下延，无柄，先端渐尖，具透明发丝，边缘全缘，草质，中脉不明显。孢子囊穗（3）4～8个集生于长达30 cm的总柄，总柄上苞片螺旋状稀疏着生，薄草质，形状如叶片；孢子囊穗不等位着生（即小柄不等长），直立，圆柱形，长2～8 cm，直径5～6 mm，具长1～5 cm的长小柄；孢子叶阔卵形，长2.5～3.0 mm，宽约2 mm，先端急尖，具芒状长尖头，边缘膜质，啮蚀状，纸质；孢子囊生于孢子叶腋，略外露，圆肾形，黄色。

【功能主治】　祛风除湿，舒筋活络。用于关节酸痛，屈伸不利。

【生长环境与产地分布】　生于海拔100～3 300 m的林下、灌丛下、草坡、路边或岩石上。宣汉、万源等地有分布。

【资源保护与开发利用】　达州市石松资源主要为野生，未见人工种植。石松全草入药，现代药理研究表明伸筋草具有消炎、镇痛、调节免疫、抑制乙酰胆碱酯酶、清除活性自由基、抗氧化、抗菌等作用。

石　韦

【药材名】　石韦。

【来源】　本品为水龙骨科植物石韦*Pyrrosia lingua*（Thunb.）Farwell的干燥叶。全年均可采收，除去根茎和根，晒干或阴干。

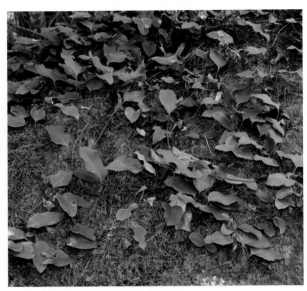
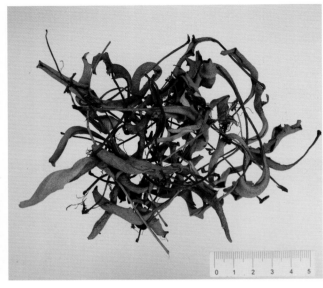

原植物　　　　　　　　　　　　　　　　　药材

【植物形态要点】　植株通常高10～30 cm。根状茎长而横走，密被鳞片；鳞片披针形，长渐尖头，淡棕色，边缘有睫毛。叶远生，近二型；叶柄与叶片大小和长短变化很大，能育叶通常远比不育叶长得高而较狭窄，两者的叶片略比叶柄长，少为等长，罕有短过叶柄的。不育叶片近长圆形，或长圆披针形，下部1/3处为最宽，向上渐狭，短渐尖头，基部楔形，宽一般为1.5～5.0 cm，长（5）10～20 cm，全缘，干后革质，上面灰绿色，近光滑无毛，下面淡棕色或砖红色，被星状毛；能育叶长约过不育叶1/3，而较狭1/3～2/3。主脉下面稍隆起，上面不明显下凹，侧脉在下面明显隆起，清晰可见，小脉不显。孢子囊群近椭圆形，在侧脉间成整齐多行排列，布满整个叶片下面，或聚生于叶片的大上半部，初时为星状毛覆盖而呈淡棕色，成熟后孢子囊开裂外露而呈砖红色。

【功能主治】　利尿通淋，清肺止咳，凉血止血。用于热淋，血淋，石淋，小便不通，淋漓涩痛，肺热喘咳，吐血，衄血，尿血，崩漏。

【生长环境与产地分布】　附生于海拔100～1 800 m的林下、树干或稍干的岩石上。达州地区均有分布。

【资源保护与开发利用】　达州市石韦资源主要为野生，未见人工种植。石韦能清湿热、利尿通淋，治刀伤、烫伤、脱力虚损。石韦药材中的化学成分主要有黄酮类、三萜类、酚酸类、甾体类和挥发油等，药理研究表明，其具有抗菌、抗炎、降血糖、调节免疫和抗氧化等多种药理作用。

❧ 柿 ❧

【药材名】　柿蒂。

【来源】　本品为柿树科植物柿*Diospyros kaki* Thunb.的干燥宿萼。冬季果实成熟时采摘，食用时收集，洗净，晒干。

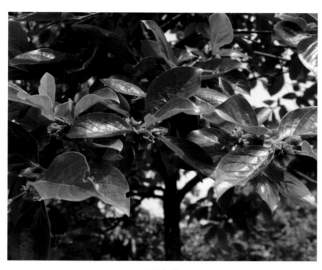

原植物

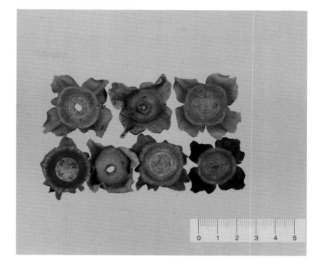

药材

【植物形态要点】　落叶乔木；高14～27 m；冬芽卵圆形，先端钝；叶纸质，卵状椭圆形、倒卵形或近圆形，新叶疏被柔毛，老叶上面深绿色，有光泽，无毛，下面绿色，有柔毛或无毛，中脉在上面凹下，有微柔毛；花雌雄异株，雄株稀有少数雌花，雌株有少数雄花；聚伞花序腋生；雄花序长1.0～1.5 cm，弯垂，被柔毛或绒毛，有3（～5）花；花序梗长约5 mm，有微小苞片；雄花长0.5～1.0 cm，花梗长约3 mm；花萼钟状，两面有毛，4深裂，裂片卵形，长约7 mm，有睫毛；花冠钟形，不长过花萼2倍，黄白色，被毛，4裂，裂片卵形或心形，开展；雄蕊16～24；退化子房微小；果形种种，有球形，扁球形，球形而略呈方形，卵形等，基部通常有棱，嫩时绿色，后变黄色，橙黄色，果肉较脆硬，老熟时果肉变成柔软多汁，呈橙红色或大红色等，有种子数颗；种子褐色，椭圆状，侧扁，在栽培品种中通常无种子或有少数种子；宿存萼在花后增大、增厚，4裂，方形或近圆形，近扁平，厚革质或干时近木质，外面有伏柔毛，后变无毛，里面密被棕色绢毛，裂片革质，两面无毛，有光泽；果柄粗壮。花期5—6月，果期9—10月。

【功能主治】　降逆止呃。用于呃逆。

【生长环境与产地分布】　多为栽培。柿树是深根性树种，又是阳性树种，喜温暖气候，充足阳光和深厚、肥沃、湿润、排水良好的土壤，适生于中性土壤，较能耐寒，抗旱性强，不耐盐碱。万源有分布。

【资源保护与开发利用】　达州地区柿树资源多为栽培。除药用和食用外，柿子可提取柿漆（又名柿油或柿涩），用于涂渔网、雨具、填补船缝和作建筑材料的防腐剂等。柿树木材的边材含量大，收缩大，干燥困难，耐腐性不强，但致密质硬，强度大，韧性强，施工不是很困难，表面光滑，耐磨损，可作纺织木梭、芋子、线轴，又可作家具、箱盒、装饰用材和小用具、提琴的指板和弦轴等。在绿化方面，柿树寿命长，可达300年，叶大荫浓。秋末冬初，霜叶染成红色；冬月，落叶后，柿实殷红不落，一树挂满累累红果，增添优美景色，是优良的风景树。

❁　薯　蓣　❁

【药材名】　山药。

【来源】　本品为薯蓣科植物薯蓣*Dioscorea opposita* Thunb.的干燥根茎。冬季茎叶枯萎后采挖，切去根头，洗净，除去外皮和须根，干燥，习称"毛山药"；或除去外皮，趁鲜切厚片，干燥，称为"山药片"；也有选择肥大顺直的干燥山药，置清水中，浸至无干心，闷透，切齐两端，用木板搓成圆柱状，晒干，打光，习

称 "光山药"。

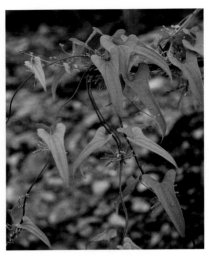

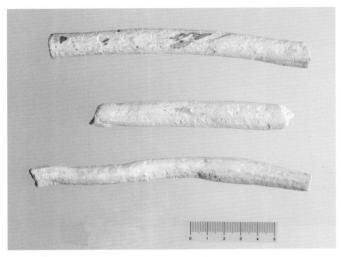

原植物　　　　　　　　　　　　　　　　　药材

【植物形态要点】 缠绕草质藤本。块茎长圆柱形，垂直生长，长可达1 m，断面干时白色。茎通常带紫红色，右旋，无毛。单叶，在茎下部的互生，中部以上的对生，很少3叶轮生；叶片变化大，卵状三角形至宽卵形或戟形，长3～9（～16）cm，宽2～7（～14）cm，顶端渐尖，基部深心形、宽心形或近截形，边缘常3浅裂至3深裂，中裂片卵状椭圆形至披针形，侧裂片耳状，圆形、近方形至长圆形；幼苗时一般叶片为宽卵形或卵圆形，基部深心形。叶腋内常有珠芽。雌雄异株。雄花序为穗状花序，长2～8 cm，近直立，2～8个着生于叶腋，有的呈圆锥状排列；花序轴明显地呈 "之" 字状曲折；苞片和花被片有紫褐色斑点；雄花的外轮花被片为宽卵形，内轮卵形，较小；雄蕊6。雌花序为穗状花序，1～3个着生于叶腋。蒴果不反折，三棱状扁圆形或三棱状圆形，长1.2～2.0 cm，宽1.5～3.0 cm，外面有白粉；种子着生于每室中轴中部，四周有膜质翅。花期6—9月，果期7—11月。

【功能主治】 补脾养胃，生津益肺，补肾涩精。用于脾虚食少，久泻不止，肺虚喘咳，肾虚遗精，带下，尿频，虚热消渴。麸炒山药补脾健胃。用于脾虚食少，泄泻便溏，白带过多。

【生长环境与产地分布】 生于山坡、山谷林下，溪边、路旁的灌丛中或杂草中。达州各地均有分布。

【资源保护与开发利用】 达州市薯蓣资源多为野生，有部分农户散种，但量很小。山药含有淀粉、蛋白质、必需氨基酸和多种微量元素及多糖、皂苷、尿囊素、黏液质、黄酮等活性成分，是食用和保健价值很高的天然食品资源，在降血糖、降血脂、抗氧化、抗衰老、抗肿瘤、抗突变、调节免疫、护脾、补肝、补肾、调节胃肠道功能方面都有一定的功效。

❧ 双边栝楼 ❧

【药材名】 瓜蒌/瓜蒌子/瓜蒌皮/天花粉。

【来源】 基原为葫芦科植物双边栝楼 *Trichosanthes rosthornii* Harms。瓜蒌为该植物的干燥成熟果实。秋季果实成熟时，连果梗剪下，置通风处阴干。瓜蒌子为该植物的干燥成熟种子。秋季采摘成熟果实，剖开，取出种子，洗净，晒干。瓜蒌皮为该植物的干燥成熟果皮。秋季采摘成熟果实，剖开，除去果瓤及种子，阴干。天花粉为该植物的干燥根。秋、冬二季采挖，洗净，除去外皮，切段或纵剖成瓣，干燥。

【植物形态要点】 攀援藤本。植株具肥厚条状块根；茎疏被柔毛，有时具片状白色斑点；叶纸质，宽卵形或近圆形，长8～12 cm，（3～）5（～7）深裂近基部，裂片线状披针形、披针形或倒披针形，具细齿，稀具1～2粗齿，叶基心形，弯缺深1～2 cm，上面疏被硬毛，下面无毛，掌状脉5～7；叶柄长2.5～4.0 cm，疏被微柔毛，卷须2～3歧；雌雄异株；雄花单生，或呈总状花序，或两者并生，单花花梗长7 cm，花序梗长8～10 cm，具5～10花；小苞片菱状倒卵形，中部以上具钝齿；萼筒窄喇叭形，长2.5～3.5 cm，被柔毛，裂片线形，尾尖，全缘；花冠白色，裂片倒卵形，长1.5 cm，被柔毛，具丝状流苏；花丝被柔毛；雌花单生；花梗长5～8 cm，被毛；萼筒被微柔毛，裂片与花冠同雄花；果球形或椭圆形，长8～11 cm，无毛；花期6—8月，果期8—10月。

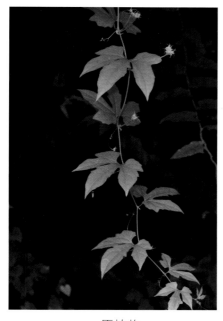

原植物

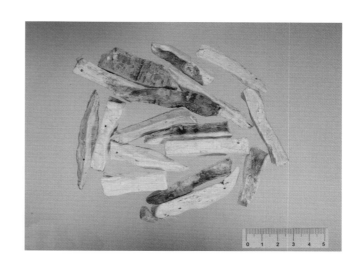

药材

【功能主治】 瓜蒌清热涤痰，宽胸散结，润燥滑肠。用于肺热咳嗽，痰浊黄稠，胸痹心痛，结胸痞满，乳痈，肺痈，肠痈，大便秘结。瓜蒌子润肺化痰，滑肠通便。用于燥咳痰黏，肠燥便秘。瓜蒌皮清热化痰，利气宽胸。用于痰热咳嗽，胸闷胁痛。天花粉清热泻火，生津止渴，消肿排脓。用于热病烦渴，肺热燥咳，内热消渴，疮疡肿毒。

【生长环境与产地分布】 生于海拔400～1 850 m的山谷密林中、山坡灌丛中及草丛中。达州各地均有分布。

【资源保护与开发利用】 达州市野生瓜蒌资源丰富，人工栽培面积较大。瓜蒌入药部位较多，具有很高的开发利用价值，种子富含瓜蒌酸、亚油酸等不饱和脂肪酸，可榨油，经特殊处理炒制后供食用，口感佳，可当瓜子食用。瓜蒌皮含有叶黄素，可作为食用色素、食品添加剂的天然原材料。天花粉清热泻火、生津止渴，富含淀粉和蛋白质，可以作为功能面粉的改良剂及蛋白饮料的原材料。

❧ 酸 橙 ❧

【药材名】 枳壳/枳实。

【来源】 基原为芸香科植物酸橙Citrus aurantium L.。枳壳为该植物的干燥未成熟果实。7月果皮尚绿时采收，自中部横切为两半，晒干或低温干燥。枳实为该植物的干燥幼果。5—6月收集自落的果实，除去杂质，自中部横切为两半，晒干或低温干燥，较小者直接晒干或低温干燥。

【植物形态要点】 小乔木。植株高达6m；徒长枝刺长达8 cm；叶卵状长圆形或椭圆形，长5～10 cm，全缘或具浅齿；叶柄翅倒卵形，长1～3 cm，宽0.6～1.5 cm，稀叶柄无翅；总状花序少花，有时兼有腋生单花；果球形或扁球形，果皮厚，难剥离，橙黄或朱红色，油胞大，凹凸不平，果肉味酸，有时带苦味；花径2.0～3.5 cm；花萼（4～）5浅裂，无毛；雄蕊20～25，基部合生成多束。

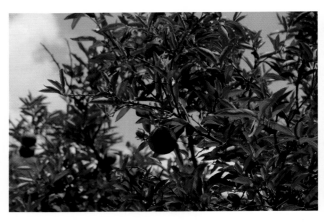
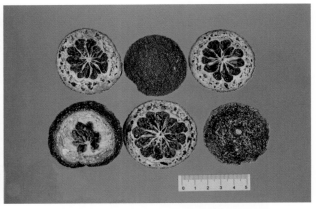

原植物　　　　　　　　　　　　　　药材

【功能主治】 枳壳理气宽中，行滞消胀。用于胸胁气滞，胀满疼痛，食积不化，痰饮内停，脏器下垂。枳实破气消积，化痰散痞。用于积滞内停，痞满胀痛，泻痢后重，大便不通，痰滞气阻，胸痹，结胸，脏器下垂。

【生长环境与产地分布】 多为栽培，对环境适应性强。达州各地均有分布。

【资源保护与开发利用】 达州市酸橙资源多为栽培，种植面积小且不集中。酸橙作为果用药材，具有很高的经济价值，同时也表现出很强的区域性，是日用食品、香料、医药和化学工业上的重要原料。

酸 浆

【药材名】 酸浆。

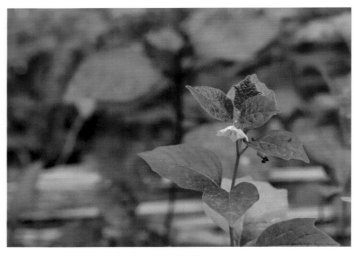

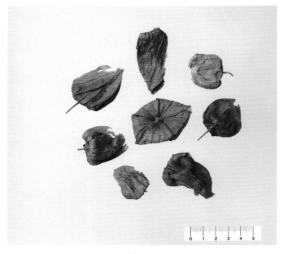

原植物　　　　　　　　　　　　　　药材

【来源】 本品为茄科植物酸浆 *Physalis alkekengi* L.的全草。夏季采收。

【植物形态要点】 多年生草本。株高达80 cm；茎被柔毛，幼时较密；叶长卵形或宽卵形，稀菱状卵形，长5～15 cm，先端渐尖，基部不对称窄楔形、下延至叶柄，全缘波状或具粗牙齿，有时疏生不等大三角形牙齿，两面被柔毛，脉上较密，上面毛常不脱落；叶柄长1～3 cm；花梗长0.6～1.6 cm，初直伸，后下弯，密被柔毛；花萼宽钟状，长约6 mm，密被柔毛，萼齿三角形，边缘被硬毛；花冠辐状；浆果球形，橙红色，直径1.0～1.5 cm；果柄长2～3 cm，被柔毛；种子肾形，淡黄色，长约2 mm。花期5—9月，果期6—10月。

【功能主治】　清热利尿。外敷可消炎。果可食用。

【生长环境与产地分布】　常生于田野、沟边、山坡草地、林下或路旁水边；亦普遍栽培。达州各地均有分布。

【资源保护与开发利用】　达州市野生酸浆资源丰富。酸浆中主要化学成分为甾体类、黄酮类、苯丙素类、生物碱类化合物和其他类化合物，现代药理研究表明酸浆具有抗肿瘤、抗微生物、抗疟疾、调节免疫和抗炎等多种作用。

碎米桠

【药材名】　冬凌草。

【来源】　本品为唇形科植物碎米桠 *Rabdosia rubescens* (Hemsl.) Hara 的干燥全草，秋季采收，洗净，晒干。

【植物形态要点】　灌木；高1(～1.2) m；幼枝带淡红色，密被绒毛；叶卵形或菱状卵形，长2～6 cm，先端尖或渐尖，基部宽楔形，具粗圆齿状锯齿，上面疏被柔毛及腺点，或近无毛，下面密被灰白色微绒毛或近无毛，侧脉3～4对，带淡红色；叶柄长1.0～3.5 cm；花萼钟形，长2.5～3.0 mm，密被灰色柔毛及腺点，带红色，10脉，萼齿卵状三角形，长1.2～1.5 mm；花冠长0.7(～1.2) cm，雌花花冠长约5 mm，被柔毛及腺点，冠筒长3.5～5.0 mm，雄蕊及花柱伸出；小坚果淡褐色，倒卵球状三棱形，长约1.3 mm，无毛。花期7—10月，果期8—11月。

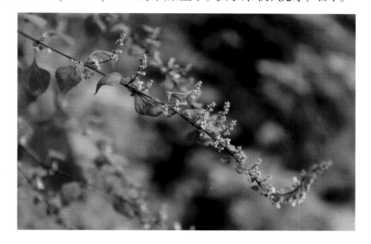

原植物

【功能主治】　清热解毒，活血止痛。用于咽喉肿痛，感冒头痛，气管炎，慢性肝炎，风湿关节痛，蛇虫咬伤。

【生长环境与产地分布】　生于山坡、灌木丛、林地及路边向阳处。主产宣汉、万源。

【资源保护与开发利用】　达州市野生碎米桠资源较少，多为零星分布，未见人工种植。碎米桠中含二萜类、三萜和甾醇类、链烃、单萜和挥发油类、黄酮类、有机酸、氨基酸、糖类等多种成分，具有抗肿瘤、抗菌、抗炎、抗氧化、抗突变等药理作用。

太白贝母

【药材名】　川贝母。

【来源】　本品为百合科植物太白贝母 *Fritillaria taipaiensis* P. Y. Li 的干燥鳞茎。夏、秋二季或积雪融化后采挖，除去须根、粗皮及泥沙，晒干或低温干燥。

【植物形态要点】　植株长30～40 cm。鳞茎由2枚鳞片组成，直径1.0～1.5 cm。叶通常对生，有时中部兼有3～4枚轮生或散生的，条形至条状披针形，长5～10 cm，宽3～7(～12) mm，先端通常不卷曲，有时稍弯曲。花单朵，绿黄色，无方格斑，通常仅在花被片先端近两侧边缘有紫色斑带；每花有3枚叶状苞片，苞片先端有时稍弯曲，但不卷曲；花被片长3～4 cm，外三片狭倒卵状矩圆形，宽9～12 mm，先端浑圆；内三片近匙形,上部宽12～17 mm,基部宽3～5 mm,先端骤凸而钝,蜜腺窝几不凸出或稍凸出;花药近基着,花丝通常具小乳突;花柱分裂部分长3～4 mm。蒴果长1.8～2.5 cm,棱上只有宽0.5～2.0 mm的狭翅。花期5—6月,果期6—7月。

【功能主治】 清热润肺,化痰止咳,散结消痈。用于肺热燥咳,干咳少痰,阴虚劳嗽,痰中带血,瘰疬,乳痈,肺痈。

【生长环境与产地分布】 栽培。万源有分布。

【资源保护与开发利用】 达州市太白贝

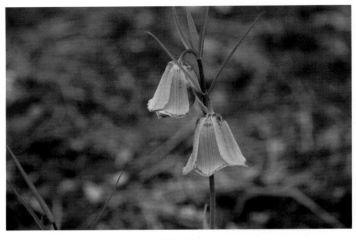
原植物

母资源主要集中在万源地区,且已人工种植。大量研究结果表明太白贝母化学成分、植物形态和药理作用与川贝母没有明显差异,由于川贝母野生资源趋于枯竭,人工低海拔引种难度较大,大规模栽培至今尚未成功,而太白贝母栽培技术已经较为成熟,且产量大,适宜低海拔栽培,具有很好的种植前景。

天　冬

【药材名】天冬。

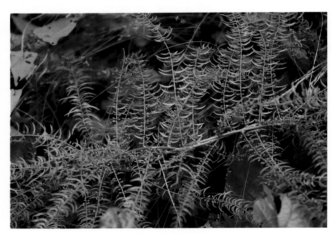
原植物

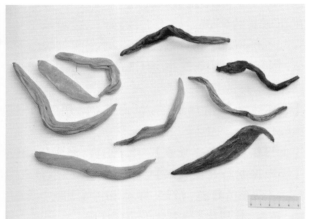
药材

【来源】 本品为百合科植物天冬Asparagus cochinchinensis (Lour.) Merr.的干燥块根。秋、冬二季采挖,洗净,除去茎基和须根,置沸水中煮或蒸至透心,趁热除去外皮,洗净,干燥。

【植物形态要点】 攀援植物。块根肉质,近圆柱状,粗7～15 mm。茎近平滑,长20～100 cm,分枝具纵凸纹,通常有软骨质齿。叶状枝每4～10枚成簇,近扁的圆柱形,略有几条棱,伸直或弧曲,长4～12(20) mm,粗约0.5 mm,有软骨质齿,较少齿不明显;鳞片状叶基部有长1～3 mm的刺状短距,有时距不明显。花通常每2～4朵腋生,淡紫褐色;花梗长3～6 mm,关节位于近中部;雄花:花被片6;花丝中部以下贴生于花被片上;雌花较小,花被长约3 mm。浆果直径6～7 mm,熟时红色,通常有4～5颗种子。花期5—6月,果期8月。

【功能主治】 养阴润燥,清肺生津。用于肺燥干咳,顿咳痰黏,腰膝酸痛,骨蒸潮热,内热消渴,热病津伤,咽干口渴,肠燥便秘。

【生长环境与产地分布】 生于海拔800～2 000 m的山坡、田边或灌丛中。达州各地均有分布。

【资源保护与开发利用】 达州市天冬资源主要为野生。天冬具有抗肿瘤、抗癌症、抗炎症、抗糖尿病、抗衰老、降血压、降血脂等功效,使其在医用领域的应用前景相当广阔。天冬是一种有较高药用价值的经济植物,很长一段时期供应都是靠采挖野生药材,人工栽培只占很少比例。近年来,由于野生资源明显减少,种植天冬的市场前景逐渐被人们所看好。

❧ 天 葵 ❧

【药材名】 天葵子。

【来源】 本品为毛茛科植物天葵*Semiaquilegia adoxoides* (DC.) Makino的干燥块根。夏初采挖,洗净,干燥,除去须根。

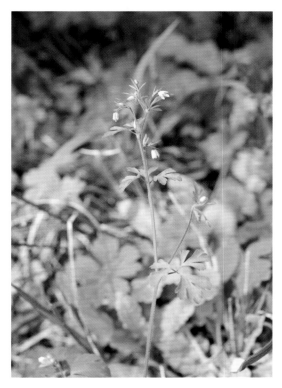

原植物

【植物形态要点】 块根长1～2 cm,粗3～6 mm,外皮棕黑色。茎1～5条,高10～32 cm,直径1～2 mm,被稀疏的白色柔毛,分歧。基生叶多数,为掌状三出复叶;叶片轮廓卵圆形至肾形,长1.2～3.0 cm;小叶扇状菱形或倒卵状菱形,长0.6～2.5 cm,宽1.0～2.8 cm,3深裂,深裂片又有2～3个小裂片,两面均无毛;叶柄长3～12 cm,基部扩大呈鞘状。茎生叶与基生叶相似,唯较小。花小,直径4～6 mm;苞片小,倒披针形至倒卵圆形,不裂或3深裂;花梗纤细,长1.0～2.5 cm,被伸展的白色短柔毛;萼片白色,常带淡紫色,狭椭圆形,长4～6 mm,宽1.2～2.5 mm,顶端急尖;花瓣匙形,长2.5～3.5 mm,顶端近截形,基部凸起呈囊状;退化雄蕊约2枚,线状披针形,白膜质,与花丝近等长;心皮无毛。蓇葖卵状长椭圆形,长6～7 mm,宽约2 mm,表面具凸起的横向脉纹,种子卵状椭圆形,褐色至黑褐色,长约1 mm,表面有许多小瘤状突起。3—4月开花,4—5月结果。

【功能主治】 清热解毒,消肿散结。用于痈肿疔疮,乳痈,瘰疬,蛇虫咬伤。

【生长环境与产地分布】 生于海拔100～1 050 m的疏林下、路旁或山谷地的较阴处。达州各地均有分布。

【资源保护与开发利用】 达州市天葵资源主要为野生,资源量较大,天葵子为冷背药材,目前未见人工种植。天葵子作为传统中药,临床疗效确切,具有良好的应用价值和广阔的开发前景。

❧ 天 麻 ❧

【药材名】 天麻。

【来源】 本品为兰科植物天麻*Gastrodia elata* Bl.的干燥块茎。立冬后至次年清明前采挖,立即洗净,蒸透,敞开低温干燥。

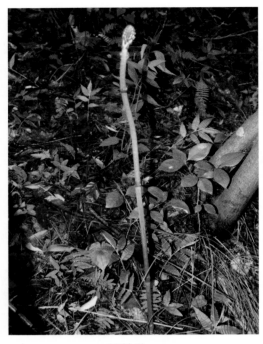

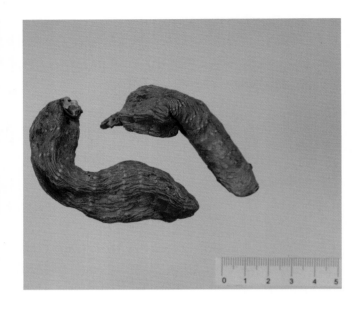

原植物   药材

【植物形态要点】 植株高30～100 cm，有时可达2 m；根状茎肥厚，块茎状，椭圆形至近哑铃形，肉质，长8～12 cm，直径3～5（～7）cm，有时更大，具较密的节，节上被许多三角状宽卵形的鞘。茎直立，橙黄色、黄色、灰棕色或蓝绿色，无绿叶，下部被数枚膜质鞘。总状花序长5～30（～50）cm，通常具30～50朵花；花苞片长圆状披针形，长1.0～1.5 cm，膜质；花梗和子房长7～12 mm，略短于花苞片；花扭转，橙黄色、淡黄色、蓝绿色或黄白色，近直立；萼片和花瓣合生成的花被筒长约1 cm，直径5～7 mm，近斜卵状圆筒形，顶端具5枚裂片，但前方亦即2枚侧萼片合生处的裂口深达5 mm，筒的基部向前方凸出；外轮裂片（萼片离生部分）卵状三角形，先端钝；内轮裂片（花瓣离生部分）近长圆形，较小；唇瓣长圆状卵圆形，长6～7 mm，宽3～4 mm，3裂，基部贴生于蕊柱足末端与花被筒内壁上并有一对肉质胼胝体，上部离生，上面具乳突，边缘有不规则短流苏；蕊柱长5～7 mm，有短的蕊柱足。蒴果倒卵状椭圆形，长1.4～1.8 cm，宽8～9 mm。花果期5—7月。

【功能主治】 息风止痉，平抑肝阳，祛风通络。用于小儿惊风，癫痫抽搐，破伤风，头痛眩晕，手足不遂，肢体麻木，风湿痹痛。

【生长环境与产地分布】 生于疏林下，林中空地、林缘，灌丛边缘。万源、宣汉、大竹等地有分布。

【资源保护与开发利用】 达州市天麻资源丰富，已开展人工种植。现代药理研究表明，天麻在治疗头痛、改善记忆、抗焦虑抑郁等神经、精神疾病中具有较好活性，目前已有近百个含天麻的单方或复方。此外，天麻在食用、保健等方面也有广泛应用，2018 年国家卫生健康委员会已将天麻列入药食同源目录。

天南星

【药材名】 天南星。

【来源】 本品为天南星科植物天南星*Arisaema erubescens* (Wall.) Schott的干燥块茎。秋、冬二季茎叶枯萎时采挖，除去须根及外皮，干燥。

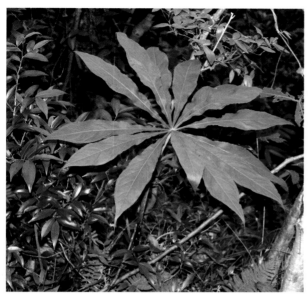

原植物

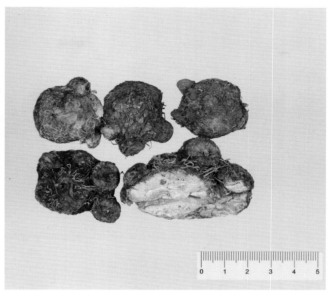

药材

【植物形态要点】 块茎扁球形，直径2～4 cm，顶部扁平，周围生根，常有若干侧生芽眼。鳞芽4～5，膜质。叶常单1，叶柄圆柱形，粉绿色，长30～50 cm，下部3/4鞘筒状，鞘端斜截形；叶片鸟足状分裂，裂片13～19，有时更少或更多，倒披针形、长圆形、线状长圆形，基部楔形，先端骤狭渐尖，全缘，暗绿色，背面淡绿色，中裂片无柄或具长15 mm的短柄，长3～15 cm，宽0.7～5.8 cm，比侧裂片几短1/2；侧裂片长7.7～24.2（～31.0）cm，宽（0.7～）2.0～6.5 cm，向外渐小，排列成蝎尾状，间距0.5～1.5 cm。花序柄长30～55 cm，从叶柄鞘筒内抽出。佛焰苞管部圆柱形，长3.2～8.0 cm，粗1.0～2.5 cm，粉绿色，内面绿白色，喉部截形，外缘稍外卷；檐部卵形或卵状披针形，宽2.5～8.0 cm，长4～9 cm，下弯几成盔状，背面深绿色、淡绿色至淡黄色，先端骤狭渐尖。肉穗花序两性和雄花序单性。两性花序：下部雌花序长1.0～2.2 cm，上部雄花序长1.5～3.2 cm，此中雄花疏，大部分不育，有的退化为钻形中性花，稀为仅有钻形中性花的雌花序。单性雄花序长3～5 cm，粗3～5 mm，各种花序附属器基部粗5～11 mm，苍白色，向上细狭，长10～20 cm，至佛焰苞喉部以外"之"字形上升（稀下弯）。雌花球形，花柱明显，柱头小，胚珠3～4，直立于基底胎座上。雄花具柄，花药2～4，白色，顶孔横裂。浆果黄红色、红色，圆柱形，长约5 mm，内有棒头状种子1枚，不育胚珠2～3枚，种子黄色，具红色斑点。花期4—5月，果期7—9月。

【功能主治】 散结消肿。外用治痈肿，蛇虫咬伤。

【生长环境与产地分布】 生于海拔2 700 m以下的林下、灌丛或草地。达州各地均有分布。

【资源保护与开发利用】 达州市天南星资源主要为野生，未见人工种植。天南星含生物碱类、黄酮类、苯丙素、木脂素及苯环衍生物、甾体和萜类、苷类和酯类等成分，具有抗肿瘤、抗菌、杀线虫等药理作用。

❧ 贴梗海棠 ❧

【药材名】 木瓜。

【来源】 本品为蔷薇科植物贴梗海棠*Chaenomeles speciosa*（Sweet）Nakai的干燥近成熟果实。夏、秋二季果实绿黄时采收，置沸水中烫至外皮灰白色，对半纵剖，晒干。

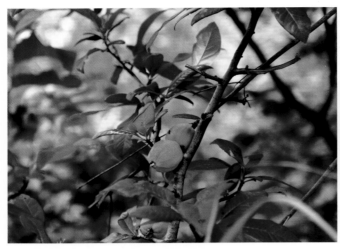 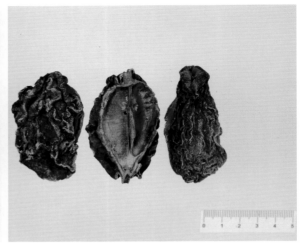

原植物　　　　　　　　　　　　　　　　　　药材

【植物形态要点】 落叶灌木, 高达2 m, 枝条直立开展, 有刺; 小枝圆柱形, 微屈曲, 无毛, 紫褐色或黑褐色, 有疏生浅褐色皮孔; 冬芽三角卵形, 先端急尖, 近于无毛或在鳞片边缘具短柔毛, 紫褐色。叶片卵形至椭圆形, 稀长椭圆形, 长3～9 cm, 宽1.5～5.0 cm, 先端急尖稀圆钝, 基部楔形至宽楔形, 边缘具有尖锐锯齿, 齿尖开展, 无毛或在萌蘖上沿下面叶脉有短柔毛; 叶柄长约1 cm; 托叶较大, 草质, 肾形或半圆形, 稀卵形, 长5～10 mm, 宽12～20 mm, 边缘有尖锐重锯齿, 无毛。花先叶开放, 3～5朵簇生于二年生老枝上; 花梗短粗, 长约3 mm或近于无柄; 花直径3～5 cm; 萼筒钟状, 外面无毛; 萼片直立, 半圆形, 稀卵形, 长3～4 mm。宽4～5 mm, 长约萼筒之半, 先端圆钝, 全缘或有波状齿, 及黄褐色睫毛; 花瓣倒卵形或近圆形, 基部延伸成短爪, 长10～15 mm, 宽8～13 mm, 猩红色, 稀淡红色或白色; 雄蕊45～50, 长约花瓣之半; 花柱5, 基部合生, 无毛或稍有毛, 柱头头状, 有不明显分裂, 约与雄蕊等长。果实球形或卵球形, 直径4～6 cm, 黄色或带黄绿色, 有稀疏不明显斑点, 味芳香; 萼片脱落, 果梗短或近于无梗。花期3—5月, 果期9—10月。

【功能主治】 舒筋活络, 和胃化湿。用于湿痹拘挛, 腰膝关节酸重疼痛, 暑湿吐泻, 转筋挛痛, 脚气水肿。

【生长环境与产地分布】 多为栽培, 喜温暖湿润气候, 对土壤要求不严。达州地区均有分布。

【资源保护与开发利用】 达州市贴梗海棠资源丰富, 多为栽培, 通川、宣汉、万源均有大规模栽培。其含有三萜类、黄酮类、有机酸、微量元素、维生素等多种成分, 具有抗炎、镇痛、调节免疫、抗氧化、抗肿瘤、保肝等药理作用。另外, 贴梗海棠也是一种优良的城市绿化观花、观果灌木。

通脱木

【药材名】 通草。

【来源】 本品为五加科植物通脱木*Tetrapanax papyrifer* (Hook.) K. Koch的干燥茎髓。秋季割取茎, 截成段, 趁鲜取出髓部, 理直, 晒干。

【植物形态要点】 常绿灌木或小乔木, 高1.0～3.5 m, 基部直径6～9 cm; 树皮深棕色, 略有皱裂; 新枝淡棕色或淡黄棕色, 有明显的叶痕和大型皮孔, 幼时密生黄色星状厚绒毛, 后毛渐脱落。叶大, 集生于茎顶; 叶片纸质或薄革质, 长50～75 cm, 宽50～70 cm, 掌状5～11裂, 裂片通常为叶片全长的1/3或1/2, 稀至2/3, 倒卵状长圆形或卵状长圆形, 通常再分裂为2～3小裂片, 先端渐尖, 上面深绿色, 无毛, 下面密生白色厚绒毛, 边缘全缘或疏生粗齿, 侧脉和网脉不明显; 叶柄粗壮, 长30～50 cm, 无毛; 托叶和叶柄基部合生, 锥形,长7.5 cm,密生淡棕色或白色厚绒毛。圆锥花序长50 cm或更长;分枝多,长15～25 cm;苞片披针形,长1.0～3.5 cm,密生白色或淡棕色星状绒毛;伞形花序直径1.0～1.5 cm,有花多数;总花梗长1.0～1.5 cm,花梗长3～5 mm,均密生白色星状绒毛;小苞片线形,长2～6 mm;花淡黄白色;萼长1 mm,边缘全缘或近全缘,密生白色星状绒毛;花瓣4,稀5,三角状卵形,长2 mm,外面密生星状厚绒毛;雄蕊和花瓣同数,花丝长约3 mm;子房2室;花柱2,离生,先端反曲。果实直径约4 mm,球形,紫黑色。花期10—12月,果期次年1—2月。

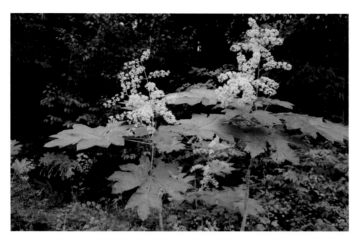

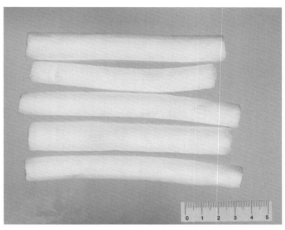

原植物   药材

【功能主治】 清热利尿,通气下乳。用于湿热淋证,水肿尿少,乳汁不下。

【生长环境与产地分布】 生于海拔自数十米至2 800 m的向阳肥厚的土壤中,有时栽培于庭园中。达州各地均有分布。

【资源保护与开发利用】 达州市野生通脱木资源丰富,大竹地区有规模人工种植。通草是一种传统中药和民族药,具有清热利尿、通气下乳等多种功效,应用广泛。通脱木经过加工还可以做成通草花、通草纸、通草画等工艺品,具有较高文化产品价值。此外,通脱木叶片宽大,果序大,形态较为奇特,具有较好的观赏价值。

光叶菝葜

【药材名】 土茯苓。

【来源】 本品为百合科植物光叶菝葜*Smilax glabra* Roxb.的干燥根茎。夏、秋二季采挖,除去须根,洗净,干燥;或趁鲜切成薄片,干燥。

【植物形态要点】 攀援灌木;根状茎粗厚,块状,常由匍匐茎相连接,粗2～5 cm。茎长1～4 m,枝条光滑,无刺。叶薄革质,狭椭圆状披针形至狭卵状披针形,长6～12(15)cm,宽1～4(～7)cm,先端渐尖,下面通常绿色,有时带苍白色;叶柄长5～15(～20)mm,有卷须,脱落点位于近顶端。伞形花序通常具10余朵花;总花梗长1～5(～8)mm,通常明显短于叶柄,极少

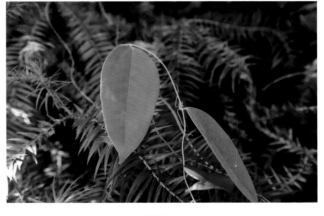

原植物

与叶柄近等长；在总花梗与叶柄之间有一芽；花序托膨大，连同多数宿存的小苞片多少呈莲座状，宽2～5 mm；花绿白色，六棱状球形，直径约3 mm；雄花外花被片近扁圆形，宽约2 mm，兜状，背面中央具纵槽；内花被片近圆形，宽约1 mm，边缘有不规则的齿；雄蕊靠合，与内花被片近等长，花丝极短；雌花外形与雄花相似，但内花被片边缘无齿，具3枚退化雄蕊。浆果直径7～10 mm，熟时紫黑色，具粉霜。花期7—11月，果期11月至次年4月。

【功能主治】 解毒，除湿，通利关节。用于梅毒及汞中毒所致的肢体拘挛、筋骨疼痛，湿热淋浊，带下，痈肿，瘰疬，疥癣。

【生长环境与产地分布】 生于海拔1 800 m以下的林中、灌丛下、河岸或山谷中，也见于林缘与疏林中。达州各地均有分布。

【资源保护与开发利用】 达州市光叶菝葜资源主要为野生。光叶菝葜所含生物化学物质众多，且种类较为丰富。根据目前的研究，主要集中在甾体和皂苷类物质上，以落新妇苷为主的黄酮类物质具有多种生物活性。随着对这些物质的深入研究，一些新的作用也被逐渐发现，因此其比较适合用于保健食品以及功能性食品的开发。

威灵仙

【药材名】 威灵仙。

【来源】 本品为毛茛科植物威灵仙*Clematis chinensis* Osbeck的干燥根和根茎。秋季采挖，除去泥沙，晒干。

【植物形态要点】 木质藤本。干后变黑色。茎、小枝近无毛或疏生短柔毛。一回羽状复叶有5小叶，有时3或7，偶尔基部一对以至第二对2～3裂至2～3小叶；小叶片纸质，卵形至卵状披针形，或为线状披针形、卵圆形，长1.5～10.0 cm，宽1～7 cm，顶端锐尖至渐尖，偶有微凹，基部圆形、宽楔形至浅心形，全缘，两面近无毛，或疏生短柔毛。常为圆锥状聚伞花序，多花，腋生或顶生；花直径1～2 cm；萼片4（～5），开展，白色，长圆形或长圆状倒卵形，长0.5～1.0（～1.5）cm，顶端常凸尖，外面边缘密生绒毛或中间有短柔毛，雄蕊无毛。瘦果扁，3～7个，卵形至宽椭圆形，长5～7 mm，有柔毛，宿存花柱长2～5 cm。花期6—9月，果期8—11月。

【功能主治】 祛风湿，利尿，通经，镇痛。用于风寒湿热，偏头疼，黄疸浮肿，鱼骨鲠喉，腰膝腿脚冷痛。

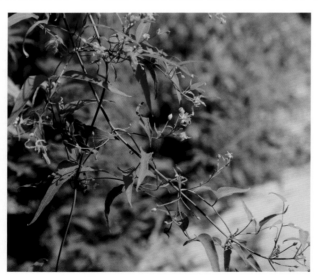

原植物

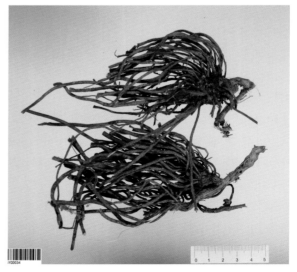

药材

【生长环境与产地分布】　生于山坡、山谷灌丛中或沟边、路旁草丛中。达州各地均有分布。

【资源保护与开发利用】　达州市威灵仙资源主要为野生。现代药理学研究表明，威灵仙具有抗炎、镇痛、保护软骨、解痉止痛、抗癌等多方面作用。

乌　头

【药材名】　附子/川乌。

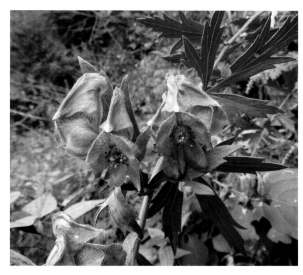

原植物

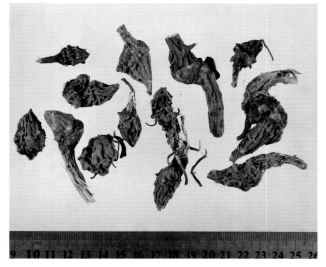

药材（川乌）

【来源】　基原为毛茛科植物乌头 *Aconitum carmichaelii* Debx.。附子为该植物的子根的加工品。6月下旬至8月上旬采挖，除去母根、须根及泥沙。川乌为该植物的干燥母根。6月下旬至8月上旬采挖，除去子根、须根及泥沙，晒干。

【植物形态要点】　块根倒圆锥形，长2～4 cm，粗1.0～1.6 cm。茎高60～150（～200）cm，中部之上疏被反曲的短柔毛，等距离生叶，分枝。茎下部叶在开花时枯萎。茎中部叶有长柄；叶片薄革质或纸质，五角形，长6～11 cm，宽9～15 cm，基部浅心形3裂达或近基部，中央全裂片宽菱形，有时倒卵状菱形或菱形，急尖，有时短渐尖近羽状分裂，二回裂片约2对，斜三角形，生1～3枚牙齿，间或全缘，侧全裂片不等2深裂，表面疏被短伏毛，背面通常只沿脉疏被短柔毛；叶柄长1.0～2.5 cm，疏被短柔毛。顶生总状花序长6～10（～25）cm；轴及花梗多少密被反曲而紧贴的短柔毛；下部苞片三裂，其他的狭卵形至披针形；花梗长1.5～3.0（～5.5）cm；小苞片生花梗中部或下部，长3～5（10）mm，宽0.5～0.8（～2.0）mm；萼片蓝紫色，外面被短柔毛，上萼片高盔形，高2.0～2.6 cm，自基部至喙长1.7～2.2 cm，下缘稍凹，喙不明显，侧萼片长1.5～2.0 cm；花瓣无毛，瓣片长约1.1 cm，唇长约6 mm，微凹，距长（1.0～）2.0～2.5 mm，通常拳卷；雄蕊无毛或疏被短毛，花丝有2小齿或全缘；心皮3～5，子房疏或密被短柔毛，稀无毛。蓇葖长1.5～1.8 cm；种子长3.0～3.2 mm，三棱形，只在二面密生横膜翅。9—10月开花。

【功能主治】　附子回阳救逆，补火助阳，散寒止痛。用于亡阳虚脱，肢冷脉微，心阳不足，胸痹心痛，虚寒吐泻，脘腹冷痛，肾阳虚衰，阳痿宫冷，阴寒水肿，阳虚外感，寒湿痹痛。川乌祛风除湿，温经止痛。用于风寒湿痹，关节疼痛，心腹冷痛，寒疝作痛及麻醉止痛。

【生长环境与产地分布】　生于山地草坡或灌丛中。万源、宣汉地区有分布。

【资源保护与开发利用】　达州市乌头资源主要为野生。乌头属植物具有广泛的药用价值，在我国传统中医药领域占有重要地位。乌头属植物主要药用成分为二萜类生物碱，具有镇痛、局麻、抗炎、杀虫等药理活性，已有高乌甲素、草乌甲素等作为药品应用于临床，但其对神经系统和循环系统具有毒性。

巫山淫羊藿

【药材名】　淫羊藿。

【来源】　本品为小檗科植物巫山淫羊藿*Epimedium wushanense* T. S. Ying 的干燥叶。夏、秋季茎叶茂盛时采收，除去杂质，晒干或阴干。

【植物形态要点】　多年生常绿草本，植株高50～80 cm。根状茎结节状，粗短，质地坚硬，表面被褐色鳞片，多须根。一回三出复叶基生和茎生，具长柄，小叶3枚；小叶具柄，叶片革质，披针形至狭披针形，长9～23 cm，宽1.8～4.5 cm，先端渐尖或长渐尖，边缘具刺齿，基部心形，顶生小叶基部具均等的圆形裂片，侧生小叶基部的裂片偏斜，内边裂片小，圆形，外边裂片大，三角形，渐尖，上面无毛，背面被绵毛或秃净，叶缘具刺锯齿；花茎具2枚对生叶。圆锥花序顶生，长15～30 cm，偶达50 cm，具多数花朵，序轴无

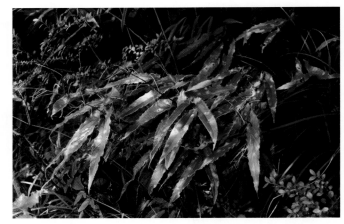

原植物

毛；花梗长1～2 cm，疏被腺毛或无毛；花淡黄色，直径达3.5 cm；萼片2轮，外萼片近圆形，长2～5 mm，宽1.5～3.0 mm，内萼片阔椭圆形，长3～15 mm，宽1.5～8.0 mm，先端钝；花瓣呈角状距，淡黄色，向内弯曲，基部浅杯状，有时基部带紫色，长0.6～2.0 cm；雄蕊长约5 mm，花丝长约1 mm，花药长约4 mm，瓣裂，裂片外卷；雌蕊长约5 mm，子房斜圆柱状，有长花柱，含胚珠10～12枚。蒴果长约1.5 cm，宿存花柱喙状。花期4—5月，果期5—6月。

【功能主治】　补肾阳，强筋骨，祛风湿。用于肾阳虚衰，阳痿遗精，筋骨痿软，风湿痹痛，麻木拘挛，绝经期眩晕。

【生长环境与产地分布】　生于海拔300～1 700 m的林下、灌丛中、草丛中或石缝中。达州各地均有分布。

【资源保护与开发利用】　达州市巫山淫羊藿资源主要为野生。研究表明，巫山淫羊藿主要含有黄酮类、生物碱、多糖、木脂素等多种化学成分；其中，黄酮类化合物具有促进雄性激素分泌、雌激素样作用，可抗肝癌、乳腺癌、白血病，以及改善心血管系统、骨骼系统功能等作用；多糖类化合物具有调节免疫、抗病毒等功能。随着大健康产业的发展、人们对康养的重视，巫山淫羊藿市场需求量也不断增加，导致人们过度采挖，造成巫山淫羊藿野生资源日益枯竭，人工种植潜力巨大。

吴茱萸

【药材名】　吴茱萸。

【来源】　本品为芸香科植物吴茱萸*Euodia rutaecarpa* (Juss.) Benth. 的干燥近成熟果实。8—11月果实尚未开裂时，剪下果枝，晒干或低温干燥，除去枝、叶、果梗等杂质。

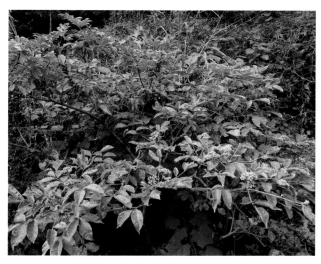

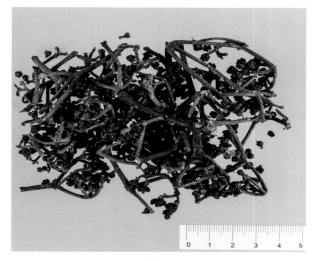

原植物 药材

【植物形态要点】 常绿灌木或小乔木，高2.5～5.0 m。幼枝、叶轴、小叶柄均密被黄褐色长柔毛。单数羽状复叶，对生；小叶2～4对，椭圆形至卵形，长5～15 cm，宽2.5～6.0 cm，先端短尖，急尖，少有渐尖，基部楔形至圆形，全缘，罕有不明显的圆锯齿，两面均密被淡黄色长柔毛，厚纸质或纸质，有油点。花单性，雌雄异株，聚伞花序，偶成圆锥状，顶生；花轴基部有苞片2枚，上部的苞片鳞片状；花小，黄白色；萼片5，广卵形，外侧密披淡黄色短柔毛；花瓣5，长圆形，内侧密被白色长柔毛；雄花有雄蕊5枚，长于花瓣，花药基着，椭圆形，花丝被毛，退化子房略呈三棱形，被毛，先端4～5裂；雌花较大，具退化雄蕊5枚，鳞片状，子房上位，圆球形，心皮通常5枚，花柱粗短，柱头头状，蒴果扁球形，长约3 mm，直径约6 mm，熟时紫红色，表面有腺点，每心皮有种子1枚，卵圆形，黑色，有光泽。花期6—8月。果期9—10月。

【功能主治】 散寒止痛，降逆止呕，助阳止泻。用于厥阴头痛，寒疝腹痛，寒湿脚气，经行腹痛，脘腹胀痛，呕吐吞酸，五更泄泻。

【生长环境与产地分布】 生于低海拔的向阳的疏林下或林缘旷地、村边路旁、山坡草丛中。大竹、宣汉、万源等地有分布。

【资源保护与开发利用】 达州市吴茱萸资源主要为栽培，少有庭院栽培，资源量不大。吴茱萸的主要化学成分有生物碱、苦味素、黄酮和挥发油等，具有抗炎、镇痛、保护中枢、抗溃疡、止吐止泻等药理作用。

武当玉兰

【药材名】 辛夷。

【来源】 本品为木兰科植物武当玉兰 *Magnolia sprengeri* Pamp. 的干燥花蕾。冬末春初花未开放时采收，除去枝梗，阴干。

【植物形态要点】 落叶乔木，高可达21 m，树皮淡灰褐色或黑褐色，老干皮具纵裂沟成小块片状脱落。小枝淡黄褐色，后变灰色，无毛。叶倒卵形，长10～18 cm，宽4.5～10.0 cm，先端急尖或急短渐尖，基部楔形，上面仅沿中脉及侧脉疏被平伏柔毛，下面初被平伏细柔毛，叶柄长1～3 cm；托叶痕细小。花蕾直立，被淡灰黄色绢毛，花先叶开放，杯状，有芳香，花被片12（14），近相似，外面玫瑰红色，有深紫色纵纹，倒卵状匙形或匙形，长5～13 cm，宽2.5～3.5 cm，雄蕊长10～15 mm，花药长约5 mm，稍分离，药隔伸出成尖头，花丝紫红色，宽扁；雌蕊群圆柱形，长2～3 cm，淡绿色，花柱玫瑰红色。聚果圆柱形，长6～18 cm；蓇葖扁圆，成熟时褐色。花期3—4月，果期8—9月。

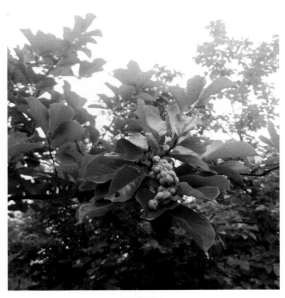
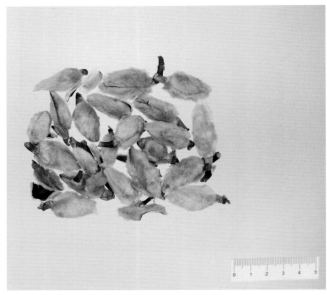

原植物　　　　　　　　　　　　　　　　　　　药材

【功能主治】　散风寒，通鼻窍。用于风寒头痛，鼻塞流涕，鼻鼽，鼻渊。

【生长环境与产地分布】　生于海拔1 300～2 400 m的山林间或灌丛中。达州各地区有分布。

【资源保护与开发利用】　达州市武当玉兰为栽培，主要种植于庭院，栽培量不大。广泛用于治疗风寒头痛、鼻渊、鼻塞，为多种中药复方制剂以及中成药的主要组方药味，也是中药辛夷的来源植物。

❀　豨　莶　❀

【药材名】　豨莶草。

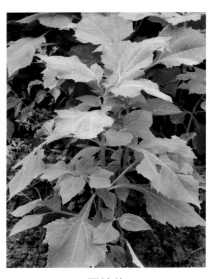
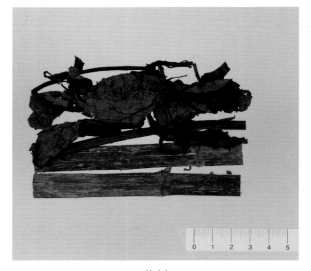

原植物　　　　　　　　　　　　　　　　　　　药材

【来源】　本品为菊科植物豨莶Sigesbeckia orientalis L.的干燥地上部分。夏、秋二季花开前和花期均可采割，除去杂质，晒干。

【植物形态要点】　一年生草本。茎直立，高30～100 cm，分枝斜升，上部的分枝常成复二歧枝；全部分枝被灰白色短柔毛。基部叶花期枯萎；中部叶三角状卵圆形或卵状披针形，长4～10 cm，宽1.8～6.5 cm，基部阔楔形,下延成具翼的柄,顶端渐尖,边缘有规则的浅裂或粗齿,纸质,上面绿色,下面淡绿色,具腺点,两面被毛,三出基脉,侧脉及网脉明显;上部叶渐小,卵状长圆形,边缘浅波状或全缘,近无柄。

【功能主治】 祛风湿,利关节,解毒。用于风湿痹痛,筋骨无力,腰膝酸软,四肢麻痹,半身不遂,风疹湿疮。

【生长环境与产地分布】 生于海拔110~2 700 m的山野、荒草地、灌丛、林缘及林下。达州地区均有分布。

【资源保护与开发利用】 达州市豨莶资源主要为野生。豨莶草主要化学成分为挥发油、黄酮类、黄醇类、酚酸类、多糖类等,具有抗氧化、抗炎、抗菌、抗肿瘤等多种生物活性。

喜马山旌节花(西域旌节花)

【药材名】 小通草。

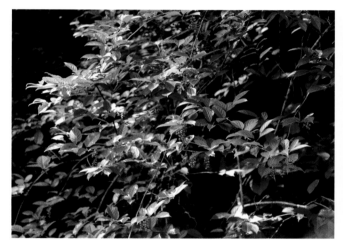

原植物

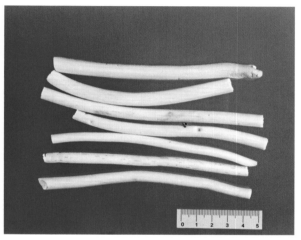

药材

【来源】 本品为旌节花科植物喜马山旌节花Stachyurus himalaicus Hook. f. et Thoms.的干燥茎髓。秋季割取茎,截成段,趁鲜取出髓部,理直,晒干。

【植物形态要点】 落叶灌木或小乔木,高3~5 m;树皮平滑,棕色或深棕色,小枝褐色,具浅色皮孔。叶片坚纸质至薄革质,披针形至长圆状披针形,长8~13 cm,宽3.5~5.5 cm,先端渐尖至长渐尖,基部钝圆,边缘具细而密的锐锯齿,齿尖骨质并加粗,侧脉5~7对,两面均凸起,细脉网状;叶柄紫红色,长0.5~1.5 cm。穗状花序腋生,长5~13 cm,无总梗,通常下垂,基部无叶;花黄色,长约6 mm,几无梗;苞片1枚,三角形,长约2 mm;小苞片2,宽卵形,顶端急尖,基部连合;萼片4枚,宽卵形,长约3 mm,顶端钝;花瓣4枚,倒卵形,长约5 mm,宽约3.5 mm;雄蕊8枚,长4~5 cm,通常短于花瓣;花药黄色,2室,纵裂;子房卵状长圆形,连花柱长约6 mm,柱头头状。果实近球形,直径7~8 cm,无梗或近无梗,具宿存花柱,花粉粒球形或长球形,极面观为三角形或三角圆形,赤道面观为圆形,具三孔沟。花期3—4月,果期5—8月。

【功能主治】 清热,利尿,下乳。用于小便不利,淋证,乳汁不下。

【生长环境与产地分布】 生于海拔400~2 300 m的山坡阔叶林下或灌丛中。达州地区均有分布。

【资源保护与开发利用】 达州市喜马山旌节花野生资源丰富。喜马山旌节花茎髓中含有灰分、脂肪、蛋白质、粗纤维、戊聚糖、糖醛酸、多种氨基酸及钙、钡等18种营养素等,具有抗炎、解热、利尿、调节免疫、抗氧化等药理作用。

细叶十大功劳（十大功劳）

【药材名】 功劳木。

【来源】 本品为小檗科植物细叶十大功劳*Mahonia fortunei* (Lindl.) Fedde的干燥茎。全年均可采收，切块片，干燥。

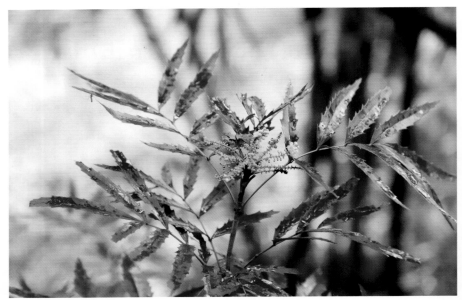

原植物

【植物形态要点】 灌木，高0.5～2.0（～4.0）m。叶倒卵形至倒卵状披针形，长10～28 cm，宽8～18 cm，具2～5对小叶，最下一对小叶外形与往上小叶相似，距叶柄基部2～9 cm，上面暗绿至深绿色，叶脉不显，背面淡黄色，偶稍苍白色，叶脉隆起，叶轴粗1～2 mm，节间1.5～4.0 cm，往上渐短；小叶无柄或近无柄，狭披针形至狭椭圆形，长4.5～14.0 cm，宽0.9～2.5 cm，基部楔形，边缘每边具5～10刺齿，先端急尖或渐尖。总状花序4～10个簇生，长3～7 cm；芽鳞披针形至三角状卵形，长5～10 mm，宽3～5 mm；花梗长2.0～2.5 mm；苞片卵形，急尖，长1.5～2.5 mm，宽1.0～1.2 mm；花黄色；外萼片卵形或三角状卵形，长1.5～3.0 mm，宽约1.5 mm，中萼片长圆状椭圆形，长3.8～5.0 mm，宽2～3 mm，内萼片长圆状椭圆形，长4.0～5.5 mm，宽2.1～2.5 mm；花瓣长圆形，长3.5～4.0 mm，宽1.5～2.0 mm，基部腺体明显，先端微缺裂，裂片急尖；雄蕊长2.0～2.5 mm，药隔不延伸，顶端平截；子房长1.1～2.0 mm，无花柱，胚珠2枚。浆果球形，直径4～6 mm，紫黑色，被白粉。染色体2 n=28。花期7—9月，果期9—11月。

【功能主治】 清热燥湿，泻火解毒。用于湿热，泻痢，黄疸尿赤，目赤肿痛，胃火牙痛，疮疖痈肿。

【生长环境与产地分布】 生于海拔350～2 000 m的山坡沟谷林中、灌丛中、路边或河边。达州各地均有分布。

【资源保护与开发利用】 达州市细叶十大功劳为栽培，为庭园观赏植物，栽培面积大。细叶十大功劳主要活性成分是小檗碱，在临床上主要用于治疗伤寒、急性扁桃体炎、细菌性痢疾与肺结核等，被誉为"天然药物"与"绿色药物"。

夏枯草

【药材名】 夏枯草。

【来源】 本品为唇形科植物夏枯草*Prunella vulgaris* L.的干燥果穗。夏季果穗呈棕红色时采收,除去杂质,晒干。

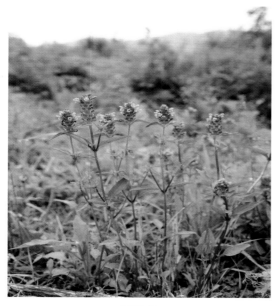

原植物

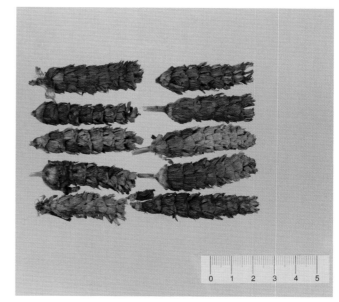

药材

【植物形态要点】 多年生草木;根茎匍匐,在节上生须根。茎高20～30 cm,上升,下部伏地,自基部多分枝,钝四棱形,其浅槽,紫红色,被稀疏的糙毛或近于无毛。茎叶卵状长圆形或卵圆形,大小不等,长1.5～6.0 cm,宽0.7～2.5 cm,先端钝,基部圆形、截形至宽楔形,下延至叶柄成狭翅,边缘具不明显的波状齿或几近全缘,草质,上面橄榄绿色,具短硬毛或几无毛,下面淡绿色,几无毛,侧脉3～4对,在下面略突出,叶柄长0.7～2.5 cm,自下部向上渐变短;花序下方的一对苞叶似茎叶,近卵圆形,无柄或具不明显的短柄。轮伞花序密集组成顶生长2～4 cm的穗状花序,每一轮伞花序下承以苞片;苞片宽心形,通常长约7 mm,宽约11 mm,先端具长1～2 mm的骤尖头,脉纹放射状,外面在中部以下沿脉上疏生刚毛,内面无毛,边缘具睫毛,膜质,浅紫色。花萼钟形,连齿长约10 mm,筒长4 mm,倒圆锥形,外面疏生刚毛,二唇形,上唇扁平,宽大,近扁圆形,先端几截平,具3个不很明显的短齿,中齿宽大,齿尖均呈刺状微尖,下唇较狭,2深裂,裂片达唇片之半或以下,边缘具缘毛,先端渐尖,尖头微刺状。花冠紫、蓝紫或红紫色,长约13 mm,略超出于萼,冠筒长7 mm,基部宽约1.5 mm,其上向前方膨大,至喉部宽约4 mm,外面无毛,内面约近基部1/3处具鳞毛毛环,冠檐二唇形,上唇近圆形,径约5.5 mm,内凹,多少呈盔状,先端微缺,下唇约为上唇1/2,3裂,中裂片较大,近倒心形,先端边缘具流苏状小裂片,侧裂片长圆形,垂向下方,细小。雄蕊4,前对长很多,均上升至上唇片之下,彼此分离,花丝略扁平,无毛,前对花丝先端2裂,1裂片能育具花药,另1裂片钻形,长过花药,稍弯曲或近于直立,后对花丝的不育裂片微呈瘤状突出,花药2室,室极叉开。花柱纤细,先端相等2裂,裂片钻形,外弯。花盘近平顶。子房无毛。小坚果黄褐色,长圆状卵珠形,长1.8 mm,宽约0.9 mm,微具沟纹。花期4—6月,果期7—10月。

【功能主治】 清肝泻火,明目,散结消肿。用于目赤肿痛,目珠夜痛,头痛眩晕,瘰疬,瘿瘤,乳痈,乳癖,乳房胀痛。

【生长环境与产地分布】 生于荒坡、草地、溪边及路旁等湿润地上。达州各地均有分布。

【资源保护与开发利用】 达州市夏枯草资源主要为野生,资源量大。研究发现,夏枯草含糖类、酚酸类、黄酮类、萜类、甾醇类、挥发油等多种化学成分,其中黄酮类、萜类为其主要活性物质,具有抗肿瘤、抗菌、抗病毒、抗炎、调节免疫及抗心血管疾病等作用。

❦ 仙 茅 ❧

【药材名】仙茅。

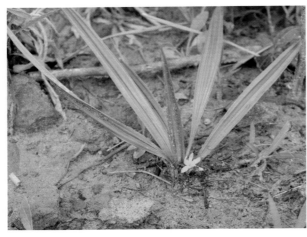

原植物

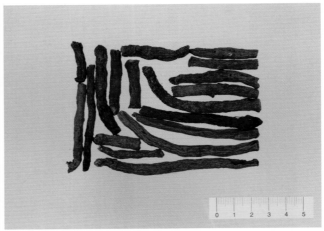

药材

【来源】 本品为石蒜科植物仙茅*Curculigo orchioides* Gaertn.的干燥根茎。秋、冬二季采挖,除去根头和须根,洗净,干燥。

【植物形态要点】 根状茎近圆柱状,粗厚,直生,直径约1 cm,长可达10 cm。叶线形、线状披针形或披针形,大小变化甚大,长10~45(~90)cm,宽5~25 mm,顶端长渐尖,基部渐狭成短柄或近无柄,两面散生疏柔毛或无毛。花茎甚短,长6~7 cm,大部分藏于鞘状叶柄基部之内,亦被毛;苞片披针形,长2.5~5.0 cm,具缘毛;总状花序多少呈伞房状,通常具4~6朵花;花黄色;花梗长约2 mm;花被裂片长圆状披针形,长8~12 mm,宽2.5~3.0 mm,外轮的背面有时散生长柔毛;雄蕊长约为花被裂片的1/2,花丝长1.5~2.5 mm,花药长2~4 mm;柱头3裂,分裂部分较花柱为长;子房狭长,顶端具长喙,连喙长达7.5 mm(喙约占1/3),被疏毛。浆果近纺锤状,长1.2~1.5 cm,宽约6 mm,顶端有长喙。种子表面具纵凸纹。花果期4—9月。

【功能主治】 补肾阳,强筋骨,祛寒湿。用于阳痿精冷,筋骨痿软,腰膝冷痛,阳虚冷泻。

【生长环境与产地分布】 生于海拔1 600 m以下的林中、草地或荒坡上。开江、渠县、大竹有分布。

【资源保护与开发利用】 达州市仙茅资源主要为野生,资源量不大。仙茅主要化学成分为酚及酚苷类、木脂素及木脂素苷类、三萜及三萜苷类等,具有抗氧化、抗炎、调节免疫、抗骨质疏松、抗高血糖、调节生殖系统等作用。

❦ 腺梗豨莶 ❧

【药材名】豨莶草。

【来源】 为菊科植物腺梗豨莶*Siegesbeckia pubescens* Makino的干燥地上部分。夏、秋二季花开前及花期均可采割,除去杂质,晒干。切段,生用或黄酒蒸制用。

【植物形态要点】 一年生草本。茎直立,粗壮,高30~110 cm,上部多分枝,被开展的灰白色长柔毛和糙毛。基部叶卵状披针形,花期枯萎;中部叶卵圆形或卵形,开展,长3.5~12.0 cm,宽1.8~6.0 cm,基部宽楔形,下延成具翼而长1~3 cm的柄,先端渐尖,边缘有尖头状规则或不规则的粗齿;上部叶渐小,披针形或卵状披针形；全部叶上面深绿色，下面淡绿色，基出三脉，侧脉和网脉明显，两面被平伏短柔毛，沿脉有长柔毛。头状花序径18～22 mm，多数生于枝端，排列成松散的圆锥花序；花梗较长，密生紫褐色头状具柄腺毛和长柔毛；总苞宽钟状；总苞片2层，叶质，背面密生紫褐色头状具柄腺毛，外层线状匙形或宽线形，长7～14 mm，内层卵状长圆形，长3.5 mm。舌状花花冠管部长1.0～1.2 mm，舌片先端2～3齿裂，有时5齿裂；两性管状花长约2.5 mm，冠檐钟状，先端4～5裂。瘦果倒卵圆形，4棱，顶端有灰褐色环状突起。花期5—8月，果期6—10月。

【功能主治】　祛风湿，利关节，解毒。用于风湿痹痛，筋骨无力，腰膝酸软，四肢麻痹，半身不遂，风疹湿疮。

【生长环境与产地分布】　常生于湿地、山谷林缘、河谷、溪边、灌丛林下的草坪中、山坡、旷野或耕地边。达州各地均有分布。

【资源保护与开发利用】　达州市腺梗豨莶资源主要为野生，未见人工种植。腺梗豨莶主要用于医治腰腿痛和急、慢性风湿性关节炎，疗效较好。目前临床上亦常用豨莶草来治疗的疾病有冠心病、高血压等病症。

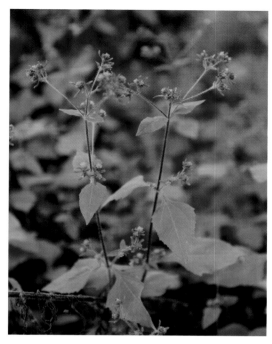

原植物

小根蒜

【药材名】　薤白。

【来源】　本品为百合科植物小根蒜*Allium macrostemon* Bge.的干燥鳞茎。夏、秋二季采挖，洗净，除去须根，蒸透或置沸水中烫透，晒干。

【植物形态要点】　鳞茎近球状，粗0.7～1.5（～2.0）cm，基部常具小鳞茎（因其易脱落故在标本上不常见）；鳞茎外皮带黑色，纸质或膜质，不破裂，但在标本上多因脱落而仅存白色的内皮。叶3～5枚，半圆柱状，或因背部纵棱发达而为三棱状半圆柱形，中空，上面具沟槽，比花葶短。花葶圆柱状，高30～70 cm，1/4～1/3被叶鞘；总苞2裂，比花序短；伞形花序半球状至球状，具多而密集的花，或间具珠芽或有时全为珠芽；小花梗近等长，比花被片

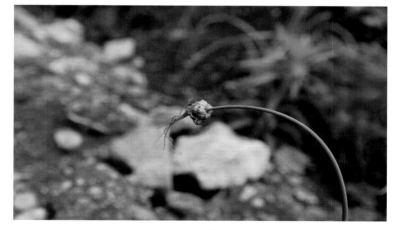

原植物

长3～5倍，基部具小苞片；珠芽暗紫色，基部亦具小苞片；花淡紫色或淡红色；花被片矩圆状卵形至矩圆状披针形，长4.0～5.5 mm，宽1.2～2.0 mm，内轮的常较狭；花丝等长，比花被片稍长直到比其长1/3，在基部合生并与花被片贴生，分离部分的基部呈狭三角形扩大，向上收狭成锥形，内轮的基部约为外轮基部宽的1.5倍；子房近球状，腹缝线基部具有帘的凹陷蜜穴；花柱伸出花被外。花果期5—7月。

【功能主治】 通阳散结,行气导滞。用于胸痹心痛,脘腹痞满胀痛,泻痢后重。

【生长环境与产地分布】 生于海拔1 500 m以下的山坡、丘陵、山谷或草地上。达州各地均有分布。

【资源保护与开发利用】 达州市小根蒜资源丰富,有栽培。小根蒜中含有大量的挥发油、腺苷、色氨酸及其衍生物和甾体皂苷等成分,具有抑菌、抗氧化、抗癌等功能。小根蒜为药食同源植物,有极高的食用价值、保健价值、药用价值,有极其广泛的应用前景。

小木通

【药材名】 川木通。

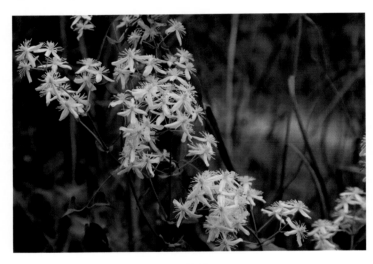
原植物

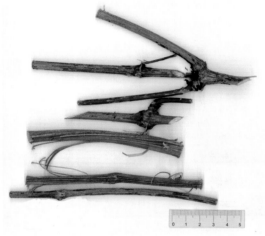
药材

【来源】 本品为毛茛科植物小木通*Clematis armandii* Franch. 的干燥藤茎。春、秋二季采收,除去粗皮,晒干,或趁鲜切厚片,晒干。

【植物形态要点】 木质藤本,高达6 m。茎圆柱形,有纵条纹,小枝有棱,有白色短柔毛,后脱落。三出复叶;小叶片革质,卵状披针形、长椭圆状卵形至卵形,长4～12(～16)cm,宽2～5(～8)cm,顶端渐尖,基部圆形、心形或宽楔形,全缘,两面无毛。聚伞花序或圆锥状聚伞花序,腋生或顶生,通常比叶长或近等长;腋生花序基部有多数宿存芽鳞,为三角状卵形、卵形至长圆形,长0.8～3.5 cm;花序下部苞片近长圆形,常3浅裂,上部苞片渐小,披针形至钻形;萼片4(～5),开展,白色,偶带淡红色,长圆形或长椭圆形,大小变异极大,长1.0～2.5(～4.0)cm,宽0.3～1.2(～2.0)cm,外面边缘密生短绒毛至稀疏,雄蕊无毛。瘦果扁,卵形至椭圆形,长4～7 mm,疏生柔毛,宿存花柱长达5 cm,有白色长柔毛。花期3—4月,果期4—7月。

【功能主治】 利尿通淋,清心除烦,通经下乳。用于淋证,水肿,心烦尿赤,口舌生疮,经闭乳少,湿热痹痛。

【生长环境与产地分布】 生于山坡、山谷、路边灌丛中、林边或水沟旁。达州各地均有分布。

【资源保护与开发利用】 达州市小木通资源主要为野生,资源量大。未见人工种植。小木通主要含有三萜皂苷类、黄酮类成分,具有利尿、抗菌的药效。

杏

【药材名】 苦杏仁。

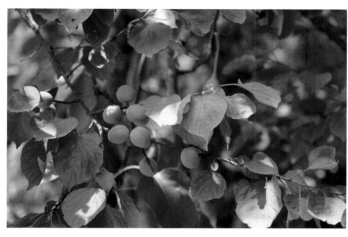

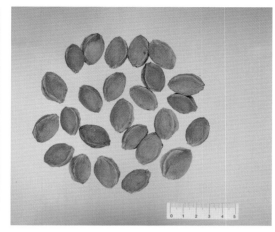

原植物　　　　　　　　　　　　　　药材

【来源】　本品为蔷薇科植物杏*Prunus armeniaca* L. 的干燥成熟种子。夏季采收成熟果实,除去果肉和核壳,取出种子,晒干。

【植物形态要点】　落叶乔木。地生,植株无毛。叶互生,阔卵形或卵圆形叶子,边缘有钝锯齿;近叶柄顶端有二腺体;淡红色花单生或2～3个同生,白色或微红色。圆形、长圆形或扁圆形核果,果皮多为白色、黄色至黄红色,向阳部常具红晕和斑点;暗黄色果肉,味甜多汁;核面平滑没有斑孔,核缘厚而有沟纹。种仁多苦味或甜味。花期3—4月,果期6—7月。

【功能主治】　降气止咳平喘,润肠通便。用于咳嗽气喘,胸满痰多,肠燥便秘。

【生长环境与产地分布】　多为栽培,适应性强。达州地区均有分布。

【资源保护与开发利用】　达州市杏树资源较少,主要为庭院栽培。苦杏仁主要含有氰类、脂肪类、挥发油、蛋白质类、糖类、氨基酸类、纤维素类及微量元素类等。另外,苦杏仁中还含有黄酮等多酚类成分,现代药理学研究发现,苦杏仁具有镇咳平喘、抗炎、镇痛、抗氧化、抗肿瘤等作用,是一种具有广阔研究前景和应用价值的药食同源的中药。

绣球藤

【药材名】　川木通。

【来源】　本品为毛茛科植物绣球藤*Clematis montana* Buch.-Ham.的干燥藤茎。春、秋二季采收,除去粗皮,晒干,或趁鲜切厚片,晒干。

【植物形态要点】　木质藤本。茎圆柱形,有纵条纹;小枝有短柔毛,后变无毛;老时外皮剥落。三出复叶,数叶与花簇生,或对生。花1～6朵与叶簇生,直径3～5 cm。瘦果扁,卵形或卵圆形,长4～5 mm,宽3～4 mm,无毛。花期4—6月,果期7—9月。

【功能主治】　利尿通淋,清心除烦,通经下乳。用于淋证,水肿,心烦尿赤,口舌生疮,经闭乳少,湿热痹痛。

【生长环境与产地分布】　生于山坡、山谷灌丛中、林边或沟旁。主要分布于宣汉、万源海拔1 500 m以上的区域。

【资源保护与开发利用】　达州市绣球藤资源主要为野生,资源量小,未见人工种植。绣球藤主要含有三萜皂苷类、黄酮类成分,具有

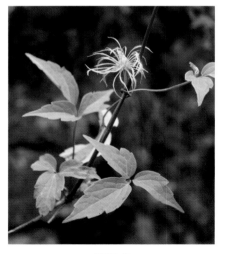

原植物

利尿、抗菌的药效。

❧ 续随子 ❧

【药材名】千金子。

【来源】本品为大戟科植物续随子*Euphorbia lathyris* L.的种子。秋季种子成熟后，割取植株，打下种子，除去杂质，晒干。

【植物形态要点】二年生草本。秆直立，基部膝曲或倾斜，高30～90 cm，平滑无毛。叶鞘无毛，大多短于节间；叶舌膜质，长1～2 mm，常撕裂具小纤毛；叶片扁平或多少卷折，先端渐尖，两面微粗糙或下面平滑，长5～25 cm，宽2～6 mm。圆锥花序长10～30 cm，分枝及主轴均微粗糙；小穗多带紫色，长2～4 mm，含3～7小花；颖具1脉，脊上粗糙，第一颖较短而狭窄，长1～1.5 mm，第二颖长1.2～1.8 mm；外稃顶端钝，无毛或下部被微毛，第一外稃长约1.5 mm；花药长约0.5 mm。颖果长圆球形，长约1 mm。花果期8—11月。

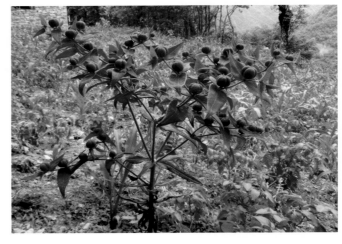

原植物

【功能主治】泻下逐水，破血消癥；外用疗癣蚀疣。用于二便不通，水肿，痰饮，积滞胀满，血瘀经闭；外治顽癣，赘疣。

【生长环境与产地分布】生于向阳山坡。产万源。

【资源保护与开发利用】栽培，未见野生分布。千金子作为我国传统中药材，民间多用于治疗水肿、痰饮、积滞胀满、二便不通、血瘀经闭、外治顽癣、疣赘等。现代研究表明，续随子中化学成分主要包括脂肪酸、二萜、黄酮、香豆素、挥发油、甾醇等。临床上对白血病、食管癌、皮肤癌等疾病疗效甚佳，极具药用开发价值。

❧ 玄 参 ❧

【药材名】玄参。

【来源】本品为玄参科植物玄参*Scrophularia ningpoensis* Hemsl.的干燥根。冬季茎叶枯萎时采挖，除去根茎、幼芽、须根及泥沙，晒或烘至半干，堆放3～6天，反复数次至干燥。

【植物形态要点】高大草本，可达1 m。支根数条，纺锤形或胡萝卜状膨大，粗可达3 cm。茎四棱形，有浅槽，无翅或有极狭的翅，无毛或多少有白色卷毛，常分枝。叶在茎下部多对生而具柄，上部的有时互生而柄极短，柄长者达4.5 cm，叶片多变化，多为卵形，有时上部的为卵状披针形至披针形，基部楔形、圆形或近心形，边缘具细锯齿，稀为不规则的细重锯齿，大者长达30 cm，宽达19 cm，上部最狭者长约8 cm，宽仅1 cm。花序为疏散的大圆锥花序，由顶生和腋生的聚伞圆锥花序合成，长可达50 cm，但在较小的植株中，仅有顶生聚伞圆锥花序，长不及10 cm，聚伞花序常2～4回复出，花梗长3～30 mm，有腺毛；花褐紫色，花萼长2～3 mm，裂片圆形，边缘稍膜质；花冠长8～9 mm，花冠筒多少球形，上唇长于下唇约2.5 mm，裂片圆形，相邻边缘相互重叠，下唇裂片多少卵形，中裂片稍短；雄蕊稍短于下唇，花丝肥厚，退化雄蕊大而近于圆形；花柱长约3 mm，稍长于子房。蒴果卵圆形，连同短喙长8～9 mm。花期6—10月，果期9—11月。

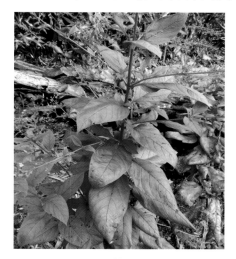

原植物

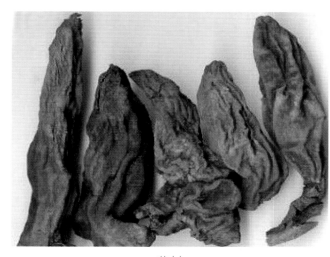

药材

【功能主治】 清热凉血，滋阴降火，解毒散结。用于热入营血，温毒发斑，热病伤阴，舌绛烦渴，津伤便秘，骨蒸劳嗽，目赤，咽痛，白喉，瘰疬，痈肿疮毒。

【生长环境与产地分布】 生于海拔1 700 m以下的竹林、溪旁、丛林及高草丛中；并有栽培。达州各地均有分布。

【资源保护与开发利用】 达州市玄参资源丰富，万源、宣汉、开江等地有人工种植。玄参所含化学种类丰富，主要含环烯醚萜类、苯丙素苷、糖类、皂苷以及有机酸类等多种有效成分，具有保护心脑血管系统、抗菌、保肝、抗氧化、抗炎、调节免疫等作用。玄参作为我国常用的大宗药材，植物来源广泛，资源丰富。近年来，随着对玄参中化学组分不断研究，对玄参的药理作用的探究逐步深入，玄参在医药和保健品等行业的市场也不断拓展。

鸭跖草

【药材名】 鸭跖草。

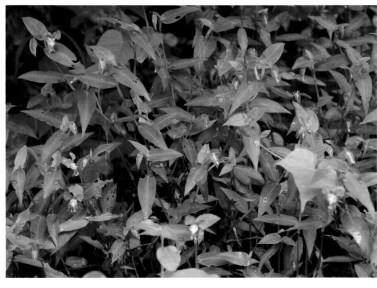

原植物

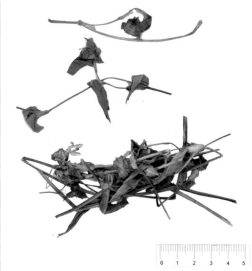

药材

【来源】　本品为鸭跖草科植物鸭跖草*Commelina communis* L.的干燥地上部分。夏、秋二季采收，晒干。

【植物形态要点】　一年生披散草本。茎匍匐生根，多分枝，长可达1 m，下部无毛，上部被短毛。叶披针形至卵状披针形，长3～9 cm，宽1.5～2.0 cm。总苞片佛焰苞状，有1.5～4.0 cm的柄，与叶对生，折叠状，展开后为心形，顶端短急尖，基部心形，长1.2～2.5 cm，边缘常有硬毛；聚伞花序，下面一枝仅有花1朵，具长8 mm的梗，不孕；上面一枝具花3～4朵，具短梗，几乎不伸出佛焰苞。花梗花期长仅3 mm，果期弯曲，长不过6 mm；萼片膜质，长约　，内面2枚常靠近或合生；花瓣深蓝色；内面2枚具爪，长近1 cm。蒴果椭圆形，长5～7 mm，2室，2片裂，有种子4颗。种子长2～3 mm，棕黄色，一端平截、腹面平，有不规则窝孔。

【功能主治】　清热泻火，解毒，利水消肿。用于感冒发热，热病烦渴，咽喉肿痛，水肿尿少，热淋涩痛，痈肿疔毒。

【生长环境与产地分布】　生于湿地，适应性强。达州各地均有分布。

【资源保护与开发利用】　达州市野生鸭跖草资源丰富，广泛分布于达州各地。鸭跖草主要含黄酮及其苷类、生物碱类和酚酸类等成分，具有抑菌、抗氧化、抗病毒、降血糖、镇痛，消炎的作用。鸭跖草作为一种无毒或低毒的中草药，在临床上已被广泛应用，特别是在抑菌和抗高血糖方面，具有很好的应用潜力。

❧ 盐肤木 ❧

【药材名】　五倍子。

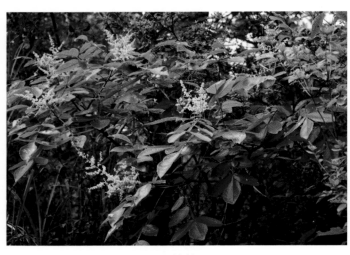
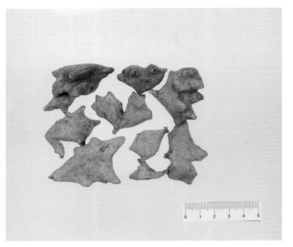

原植物　　　　　　　　　　　　　　　　　　药材

【来源】　本品为漆树科植物盐肤木*Rhus chinensis* Mill.的叶上的虫瘿。春、秋二季采挖，洗净，除去须根，趁鲜剥去外皮或不去外皮，干燥。秋季采摘，置沸水中略煮或蒸至表面呈灰色，杀死蚜虫，取出，干燥。按外形不同，分为"肚倍"和"角倍"。

【植物形态要点】　落叶小乔木或灌木，高2～10 m。奇数羽状复叶有小叶3～6对，叶轴具宽的叶状翅，小叶自下而上逐渐增大，叶轴和叶柄密被锈色柔毛；小叶多形，卵形或椭圆状卵形或长圆形，长6～12 cm，宽3～7 cm，边缘具粗锯齿或圆齿，叶面暗绿色，叶背粉绿色，被白粉。圆锥花序宽大，多分枝，雄花序长30～40 cm，雌花序较短，密被锈色柔毛。核果球形，略压扁，直径4～5 mm，被具节柔毛和腺毛，成熟时红色，果核直径3～4 mm。花期8—9月，果期10月。

【功能主治】　敛肺降火，涩肠止泻，敛汗，止血，收湿敛疮。用于肺虚久咳，肺热痰嗽，久泻久痢，自汗盗汗，消渴，便血痔血，外伤出血，痈肿疮毒，皮肤湿烂。

【生长环境与产地分布】　生于中低海拔的向阳山坡、沟谷、溪边的疏林或灌丛中。达州全市均有分布。

【资源保护与开发利用】　盐肤木在有达州广泛的分布，资源蕴藏量较大。五倍子是瘿棉蚜科（Pemphigidae）五节根蚜亚科（Fordinae）某些蚜虫寄生在漆树科（Anacadi-aceae）盐肤木属（*Rhus* L.）几种树的复叶上形成的一类虫瘿。国际上把五倍子称为中国五倍子（Chinese gallnut）。我国是五倍子主产国，产量约占世界总产量的95%，其中四川、贵州、湖南、湖北、陕西和云南6省的产量占全国总产量的80%左右。我国五倍子的最高年产量约为7 000吨，现年产量约5 000吨。

　　我国五倍子的分布范围很广，从南亚热带至暖温带的山区和丘陵地带几乎都有分布，但历史上有批量生产的省（区）仅有19个，主产区主要集中在秦岭、大巴山、武当山、巫山、武陵山、峨眉山、大娄山、大凉山和苗岭九大山系，长江以南以产角倍类为主，秦岭以南大巴山以北以产肚倍类为主。

药用大黄

【药材名】　大黄。

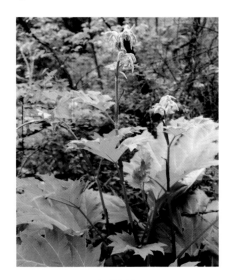

原植物

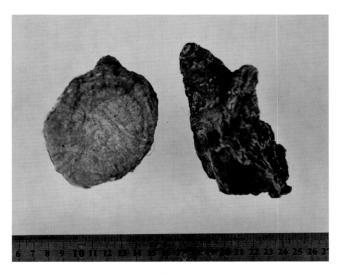

药材

【来源】　本品为蓼科植物药用大黄*Rheum officinale* Baill.的干燥根和根茎。秋末茎叶枯萎或次春发芽前采挖，除去细根，刮去外皮，切瓣或段，绳穿成串干燥或直接干燥。

【植物形态要点】　高大草本，高1.5～2.0 m，根及根状茎粗壮，内部黄色。茎粗壮，具细沟棱。基生叶大型，直径30～50 cm，掌状浅裂；茎生叶向上逐渐变小，上部叶腋具花序分枝；托叶鞘宽大，长可达15 cm。大型圆锥花序，分枝开展，花4～10朵成簇互生，绿色到黄白色；花梗细长，长3.0～3.5 mm，关节在中下部。果实长圆状椭圆形，长8～10 mm，宽7～9 mm，顶端圆，中央微下凹，基部浅心形，翅宽约3 mm，纵脉靠近翅的边缘。

【功能主治】　泻下攻积，清热泻火，凉血解毒，逐瘀通经，利湿退黄。用于实热积滞便秘，血热吐衄，目赤咽肿，痈肿疔疮，肠痈腹痛，瘀血经闭，产后瘀阻，跌打损伤，湿热痢疾，黄疸尿赤，淋证，水肿；外治烧烫伤。酒大黄善清上焦血分热毒。用于目赤咽肿，齿龈肿痛。熟大黄泻下力缓，泻火解毒。用于火毒疮疡。大黄炭凉血化瘀止血。用于血热有瘀出血症。

【生长环境与产地分布】　生于海拔1 000～2 300 m的山沟或林下，多为栽培。主产宣汉、万源，其余各县均有零星分布。

【资源保护与开发利用】 达州市大黄均为栽培，栽培面积不大。大黄为常用中药，大黄不仅在中国具有上千年的使用历史，在世界多个国家也得到了广泛的使用，现已被中国、美国、日本等多个国家载入了本国药典。传统中医学认为大黄具有调中化食、泻下攻积、清热解毒、利湿退黄、安合五脏等功效，但随着近年来对大黄研究的不断深入，发现大黄在抗肿瘤、抗病毒、抗氧化、增强免疫力、改善肾功能等方面也具有良好的应用前景。原国家食品药品监督管理总局的统计数据（不完全统计）显示，截至2018年含有大黄的中成药有九百余种之多。药材大黄具有的广泛药效作用以及多种成药种类主要与其含有的大量活性成分有关，如大黄素具有抗炎、抗肿瘤、护肾、调节免疫等作用，番泻苷具有较强的泻下作用，大黄酚、大黄素甲醚、芦荟大黄素等均具有抗氧化、抗衰老的作用，儿茶素具有止血的功效等。近年来，在经济、科技快速发展以及大众养生意识普遍提高的影响下，大黄已从之前被单纯用于药材拓展到现今被用作饲料（水产、家禽的饲料中加入大黄提取物以增加免疫力和抗病性），制成酒类（如大黄酒）、饮料（如大黄茶）和保健食品（如草莓大黄派）等多种用途，这使得对大黄的需求量进一步上涨，仅中国对大黄的年需求量就高达 5 500 吨。

野 葛

【药材名】 葛根。

【来源】 本品为豆科植物野葛*Pueraria lobata* (Willd.) Ohwi的干燥根。秋、冬二季采挖，趁鲜切成厚片或小块；干燥。

【植物形态要点】 粗壮藤本，全体被黄色长硬毛，有粗厚的块状根。羽状复叶具3小叶；小叶三裂，偶尔全缘，顶生小叶宽卵形或斜卵形，长7～15 cm，宽5～12 cm，先端长渐尖，侧生小叶斜卵形，稍小，上面被淡黄色、平伏的蔬柔毛。总状花序长15～30 cm；花冠长10～12 mm，紫色。荚果长椭圆形，长5～9 cm，宽8～11 mm，扁平，被褐色长硬毛。

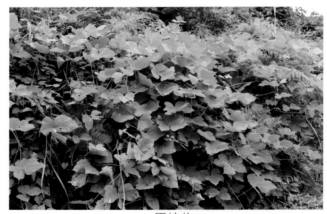
原植物

【功能主治】 解肌退热，生津止渴，透疹，升阳止泻，通经活络，解酒毒。用于外感发热头痛，项背强痛，口渴，消渴，麻疹不透，热痢，泄泻，眩晕头痛，中风偏瘫，胸痹心痛，酒毒伤中。

【生长环境与产地分布】 生于山地疏林或密林中。达州全市均有分布。其喜生于温暖、潮湿、多雨、向阳的地方，常见于草坡灌丛、疏林地及林缘，也能生长于石缝、荒坡、石骨子地、砾石地、喀斯特熔岩上。

【资源保护与开发利用】 葛根资源丰富，达州分布广泛，全世界葛根资源主要分布在朝鲜、日本、越南、印度、马来西亚、美国等地。我国葛根资源大部分地区有分布，主要产于河南、湖南、浙

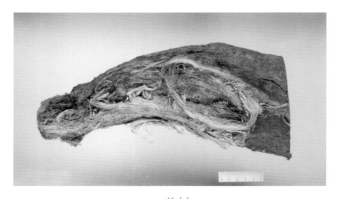
药材

江、四川、云南等省。其中，分布最广、资源最多和产量最高的品种是野葛。

　　葛根浑身是宝，根可作保健药品，叶可作饲料用，茎可作纤维，花、果及根可入药。常食葛根能调节人体

功能,增强体质,提高机体抗病能力,抗衰延年。

野胡萝卜

【药名】南鹤虱。

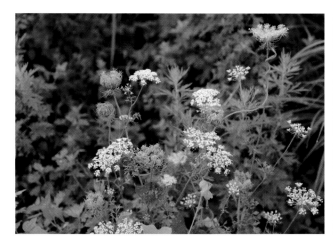

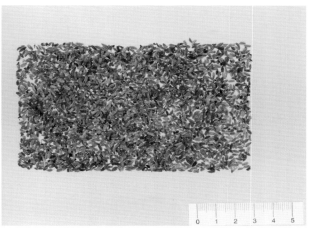

原植物　　　　　　　　　　　　　　　药材

【来源】 本品为伞形科植物野胡萝卜*Daucus carota* L.的干燥成熟果实。秋季果实成熟时割取果枝,晒干,打下果实,除去杂质。

【植物形态要点】 二年生草本,高15~120 cm。茎单生,全体有白色粗硬毛。基生叶薄膜质,长圆形,二至三回羽状全裂,末回裂片线形或披针形,长2~15 mm,宽0.5~4.0 mm,顶端尖锐,有小尖头,光滑或有糙硬毛;叶柄长3~12 cm;茎生叶近无柄,有叶鞘,末回裂片小或细长。复伞形花序,花序梗长10~55 cm,有糙硬毛。果实圆卵形,长3~4 mm,宽2 mm,棱上有白色刺毛。

【功能主治】 杀虫消积。用于蛔虫病,蛲虫病,绦虫病,虫积腹痛,小儿疳积。

【生长环境与产地分布】 生于山坡路旁、旷野或田间。达州全市均有分布。

【资源保护与开发利用】 达州市野胡萝卜资源丰富,临床应用较少。南鹤虱广泛分布于世界各地,在我国主要产于江苏、贵州、四川、安徽、浙江、湖北等省。一直以来,南鹤虱的药用比较混乱,一部分学者认为南鹤虱是鹤虱的药用来源之一,直至 2005 年南鹤虱才作为中药药材及饮片被《中国药典》(2005年版)正式收载。

野 菊

【药名】野菊花。

【来源】 本品为菊科植物野菊*Chrysanthemum indicum* L.的干燥头状花序。秋、冬二季花初开放时采摘,晒干或蒸后晒干。

【植物形态要点】 多年生草本,高0.25~1.0 m。茎直立或铺散,分枝或仅在茎顶有伞房状花序分枝。基生叶和下部叶花期脱落。中部茎叶卵形、长卵形或椭圆状卵形,长3~7 cm,宽2~4 cm,羽状半裂、浅裂或分裂不明显而边缘有浅锯齿。头状花序,直径1.5~2.5 cm,多数在茎枝顶端排成疏松的伞房圆锥花序或少数在茎顶排成伞房花序。舌状花黄色,舌片长10~13 mm,顶端全缘或2~3齿。瘦果长1.5~1.8 mm。

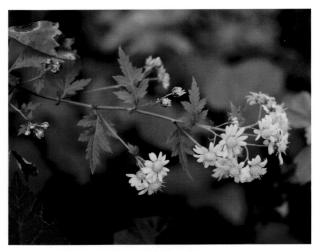

原植物

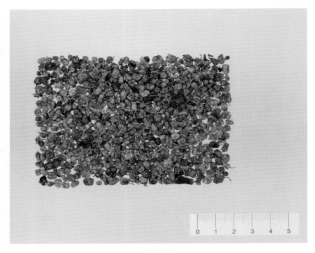

药材

【功能主治】 清热解毒，泻火平肝。用于疔疮痈肿，目赤肿痛，头痛眩晕。

【生长环境与产地分布】 生于山坡草地、灌丛、河边水湿地、田边及路旁。达州全市均有分布。

【资源保护与开发利用】 达州市野菊花资源丰富，但绝大多数未开发利用，高品质野菊花药材的开发意义深远。而影响药材品质的因素较多，有必要对其栽培、采收、加工、储存进行研究，摸索出一套最行之有效的方法，从而提高野菊花商品药材的质量与产量。野菊花活性成分多，具有抗菌，消炎、抗病毒、抗癌、降血压等多种药理作用，且不良反应少，作用温和持久，具有较高的药用价值，因此有必要对其进行深入系统的研究，以进一步开发利用野菊花，拓展野菊花的应用范围，在实现其药用价值的同时也可带来可观的经济效益。

野老鹳草

【药名】 老鹳草。

【来源】 本品为野老鹳草*Geranium carolinianum* L. 的干燥地上部分。夏、秋二季果实近成熟时采割，捆成把，晒干。

【植物形态要点】 一年生草本，高20～60 cm，根纤细，单一或分枝，茎直立或仰卧，单一或多数，具棱角，密被倒向短柔毛。基生叶早枯，茎生叶互生或最上部对生；叶片圆肾形，长2～3 cm，宽4～6 cm，基部心形。花序腋生和顶生，长于叶，被倒生短柔毛和开展的长腺毛，每总花梗具2朵花，顶生总花梗常数个集生，花序呈伞形状；花瓣淡紫红色，倒卵形，稍长于萼。蒴果长约2 cm，被短糙毛，果瓣由喙上部先裂向下卷曲。

【功能主治】 祛风湿，通经络，止泻痢。用于风湿痹痛，麻木拘挛，筋骨酸痛，泄泻痢疾。

【生长环境与产地分布】 生于山坡草地、灌丛、河边水湿地、田边及路旁。达州全市均有分布。

【资源保护与开发利用】 老鹳草的主要有效成分老鹳草素

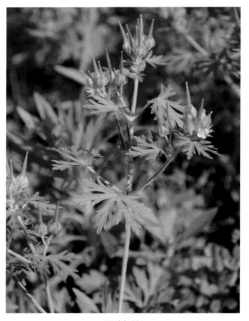

原植物

及分解产物具有抗氧化活性，能维持体内自由基的稳定和平衡，消除有害的自由基反应，中断脂质过氧化，减少脂质过氧化产物，对延缓衰老十分重要。研究证明老鹳草花中含有花雀素成分，具有抗癌细胞的活性，而不影响正常细胞生长，具有一定的选择性，在这方面深入研究开发新药前途远大。由于除草剂的广泛应用，野老鹳草资源目前被破坏严重，应加强保护。

异叶天南星

【药名】　天南星。

【来源】　本品为天南星科植物异叶天南星*Arisaema heterophyllum* Bl.的干燥块茎。秋、冬二季茎叶枯萎时采挖，除去须根及外皮，干燥。

【植物形态要点】　块茎扁球形，直径2～4 cm。叶常单一，长30～50 cm；叶片鸟足状分裂，裂片13～19，有时更少或更多，倒披针形、长圆形、线状长圆形，全缘，暗绿色，背面淡绿色，中裂片无柄或具长15 mm的短柄，长3～15 cm，宽0.7～5.8 cm，比侧裂片几短1/2；侧裂片长7.7～24.2 cm，宽2.0～6.5 cm，向外渐小，排列成蝎尾状。佛焰苞管部圆柱形，长3.2～8.8 cm，粗1.0～2.5 cm，粉绿色，内面绿白色，喉部截形，外缘稍外卷；檐部卵形或卵状披针形，宽2.5～8.0 cm，长4～9 cm，下弯几成盔状，背面深绿色、淡绿色至淡黄色，先端骤狭渐尖。肉穗花序两性和雄花序单性。两性花序：下部雌花序长1.0～2.2 cm，上部雄花序长1.5～3.2 cm，此中雄花疏，大部分不育，有的退化为钻形中性花，稀为仅有钻形中性花的雌花序。单性雄花序长3～5 cm，粗3～5 mm，各种花序附属器基部粗5～11 mm，苍白色，向上细狭，长10～20 cm，至佛焰苞喉部以外之字形上升（稀下弯）。雌花球形，花柱明显，柱头小，胚珠3～4，直立于基底胎座上。

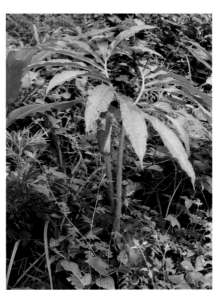

原植物

雄花具柄，花药2～4，白色，顶孔横裂。浆果黄红色、红色，圆柱形，长约5 mm，内有棒头状种子1枚，不育胚珠2～3枚，种子黄色，具红色斑点。花期4—5月，果期7—9月。

【功能主治】　散结消肿。外用治痈肿，蛇虫咬伤。

【生长环境与产地分布】　生于林下、灌丛。达州全市均有分布。

【资源保护与开发利用】　天南星为传统中药，在栽培技术、种子质量、种苗质量和药材质量等方面已经取得一些进展，但现代化水平还较低，从栽培方面看，体现在大田没有遮阴条件、没有科学的种植密度、间作套作模式、缺乏矿质营养对产量和质量影响的研究以及病虫害综合防治和科学采收加工措施等。达州市有一定的天南星种质资源，可进一步开发利用。

益母草

【药名】　益母草。

【来源】　本品为唇形科植物益母草*Leonurus japonicus* Houtt.的新鲜或干燥地上部分。鲜品春季幼苗期至初夏花前期采割；干品夏季茎叶茂盛、花未开或初开时采割，晒干，或切段晒干。

【植物形态要点】　一年生或二年生草本，有于其上密生须根的主根。茎直立，通常高30～120 cm，钝四棱形，微具槽，有倒向糙伏毛，在节及棱上尤为密集，在基部有时近于无毛，多分枝，或仅于茎中部以上有能育的小枝条。叶轮廓变化很大，茎下部叶轮廓为卵形，基部宽楔形，掌状3裂，裂片呈长圆状菱形至卵圆形，通常长2.5～6.0 cm，宽1.5～4.0 cm，裂片上再分裂，上面绿色，有糙伏毛，叶脉稍下陷，下面淡绿色，被疏柔毛及腺点，叶脉突出，叶柄纤细，长2～3 cm，由于叶基下延而在上部略具翅，腹面具槽，背面圆形，被糙伏毛；茎中部叶轮廓为菱形，较小，通常分裂成3个或偶有多个长圆状线形的裂片，基部狭楔形，叶柄长0.5～2.0 cm；花序最上部的苞叶近于无柄，线形或线状披针形，长3～12 cm，宽2～8 mm，全缘或具稀少牙齿。轮伞花序腋生，具8～15朵花，轮廓为圆球形，直径2.0～2.5 cm，多数远离而组成长穗状花序；小苞片刺状，向上伸出，基部略弯曲，比萼筒短，长约5 mm，有贴生的微柔毛；花梗无。花萼管状钟形，长6～8 mm，外面有贴生微柔毛，内面于离基部1/3以上被微柔毛，5脉，显著，齿5，前2齿靠合，长约3 mm，后3齿较短，等长，长约2 mm，齿均宽三角形，先端刺尖。花冠粉红色至淡紫红色，长1.0～1.2 cm，外面于伸出萼筒部分被柔毛，冠筒长约6 mm，等大，内面在离基部1/3处有近水平向的不明显鳞毛毛环，毛环在背面间断，其上部多少有鳞状毛，冠檐二唇形，上唇直伸，内凹，长圆形，长约7 mm，宽4 mm，全缘，内面无毛，边缘具纤毛，下唇略短于上唇，内面在基部疏被鳞状毛，3裂，中裂片倒心形，先端微缺，边缘薄膜质，基部收缩，侧裂片卵圆形，细小。雄蕊4，均延伸至上唇片之下，平行，前对较长，花丝丝状，扁平，疏被鳞状毛，花药卵圆形，二室。花柱丝状，略超出于雄蕊而与上唇片等长，无毛，先端相等2浅裂，裂片钻形。花盘平顶。子房褐色，无毛。小坚果长圆状三棱形，长2.5 mm，顶端截平而略宽大，基部楔形，淡褐色，光滑。花期通常在6—9月，果期9—10月。

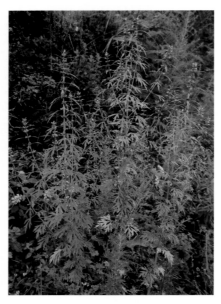

原植物

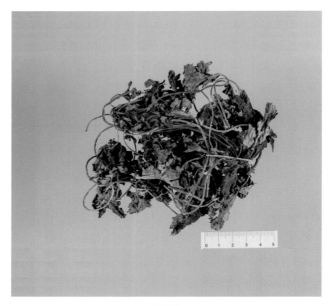

药材

【功能主治】 活血调经，利尿消肿，清热解毒。用于月经不调，痛经经闭，恶露不尽，水肿尿少，疮疡肿毒。
【生长环境与产地分布】 生于多种生境，尤以向阳处为多，以中低山为主，达州全市广泛分布。
【资源保护与开发利用】 益母草药用历史悠久，从古代方剂中的配伍使用到如今的临床制剂，益母草的开发利用从未停止。在医药领域，古代流传至今有超过300个处方中包含了益母草，如益母草散、益母汤等；现代同样开发出了很多含益母草的中成药，如益母草注射液、益母草片、八珍益母丸等。在食品领域，益母草已经被列为可用于保健食品的中药名单之中，具有很好的抗炎、抗菌作用，目前已有相关产品上市，如益母草蜂蜜、益母草茶等，开拓了保健食品领域的市场。在化工领域，益母草富含黄酮和酚酸类成分，具有很好的抗氧化作用，可加入化妆品中，如爽肤水、面膜等；另外，益母草中最主要的活性成分即为生物碱类，具有活血调经的功效，因此，加入了益母草的益母草卫生巾、益母草暖宝宝等妇科用品也是市场上的畅销产品。综上所述，我国益母草属植物资源在医药、保健品、轻化工等领域应用广泛，并且已经形成系列资源性产品。但是在其产业化的过程中仍然存在很多问题,资源利用途径不够多、资源利用率低、副产物废弃等,造成了资源浪费和环境污染。因此,对我国益母草属重要药用资源的进一步的开发利用迫在眉睫,对其产业化发展、提升资源利用率具有重要意义。

薏 米

【药名】薏苡仁。

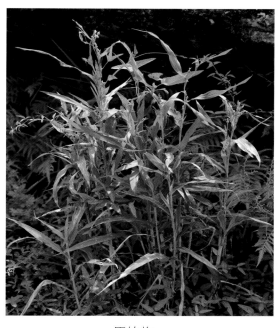
原植物

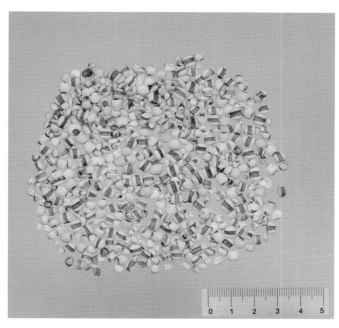
药材

【来源】 本品为禾本科植物薏米*Coix lacryma-jobi* L. var. *mayuen.* (Roman.) Stapf的干燥成熟种仁。秋季果实成熟时采割植株,晒干,打下果实,再晒干,除去外壳、黄褐色种皮和杂质,收集种仁。

【植物形态要点】 一年生粗壮草本,须根黄白色,海绵质,直径约3 mm。秆直立丛生,高1~2 m,具10多节,节多分枝。叶鞘短于其节间,无毛;叶舌干膜质,长约1 mm;叶片扁平宽大,开展,长10~40 cm,宽1.5~3.0 cm,基部圆形或近心形,中脉粗厚,在下面隆起,边缘粗糙,通常无毛。总状花序腋生成束,长4~10 cm,直立或下垂,具长梗。雌小穗位于花序之下部,外面包以骨质念珠状之总苞,总苞卵圆形,长7~10 mm,直径6~8 mm,珐琅质,坚硬,有光泽;第一颖卵圆形,顶端渐尖呈喙状,具10余脉,包围着第二颖及第一外稃;第二外稃短于颖,具3脉,第二内稃较小;雄蕊常退化;雌蕊具细长之柱头,从总苞之顶端伸出,颖果小,含淀粉少,常不饱满. 雄小穗2~3对,着生于总状花序上部,长1~2 cm;无柄雄小穗长6~7 mm,第一颖草质,边缘内折成脊,具有不等宽之翼,顶端钝,具多数脉,第二颖舟形;外稃与内稃膜质;第一及第二小花常具雄蕊3枚,花药橘黄色,长4~5 mm;有柄雄小穗与无柄者相似,或较小而呈不同程度的退化。

【功能主治】 利水渗湿,健脾止泻,除痹,排脓,解毒散结。用于水肿,脚气,小便不利,脾虚泄泻,湿痹拘挛,肺痈,肠痈,赘疣,癌肿。

【生长环境与产地分布】 多生于海拔200~2 000 m的湿润的屋旁、池塘、河沟、山谷、溪涧或易受涝的农田等地方,野生或栽培。达州全市均有分布。

【资源保护与开发利用】 目前我国有关薏苡属的分类尚有分歧,特别是《中国药典》与植物学分类著作中的名称尚不一致,应尽快加以统一,更有利于种质的评价研究和交流利用。另外,我国西南地区是薏苡的原产地,应加强对重点地区种质资源考察,以往收集的地区主要在广西、贵州、安徽和江浙地区,而其他省、市相对较少。近两年,我们对云南西双版纳地区的薏苡资源进行了初步考察,发现该地区薏苡资源的多样性极其丰富,同时由于植被的破坏,抢救野生种质的任务也十分紧迫。

⌘ 阴行草 ⌘

【药名】 北刘寄奴。

【来源】 本品为玄参科植物阴行草*Siphonostegia chinensis* Benth.的干燥全草。秋季采收,除去杂质,晒干。

【植物形态要点】 一年生草本,直立,高30~60 cm,有时可达80 cm,干时变为黑色,密被锈色短毛。主根不发达或稍稍伸长,木质,直径约2 mm,有的增粗,直径可达4 mm,很快即分为多数粗细不等的侧根而消失,侧根长3~7 cm,纤锥状,常水平开展,须根多数,散生。茎多单条,中空,基部常有少数宿存膜质鳞片,下部常不分枝,而上部多分枝;枝对生,1~6对,细长,坚挺,多以45°角叉分,稍具棱角,密被无腺短毛。叶对生,全部为茎出,下部者常早枯,上部者茂密,相距很近,仅1~2 cm,无柄或有短柄,柄长可达1 cm,叶片基部下延,扁平,密被短毛;叶片厚纸质,广卵形,长8~55 mm,宽4~60 mm,两面皆密被短毛,中肋在上面微凹入,背面明显凸出,缘作疏远的二回羽状全裂,裂片仅约3对,仅下方两枚羽状开裂,小裂片1~3枚,外侧者较长,内侧裂片较短或无,线形或线状披针形,宽1~2 mm,锐尖头,全缘。花对生于茎枝上部,或有时假对生,构成稀疏的总状花序;苞片叶状,较萼短,羽状深裂或全裂,密被短毛;花梗短,长1~2 mm,纤

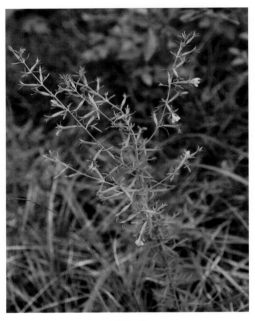

原植物

细,密被短毛,有一对小苞片,线形,长约10 mm;花萼管部很长,顶端稍缩紧,长10~15 mm,厚膜质,密被短毛,10条主脉质地厚而粗壮,显著凸出,使处于其间的膜质部分凹下成沟,无网纹,齿5枚,绿色,质地较厚,密被短毛,长为萼管的1/4~1/3,线状披针形或卵状长圆形,近于相等,全缘,或偶有1~2锯齿;花冠上唇红紫色,下唇黄色,长22~25 mm,外面密被长纤毛,内面被短毛,花管伸直,纤细,长12~14 mm,顶端略膨大,稍伸出于萼管外,上唇镰状弓曲,顶端截形,额稍圆,前方突然向下前方作斜截形,有时略作啮痕状,其上角有一对短齿,背部密被特长的纤毛,毛长1~2 mm;下唇约与上唇等长或稍长,顶端3裂,裂片卵形,端均具小凸尖,中裂与侧裂等见而较短,向前凸出,褶襞的前部高凸并作袋状伸长,向前伸出与侧裂等长,向后方渐低而终止于管喉,不被长纤毛,沿褶缝边缘质地较薄,并有啮痕状齿;雄蕊二强,着生于花管的中上部,前方一对花丝较短,着生的部位较高,2对花栋下部被短纤毛,花药2室,长椭圆形,背着,纵裂,开裂后常成新月形弯曲;子房长卵形,长约4 mm,柱头头状,常伸出于盔外。蒴果被包于宿存的萼内,约与萼管等长,披针状长圆形,长约15 mm,直径约2.5 mm,顶端稍偏斜,有短尖头,黑褐色,稍具光泽,并有10条不十分明显的纵沟较;种子多数,黑色,长卵圆形,长约0.8 mm,具微高的纵横凸起,横的8~12条,纵的约8条,将种皮隔成许多横长的网眼,纵凸中有5条凸起较高成窄翅,一面有1条龙骨状宽厚而肉质半透明之翅,其顶端稍外卷。花期6—8月。

【功能主治】 活血祛瘀,通经止痛,凉血,止血,清热利湿。用于跌打损伤,外伤出血,瘀血经闭,月经不

调, 产后瘀痛, 癥瘕积聚, 血痢, 血淋, 湿热黄疸, 水肿腹胀, 白带过多。

【生长环境与产地分布】 生于海拔800 m左右的干山坡与草地中。达州全市零星分布。

【资源保护与开发利用】 北刘寄奴主要含有苯乙醇苷、黄酮等成分, 具有显著的抗炎、保肝、调节免疫作用。北刘寄奴为冷背药材, 目前对北刘寄奴的研究较少, 有待进一步加强。

茵陈蒿

【药名】 茵陈。

【来源】 本品为菊科植物茵陈蒿*Artemisia capillaris* Thunb.的干燥地上部分。春季幼苗高6~10 cm时采收或秋季花蕾长成至花初开时采割, 除去杂质和老茎, 晒干。春季采收的习称"绵茵陈", 秋季采割的称"花茵陈"。

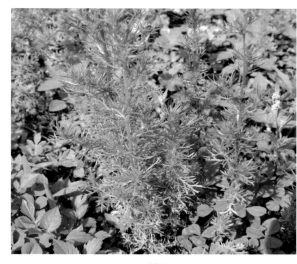
原植物

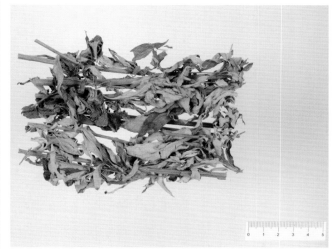
药材

【植物形态要点】 半灌木状草本, 植株有浓烈的香气。主根明显木质, 垂直或斜向下伸长; 根茎直径5~8 mm, 直立, 稀少斜上展或横卧, 常有细的营养枝。茎单生或少数, 高40~120 cm或更长, 红褐色或褐色, 有不明显的纵棱, 基部木质, 上部分枝多, 向上斜伸展; 茎、枝初时密生灰白色或灰黄色绢质柔毛, 后渐稀疏或脱落无毛。营养枝端有密集叶丛, 基生叶密集着生, 常呈莲座状; 基生叶、茎下部叶与营养枝叶两面均被棕黄色或灰黄色绢质柔毛, 后期茎下部叶被毛脱落, 叶卵圆形或卵状椭圆形, 长2~4 (~5) cm, 宽1.5~3.5 cm, 二 (至三) 回羽状全裂, 每侧有裂片2~3 (~4) 枚, 每裂片再3~5全裂, 小裂片狭线形或狭线状披针形, 通常细直, 不弧曲, 长5~10 mm, 宽0.5~1.5 (~2.0) mm, 叶柄长3~7 mm, 花期上述叶均萎谢; 中部叶宽卵形、近圆形或卵圆形, 长2~3 cm, 宽1.5~2.5 cm, (一至) 二回羽状全裂, 小裂片狭线形或丝线形, 通常细直、不弧曲, 长8~12 mm, 宽0.3~1.0 mm, 近无毛, 顶端微尖, 基部裂片常半抱茎, 近无叶柄; 上部叶与苞片叶羽状5全裂或3全裂, 基部裂片半抱茎。头状花序卵球形, 稀近球形, 多数, 直径1.5~2.0 mm, 有短梗及线形的小苞叶, 在分枝的上端或小枝端偏向外侧生长, 常排成复总状花序, 并在茎上端组成大型、开展的圆锥花序; 总苞片3~4层, 外层总苞片草质, 卵形或椭圆形, 背面淡黄色, 有绿色中肋, 无毛, 边膜质, 中、内层总苞片椭圆形, 近膜质或膜质; 花序托小, 凸起; 雌花6~10朵, 花冠狭管状或狭圆锥状, 檐部具2 (~3) 裂齿, 花柱细长, 伸出花冠外, 先端2叉, 叉端尖锐; 两性花3~7朵, 不孕育, 花冠管状, 花药线形, 先端附属物尖, 长三角形, 基部圆钝, 花柱短, 上端棒状, 2裂, 不叉开, 退化子房极小。瘦果长圆形或长卵形。花果期7—10月。

【功能主治】 清利湿热, 利胆退黄。用于黄疸尿少, 湿温暑湿, 湿疮瘙痒。

【生长环境与产地分布】　生于低海拔地区河岸、海岸附近的湿润沙地、路旁及低山坡地区。达州全市零星分布。

【资源保护与开发利用】　茵陈蒿分布于全国各地,资源丰富。其为药用、食用的多功能植物,并有毒性低、价廉等优点。其种子蛋白质氨基酸含量高且种类齐全,有很高的营养保健功能,因而是利用价值很高的原料植物。茵陈蒿在化妆品工业中也具有一定的发展前景。

银 杏

【药名】　白果/银杏叶。

【来源】　本品为银杏科植物银杏*Ginkgo biloba* L.的干燥成熟种子或叶。秋季种子成熟时采收,除去肉质外种皮,洗净,稍蒸或略煮后,烘干。叶片秋季叶尚绿时采收,及时干燥。

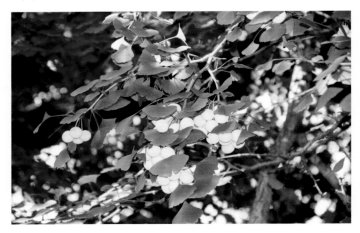

原植物

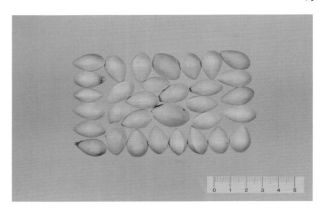

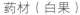

药材（白果）

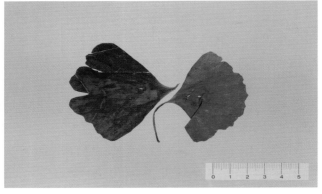

药材（银杏叶）

【植物形态要点】　乔木,高达40 m,胸径可达4 m;幼树树皮浅纵裂,大树之皮呈灰褐色,深纵裂,粗糙;幼年及壮年树冠圆锥形,老则广卵形;枝近轮生,斜上伸展（雌株的大枝常较雄株开展）;一年生的长枝淡褐黄色,二年生以上变为灰色,并有细纵裂纹;短枝密被叶痕,黑灰色,短枝上亦可长出长枝;冬芽黄褐色,常为卵圆形,先端钝尖。叶扇形,有长柄,淡绿色,无毛,有多数叉状并列细脉,顶端宽5～8 cm,在短枝上常具波状缺刻,在长枝上常2裂,基部宽楔形,柄长3～10（多为5～8）cm,幼树及萌生枝上的叶常较大而深裂（叶片长达13 cm,宽15 cm）,有时裂片再分裂（这与较原始的化石种类之叶相似）,叶在一年生长枝上螺旋状散生,在短枝上3～8叶呈簇生状,秋季落叶前变为黄色。球花雌雄异株,单性,生于短枝顶端的鳞片状叶的腋内，呈簇生状；雄球花葇荑花序状，下垂，雄蕊排列疏松，具短梗，花药常2个，长椭圆形，药室纵裂，药隔不发；雌球花具长梗，梗端常分两叉，稀3～5叉或不分叉，每叉顶生一盘状珠座，胚珠着生其上，通常仅一个叉端的胚珠发育成种子，风媒传粉。种子具长梗，下垂，常为椭圆形、长倒卵形、卵圆形或近圆球形，长2.5～3.5 cm，直径为2 cm，外种皮肉质，熟时黄色或橙黄色，外被白粉，有臭味；中种皮白色，骨质，具2～3条纵脊；内种皮膜质，淡红褐色；胚乳肉质，味甘略苦；子叶2枚，稀3枚，发芽时不出土，初生叶2～5片，宽条形，长约5 mm，宽约2 mm，先端微凹，第4或第5片起之后生叶扇形，先端具一深裂及不规则的波状缺刻，叶柄长0.9～2.5 cm；有主根。花期3—4月，种子9—10月成熟。

【功能主治】 白果敛肺定喘，止带缩尿。用于痰多喘咳，带下白浊，遗尿尿频。银杏叶活血化瘀，通络止痛，敛肺平喘，化浊降脂。用于瘀血阻络，胸痹心痛，中风偏瘫，肺虚咳喘，高脂血症。

【生长环境与产地分布】 多为栽培。达州全市均有分布。

【资源保护与开发利用】 银杏资源的开发利用，已受到越来越多国家的重视。我国作为银杏的特产国，拥有世界3/4的资源。虽然对其综合开发利用进行了不少研究，取得了一定成果，但由于研究开发的力度和深度不如欧美一些国家，大多以原料出口，附加值低，因此收益损失巨大。

近年来，银杏作为一种绿色保健品已风靡世界各地，国外研究开发银杏制剂方兴未艾，据报道从银杏叶到其制剂产品，经济收益升值可达100倍，因此，我国的银杏产业必须以市场经济为导向，充分发挥资源优势，加强银杏研究开发的力度和深度，使银杏产业持续发展，并步入资源基地化、产品系列化、质量标准化的轨道，提高产品在国际市场的竞争力，使我国银杏开发事业跻身于世界先进行列。

❦ 有柄石韦 ❦

【药名】 石韦。

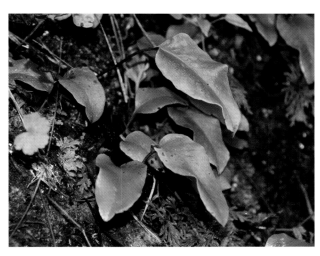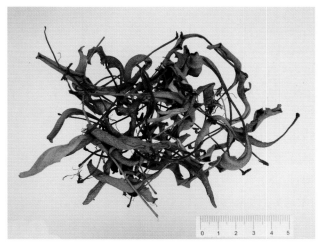

| 原植物 | 药材 |

【来源】 本品为水龙骨科植物有柄石韦*Pyrrosia petiolosa* (Christ) Ching的干燥叶。全年均可采收，除去根茎和根，晒干或阴干。

【植物形态要点】 植株高5～15 cm。根状茎细长横走，幼时密被披针形棕色鳞片；鳞片长尾状渐尖头，边缘具睫毛。叶远生，一型；具长柄，通常等于叶片长度的1/2～2倍长，基部被鳞片，向上被星状毛，棕色或灰棕色；叶片椭圆形，急尖短钝头，基部楔形，下延，干后厚革质，全缘，上面灰淡棕色，有洼点，疏被星状毛，下面被厚层星状毛，初为淡棕色，后为砖红色。主脉下面稍隆起，上面凹陷，侧脉和小脉均不明显。

孢子囊群布满叶片下面,成熟时扩散并汇合。

【功能主治】 利尿通淋,清肺止咳,凉血止血。用于热淋,血淋,石淋,小便不通,淋漓涩痛,肺热喘咳,吐血,衄血,尿血,崩漏。

【生长环境与产地分布】 多附生于海拔250~2 200 m的干旱裸露岩石上。达州全市均有分布。

【资源保护与开发利用】 石韦近年来由于具有较好的临床疗效(抗泌尿系统结石等)而备受关注,但在目前已有的研究中,石韦的药理研究仅在泌尿系统结石方面,许多药理作用机制尚处于探索阶段,有柄石韦的药效学研究尚未见报道。应进一步加强其药效学研究,将其药理作用与化学成分研究结合起来,着重进行其有效部位及有效成分的筛选,以阐明石韦的药效成分及其药理作用机制,为进一步开发石韦提供科学依据。

❧ 柚 ❧

【药名】 化橘红。

【来源】 本品为芸香科植物柚Citrus grandis (L.)Osbeck的未成熟或近成熟的干燥外层果皮。习称"光七爪""光五爪"。夏季果实未成熟时采收,置沸水中略烫后,将果皮割成5或7瓣,除去果瓤和部分中果皮,压制成形,干燥。

【植物形态要点】 乔木。嫩枝、叶背、花梗、花萼及子房均被柔毛,嫩叶通常暗紫红色,嫩枝扁且有棱。叶质颇厚,色浓绿,阔卵形或椭圆形,连翼叶长9~16 cm,宽4~8 cm,或更大,顶端钝或圆,有时短尖,基部圆,翼叶长2~4 cm,宽0.5~3.0 cm,个别品种的翼叶甚狭窄。总状花序,有时兼有腋生单花;花蕾淡紫红色,稀乳白色;花萼不规则3~5浅裂;花瓣长1.5~2.0 cm;雄蕊25~35枚,有时部分雄蕊不育;花柱粗长,柱头略较子房大。果圆球形,扁圆形,梨形或阔圆锥状,横径通常

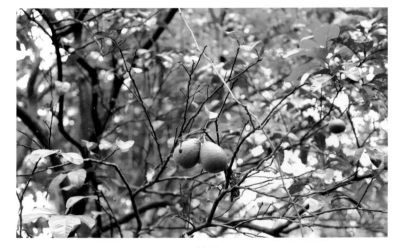
原植物

10 cm以上,淡黄或黄绿色,杂交种有朱红色的,果皮甚厚或薄,海绵质,油胞大,凸起,果心实但松软,瓣囊10~15或多至19瓣,汁白色、粉红色或鲜红色,少有带乳黄色;种子200余粒,亦有无子的,形状不规则,通常近似长方形,上部质薄且常截平,下部饱满,多兼有发育不全的,有明显纵肋棱,子叶乳白色,单胚。花期4—5月,果期9—12月。

【功能主治】 理气宽中,燥湿化痰。用于咳嗽痰多,食积伤酒,呕恶痞闷。

【生长环境与产地分布】 栽培。达州全市均有分布。

【资源保护与开发利用】 化橘红为名贵中药,目前对其化学成分的研究主要集中在柚皮甙、黄酮类和多糖成分阶段,还未对其主要有效成分及其药理作用进行全面和系统的研究,鉴于广东化州产的化橘红功效远高于其他产地的橘红产品,故应进一步探索不同产地、不同部位、不同生长期化学成分的变化规律和主要差异,采用现代科学手段筛选出主要有效成分,为合理开发该植物资源提供科学依据。

玉 竹

【药名】 玉竹。

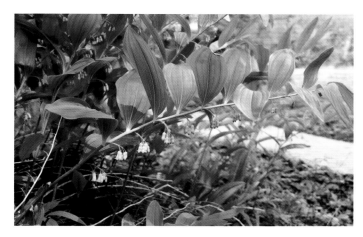

原植物

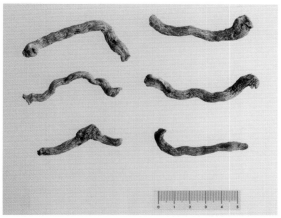

药材

【来源】 本品为百合科植物玉竹*Polygonatum odoratum* (Mill.) Druce的干燥根茎。秋季采挖，除去须根，洗净，晒至柔软后，反复揉搓、晾晒至无硬心，晒干；或蒸透后，揉至半透明，晒干。

【植物形态要点】 根状茎圆柱形，直径5～14 mm。茎高20～50 cm，具7～12叶。叶互生，椭圆形至卵状矩圆形，长5～12 cm，宽3～16 cm，先端尖，下面带灰白色，下面脉上平滑至呈乳头状粗糙。花序具1～4花（在栽培情况下，可多至8朵），总花梗（单花时为花梗）长1.0～1.5 cm，无苞片或有条状披针形苞片；花被黄绿色至白色，全长13～20 mm，花被筒较直，裂片长3～4 mm；花丝丝状，近平滑至具乳头状突起，花药长约4 mm；子房长3～4 mm，花柱长10～14 mm。浆果蓝黑色，直径7～10 mm，具7～9颗种子。花期5—6月，果期7—9月。

【功能主治】 养阴润燥，生津止渴。用于肺胃阴伤，燥热咳嗽，咽干口渴，内热消渴。

【生长环境与产地分布】 栽培。分布于大竹县。

【资源保护与开发利用】 玉竹药用价值丰富，且可药食两用，具有广泛的开发应用前景。玉竹作为一种优良的滋养、防燥、降压祛暑的保健药材越来越受人们的喜爱，作为保健食品的需求量远远高于医药行业的需求量。近年来，市场需求直线上升，价格稳中有升。

鸢 尾

【药名】 川射干。

【来源】 本品为鸢尾科植物鸢尾*Iris tectorum* Maxim.的干燥根茎。全年均可采挖，除去须根及泥沙，干燥。

【植物形态要点】 多年生草本，植株基部围有老叶残留的膜质叶鞘及纤维。根状茎粗壮，二歧分枝，直径约1 cm，斜伸；须根较细而短。叶基生，黄绿色，稍弯曲，中部略宽，宽剑形，长15～50 cm，宽1.5～3.5 cm，顶端渐尖或短渐尖，基部鞘状，有数条不明显的纵脉。花茎光滑，高20～40 cm，顶部常有1～2个短侧枝，中、下部有1～2枚茎生叶；苞片2～3枚，绿色，草质，边缘膜质，色淡，披针形或长卵圆形，长5～7.5 cm，宽2.0～2.5 cm，顶端渐尖或长渐尖，内包含有1～2朵花；花蓝紫色，直径约10 cm；花梗甚短；花被管细长，长约3 cm, 上端膨大成喇叭形, 外花被裂片圆形或宽卵形, 长5～6 cm, 宽约 4 cm, 顶端微凹, 爪部狭楔形, 中脉上有不规则的鸡冠状附属物, 成不整齐的繸状裂, 内花被裂片椭圆形, 长4.5～5.0 cm, 宽约3 cm, 花盛开时向外平展, 爪部突然变细; 雄蕊长约2.5 cm, 花药鲜黄色, 花丝细长, 白色; 花柱分枝扁平, 淡蓝色, 长约3.5 cm, 顶端裂片近四方形, 有疏齿, 子房纺锤状圆柱形, 长1.8～2.0 cm。蒴果长椭圆形或倒卵形, 长4.5～6.0 cm, 直径2.0～2.5 cm, 有6条明显的肋, 成熟时自上而下3瓣裂; 种子黑褐色, 梨形, 无附属物。花期4—5月, 果期6—8月。

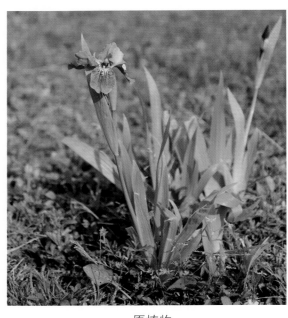
原植物

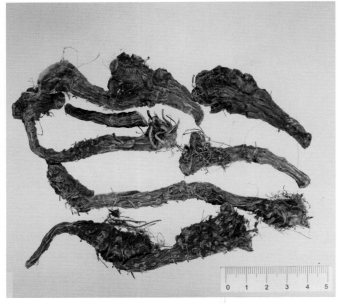
药材

【功能主治】　清热解毒, 祛痰, 利咽。用于热毒痰火郁结, 咽喉肿痛, 痰涎壅盛, 咳嗽气喘。

【生长环境与产地分布】　生于向阳坡地、林缘, 有时栽培。达州全市广泛分布。

【资源保护与开发利用】　川射干为川产道地药材, 自20世纪90年代以来, 四川省中药研究所（现四川省中医药科学院）致力于川射干的系统开发研究, 经过近20年的研究, 获得新药证书1项, 新药临床批件2项, 发明专利5项, 对其化学成分、药物、药理、生药以及射干苷元衍生物方面作了广泛的研究。表明了川射干具有良好的市场前景。

圆叶牵牛

【药名】　牵牛子。

【来源】　本品为旋花科植物圆叶牵牛*Pharbitis purpurea* (L.)Voigt.的干燥成熟种子。秋末果实成熟、果壳未开裂时采割植株, 晒干, 打下种子, 除去杂质。

【植物形态要点】　一年生缠绕草本, 茎上被倒向的短柔毛, 杂有倒向或开展的长硬毛。叶圆心形或宽卵状心形, 长4～18 cm, 宽3.5～16.5 cm, 基部圆形、心形, 顶端锐尖、骤尖或渐尖, 通常全缘, 偶有3裂, 两面疏或密被刚伏毛; 叶柄长2～12 cm, 毛被与茎同。花腋生, 单一或2～5朵着生于花序梗顶端成伞形聚伞花序, 花序梗比叶柄短或近等长, 长4～12 cm, 毛被与茎相同; 苞片线形, 长6～7 mm, 被开展的长硬毛; 花梗长1.2～1.5 cm, 被倒向短柔毛及长硬毛; 萼片近等长, 长1.1～1.6 cm, 外面3片长椭圆形, 渐尖, 内面2片线状披针形, 外面均被开展的硬毛, 基部更密; 花冠漏斗状, 长4～6 cm, 紫红色、红色或白色, 花冠管通常白色, 瓣中带于内面色深, 外面色淡; 雄蕊与花柱内藏; 雄蕊不等长, 花丝基部被柔毛; 子房无毛, 3室, 每室2胚珠,柱头头状；花盘环状。蒴果近球形，直径9～10 mm，3瓣裂。种子卵状三棱形，长约5 mm，黑褐色或米黄色，被极短的糠秕状毛。

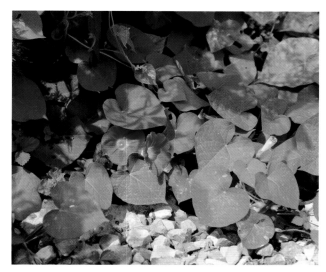

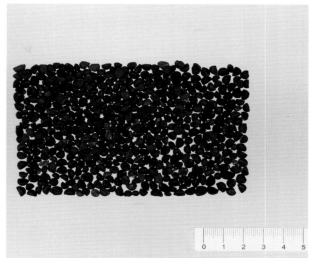

原植物　　　　　　　　　　　　　　药材

【功能主治】 泻水通便，消痰涤饮，杀虫攻积。用于水肿胀满，二便不通，痰饮积聚，气逆喘咳，虫积腹痛。

【生长环境与产地分布】 生于田边、路边、宅旁或山谷林内，栽培或野生。

【资源保护与开发利用】 随着对牵牛子研究的不断深入，其治疗范围不断扩大，在抗肿瘤方面亦有疗效。现代药理实验证明牵牛子对人体有毒，因此临床使用牵牛子应注意辨证、炮制、配伍和用量等方面，做到安全有效，使其更好地服务于人类健康。

月季花

【药名】 月季花。

【来源】 本品为蔷薇科植物月季*Rosa chinensis* Jacq.的干燥花。全年均可采收，花微开时采摘，阴干或低温干燥。

【植物形态要点】 直立灌木，高1～2 m；小枝粗壮，圆柱形，近无毛，有短粗的钩状皮刺。小叶3～5，稀7，连叶柄长5～11 cm，小叶片宽卵形至卵状长圆形，长2.5～6.0 cm，宽1～3 cm，先端长渐尖或渐尖，基部近圆形或宽楔形，边缘有锐锯齿，两面近无毛，上面暗绿色，常带光泽，下面颜色较浅，顶生小叶片有柄，侧生小叶片近无柄，总叶柄较长，有散生皮刺和腺毛；托叶大部贴生于叶柄，仅顶端分离部分成耳状，边缘常有腺毛。花几朵集生，稀单生，直径4～5 cm；花梗长2.5～6.0 cm，近无毛

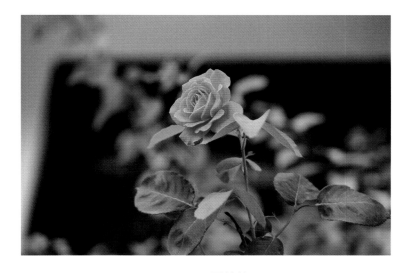

原植物

或有腺毛，萼片卵形，先端尾状渐尖，有时呈叶状，边缘常有羽状裂片，稀全缘，外面无毛，内面密被长柔毛；花瓣重瓣至半重瓣，红色、粉红色至白色，倒卵形，先端有凹缺，基部楔形；花柱离生，伸出萼筒口外，约与雄蕊等长。果卵球形或梨形，长1～2 cm，红色，萼片脱落。花期4—9月，果期6—11月。

【功能主治】　活血调经，疏肝解郁。用于气滞血瘀，月经不调，痛经，闭经，胸胁胀痛。

【生长环境与产地分布】　栽培。达州全市均有分布。

【资源保护与开发利用】　月季花既可调肝气以解郁，又能和肝血以散癖，为一香而不燥、清而不浊、和而不猛之中药，尤宜用于月经病。其花根及叶均可入药，具有较好的疏肝理气、活血调经等功效，可运用现有的科技手段，从月季的药理出发，开发其与众不同的功效，如月季花也可作为制备香水及食用香精的原料等。预计月季花在食品、保健品、化妆品和医药等领域将有更广泛的应用。

❧ 枣 ❧

【药名】　大枣。

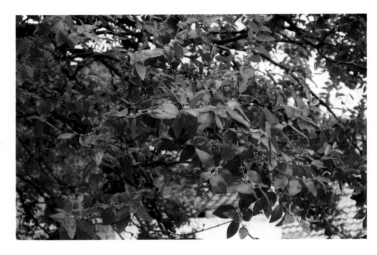
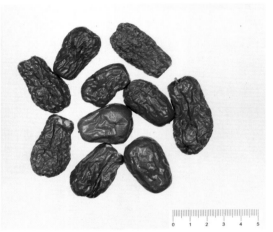

原植物　　　　　　　　　　　　　　　药材

【来源】　本品为鼠李科植物枣*Ziziphus jujuba* Mill.的干燥成熟果实。秋季果实成熟时采收，晒干。

【植物形态要点】　落叶小乔木，稀灌木，高10余m；树皮褐色或灰褐色；有长枝，短枝和无芽小枝（即新枝）比长枝光滑，紫红色或灰褐色，呈之字形曲折，具2个托叶刺，长刺可达3 cm，粗直，短刺下弯，长4～6 mm；短枝短粗，矩状，自老枝发出；当年生小枝绿色，下垂，单生或2～7个簇生于短枝上。叶纸质，卵形，卵状椭圆形，或卵状矩圆形；长3～7 cm，宽1.5～4.0 cm，顶端钝或圆形，稀锐尖，具小尖头，基部稍不对称，近圆形，边缘具圆齿状锯齿，上面深绿色，无毛，下面浅绿色，无毛或仅沿脉多少被疏微毛，基生三出脉；叶柄长1～6 mm，或在长枝上的可达1 cm，无毛或有疏微毛；托叶刺纤细，后期常脱落。花黄绿色，两性，5基数，无毛，具短总花梗，单生或2～8个密集成腋生聚伞花序；花梗长2～3 mm；萼片卵状三角形；花瓣倒卵圆形，基部有爪，与雄蕊等长；花盘厚，肉质，圆形，5裂；子房下部藏于花盘内，与花盘合生，2室，每室有1胚珠，花柱2半裂。核果矩圆形或长卵圆形，长2.0～3.5 cm，直径1.5～2.0 cm，成熟时红色，后变红紫色，中果皮肉质，厚，味甜，核顶端锐尖，基部锐尖或钝，2室，具1或2种子，果梗长2～5 mm；种子扁椭圆形，长约1 cm，宽8 mm。花期5—7月，果期8—9月。

【功能主治】　补中益气，养血安神。用于脾虚食少，乏力便溏，妇人脏躁。

【生长环境与产地分布】　栽培。全市均有分布。

【资源保护与开发利用】　我国的大枣资源丰富，疗效确切，但目前大枣总体仍以食品为主要应用形式，其广泛的药理效应尚未得到充分的开发利用。随着中医药科研水平的不断提高，国际贸易需求日趋增长，客观上要求对大枣化学成分、药理活性的研究不断深入，特别是对其所含单体化合物药理活性、作用机制的深层次阐述，将有助于研发更符合国际标准、更适应市场需求、高科技含量的大枣产品，充分发挥其安全、稳定、卓著的药效功能，更好地为人类健康服务。

此外，在中医传统药效中，大枣和中缓急、调和诸药，在《伤寒论》的113条经方中就有58例使用了大枣，可以说其缓急和中的独特作用是中医药性理论中极具特色的组成部分，但遗憾的是，对大枣这一药性特征的研究未引起充分的重视，更重要的一点，大枣药食同源，历来被人们当作食物，毒副作用很小，安全性得以保障。同时枣树具有部分观赏价值，果实成熟后，人们参与采摘亦可以创造价值，故大枣产业发展前景乐观。

皂 荚

【药名】 大皂角/皂角刺。

【来源】 本品为豆科植物皂荚*Gleditsia sinensis* Lam.的干燥成熟果实。秋季果实成熟时采摘，晒干。干燥棘刺。全年均可采收，干燥，或趁鲜切片，干燥。

【植物形态要点】 落叶乔木或小乔木，高可达30 m；枝灰色至深褐色；刺粗壮，圆柱形，常分枝，多呈圆锥状，长达16 cm。叶为一回羽状复叶，长10～18（26）cm；小叶（2）3～9对，纸质，卵状披针形至长圆形，长2.0～8.5（12.5）cm，宽1～4（6）cm，先端急尖或渐尖，顶端圆钝，具小尖头，基部圆形或楔形，有时稍歪斜，边缘具细锯齿，上面被短柔毛，下面中脉上稍被柔毛；网脉明显，在两面凸起；小叶柄长1～2（5）mm，被短柔毛。花杂性，黄白色，组成总状花序；花序腋

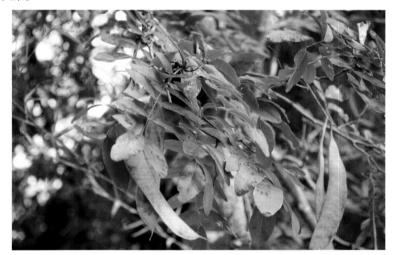

原植物

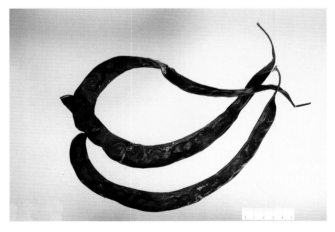

大皂角

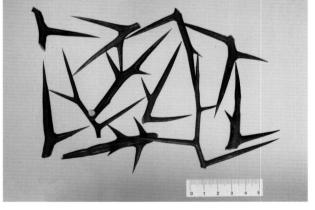

皂角刺

生或顶生，长5～14 cm，被短柔毛；雄花：直径9～10 mm；花梗长2～8（10）mm；花托长2.5～3.0 mm，深棕色，外面被柔毛；萼片4，三角状披针形，长3 mm，两面被柔毛；花瓣4，长圆形，长4～5 mm，被微柔毛；雄蕊8（6）；退化雌蕊长2.5 mm；两性花：直径10～12 mm；花梗长2～5 mm；萼、花瓣与雄花的相似，唯萼片长4～5 mm，花瓣长5～6 mm；雄蕊8；子房缝线上及基部被毛（偶有少数湖北标本子房全体被毛），柱头浅2裂；胚珠多数。荚果带状，长12～37 cm，宽2～4 cm，劲直或扭曲，果肉稍厚，两面凸起，或有的荚果短小，多少呈柱形，长5～13 cm，宽1.0～1.5 cm，弯曲作新月形，通常称猪牙皂，内无种子；果颈长1.0～3.5 cm；果瓣革质，褐棕色或红褐色，常被白色粉霜；种子多颗，长圆形或椭圆形，长11～13 mm，宽8～9 mm，棕色，光亮。花期3—5月；果期5—12月。

【功能主治】　大皂角：祛痰开窍，散结消肿。用于中风口噤，昏迷不醒，癫痫痰盛，关窍不通，喉痹痰阻，顽痰喘咳，咳痰不爽，大便燥结；外治痈肿。皂角刺：消肿托毒，排脓，杀虫。用于痈疽初起或脓成不溃；外治疥癣麻风。

【生长环境与产地分布】　栽培。达州全市均有分布。

【资源保护与开发利用】　皂荚作为优良的多功能树种，其生态效应、经济效应及其在园林绿化和造林中的地位已得到认可。但是，皂荚自然种群数量不断减少，群体处于濒危状态，其潜在的园林绿化及造林应用价值还未被完全利用，同时对皂荚的认识还有许多空白，有必要对其进行全面而系统的研究，使这一资源得到持续开发和有效利用。对皂荚开展研究，首先要加强遗传资源的保护；其次，要系统开展皂荚的生物学、生态学、生理学研究，为皂荚资源的保护、发展及开发利用提供科学依据和技术支撑；再次，深入开展皂荚在园林绿化、造林以及其他领域的应用研究，进行多地点区域性试验，以便更好地服务于城乡建设。

❧　东方泽泻　❧

【药名】　泽泻。

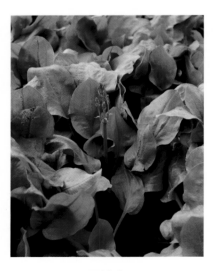
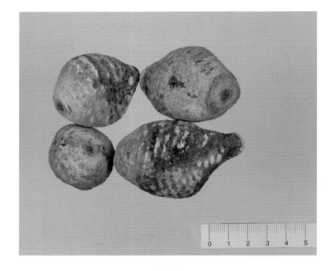

原植物　　　　　　　　　　　　　　　　　　　药材

【来源】　本品为泽泻科植物东方泽泻 *Alisma orientale* (Sam.) Juzep. 的干燥块茎。冬季茎叶开始枯萎时采挖，洗净，干燥，除去须根和粗皮。

【植物形态要点】　多年生水生或沼生草本。块茎直径1.0～3.5 cm，或更大。叶通常多数；沉水叶条形或披针形；挺水叶宽披针形、椭圆形至卵形，长2～11 cm，宽1.3～7.0 cm，先端渐尖，稀急尖，基部宽楔形、浅心形，叶脉通常5条，叶柄长1.5～30 cm，基部渐宽，边缘膜质。花葶高78～100 cm，或更高；花序长15～50 cm，或更长，具3～8轮分枝，每轮分枝3～9枚。花两性，花梗长1.0～3.5 cm；外轮花被片广卵形，长2.5～3.5 mm，宽2～3 mm，通常具7脉，边缘膜质，内轮花被片近圆形，远大于外轮，边缘具不规则粗齿，白色，粉红色或浅紫色；心皮17～23枚，排列整齐，花柱直立，长7～15 mm，长于心皮，柱头短，为花柱的1/9～1/5；花丝长1.5～1.7 mm，基部宽约0.5 mm，花药长约1 mm，椭圆形，黄色，或淡绿色；花托平凸，高约0.3 mm，近圆形。瘦果椭圆形，或近矩圆形，长约2.5 mm，宽约1.5 mm，背部具1～2条不明显浅沟，下部平，果喙自腹侧伸出，喙基部凸起，膜质。种子紫褐色，具凸起。花果期5—10月。

【功能主治】 利水渗湿，泄热，化浊降脂。用于小便不利，水肿胀满，泄泻尿少，痰饮眩晕，热淋涩痛，高脂血症。

【生长环境与产地分布】 栽培。产开江县。

【资源保护与开发利用】 泽泻为常用中药，近年，出现了以泽泻为主要成分的食疗产品，主要用于减肥及冠心病、高血压病、糖尿病、脑血管疾病的预防，具有广阔的市场前景。

❧ 樟 ❧

【药名】 天然冰片。

【来源】 本品为樟科植物樟*Cinnamomum camphora* (L.) Presl的新鲜枝、叶经提取加工制成。

【植物形态要点】 常绿大乔木，高可达30 m，直径可达3 m，树冠广卵形；枝、叶及木材均有樟脑气味；树皮黄褐色，有不规则的纵裂。顶芽广卵形或圆球形，鳞片宽卵形或近圆形，外面略被绢状毛。枝条圆柱形，淡褐色，无毛。叶互生，卵状椭圆形，长6～12 cm，宽2.5～5.5 cm，先端急尖，基部宽楔形至近圆形，边缘全缘，软骨质，有时呈微波状，上面绿色或黄绿色，有光泽，下面黄绿色或灰绿色，晦暗，两面无毛或下面幼时略被微柔毛，具离基三出脉，有时过渡到基部具不明显的5脉，中脉两面明显，上部每边有侧脉（1～）

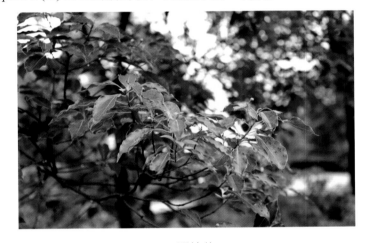
原植物

3～5（～7）条，基生侧脉向叶缘一侧有少数支脉，侧脉及支脉脉腋上面明显隆起，下面有明显腺窝，窝内常被柔毛；叶柄纤细，长2～3 cm，腹凹背凸，无毛。圆锥花序腋生，长3.5～7.0 cm，具梗，总梗长2.5～4.5 cm，与各级序轴均无毛或被灰白色至黄褐色微柔毛，被毛时往往在节上尤为明显。花绿白或带黄色，长约3 mm；花梗长1～2 mm，无毛。花被外面无毛或被微柔毛，内面密被短柔毛，花被筒倒锥形，长约1 mm，花被裂片椭圆形，长约2 mm。能育雄蕊9，长约2 mm，花丝被短柔毛。退化雄蕊3，位于最内轮，箭头形，长约1 mm，被短柔毛。子房球形，长约1 mm，无毛，花柱长约1 mm。果卵球形或近球形，直径6～8 mm，紫黑色；果托杯状，长约5 mm，顶端截平，宽达4 mm，基部宽约1 mm，具纵向沟纹。花期4—5月，果期8—11月。

【功能主治】 开窍醒神，清热止痛。用于热病神昏、惊厥，中风痰厥，气郁暴厥，中恶昏迷，胸痹心痛，目赤，口疮，咽喉肿痛，耳道流脓。

【生长环境与产地分布】 栽培。达州全市均有分布。

【资源保护与开发利用】 我国樟植物资源丰富，通常用于建筑、家具、雕刻、造船、美化城市等。随着近年来学者们对其化学成分研究的深入，樟在抑菌、抗氧化、抗炎等方面的药理活性逐渐被重视。有学者利用香樟果为原料，制备了抗菌纸包装材料，具备一定的抗菌效果；天然芳樟醇用于香料香精、医疗保健等领域。但樟在抗炎、抗癌等方面的活性研究尚停留在动物实验水平，且药理作用机制研究薄弱。因此，有必要对樟的化学成分和药理活性进行深入研究，阐明其药效物质基础及作用机制，为其临床应用及产品开发提供重要的科学依据，促进樟产业的健康发展。

栀 子

【药名】栀子。

【来源】本品为茜草科植物栀子*Gardenia jasminoides* Ellis的干燥成熟果实。9—11月果实成熟呈红黄色时采收，除去果梗和杂质，蒸至上气或置沸水中略烫，取出，干燥。

【植物形态要点】灌木，高0.3～3.0 m；嫩枝常被短毛，枝圆柱形，灰色。叶对生，革质，稀为纸质，少为3枚轮生，叶形多样，通常为长圆状披针形、倒卵状长圆形、倒卵形或椭圆形，长3～25 cm，宽1.5～8.0 cm，顶端渐尖、骤然长渐尖或短尖而钝，基部楔形或短尖，两面常无毛，上面亮绿色，下面色较暗；侧脉8～15对，在下面凸起，在上面平；叶柄长0.2～1.0 cm；托叶膜质。花芳香，通常单朵生于枝顶，花梗长3～5 mm；萼管倒圆锥形或卵形，长8～25 mm，有纵棱，萼檐管形，膨大，顶部5～8裂，通常6裂，裂片披针形或线状披针形，长10～30 mm，宽1～4 mm，结果时增长，宿存；花冠白色或乳黄色，高脚碟状，喉部有疏柔毛，冠管狭圆筒形，长3～5 cm，宽4～6 mm，顶部5～8裂，通常6裂，裂片广展，倒卵形或倒卵状长圆形，长1.5～4.0 cm，宽0.6～2.8 cm；花丝极短，花药线形，长1.5～2.2 cm，伸出；花柱粗厚，长约4.5 cm，柱头纺锤形，伸出，长1.0～1.5 cm，宽3～7 mm，子房直径约3 mm，黄色，平滑。果卵形、近球形、椭圆形或长圆形，黄色或橙红色，长1.5～7.0 cm，直径1.2～2.0 cm，有翅状纵棱5～9条，顶部的宿存萼片长达4 cm，宽达6 mm的种子多数，扁，近圆形而稍有棱角，长约3.5 mm，宽约3 mm。花期3—7月，果期5月至翌年2月。

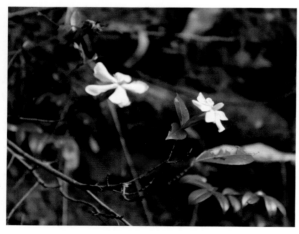
原植物

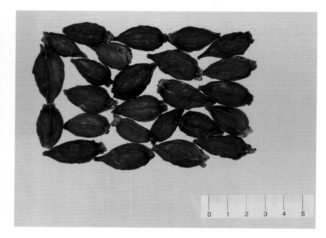
药材

【功能主治】泻火除烦，清热利湿，凉血解毒；外用消肿止痛。用于热病心烦，湿热黄疸，淋证涩痛，血热吐衄，目赤肿痛，火毒疮疡，外治扭挫伤痛。

【生长环境与产地分布】栽培。达州全市均有分布。

【资源保护与开发利用】栀子黄色素广泛应用于食品、药品、日用品、饲料和染料工业。栀子苷具有促进胆汁分泌、镇痛、抗炎、抗肿瘤、抗血栓等药理作用，同时还可作为色素中间体。栀子蓝色素是常用的天然蓝色素，利用栀子蓝色素可进一步开发多种食品与药品的天然着色剂。因此栀子具有良好的开发利用价值。

蜘蛛香

【药名】　蜘蛛香。

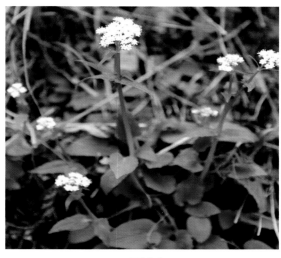

原植物

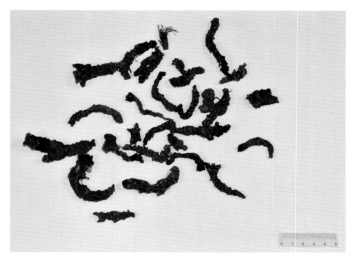

药材

【来源】　本品为败酱科植物蜘蛛香*Valeriana jatamansi* Jones的干燥根茎和根。秋季采挖，除去泥沙，晒干。

【植物形态要点】　植株高20～70 cm；根茎粗厚，块柱状，节密，有浓烈香味；茎1至数株丛生。基生叶发达，叶片心状圆形至卵状心形，长2～9 cm，宽3～8 cm，边缘具疏浅波齿，被短毛或有时无毛，叶柄长为叶片的2～3倍；茎生叶不发达，每茎2对，有时3对，下部的心状圆形，近无柄，上部的常羽裂，无柄。花序为顶生的聚伞花序，苞片和小苞片长钻形，中肋明显，最上部的小苞片常与果实等长。花白色或微红色，杂性；雌花小，长1.5 mm，不育花药着生在极短的花丝上，位于花冠喉部；雌蕊伸长于花冠之外，柱头深3裂；两性花较大，长3～4 mm，雌雄蕊与花冠等长。瘦果长卵形，两面被毛。花期5—7月，果期6—9月。

【功能主治】　泻火除烦，清热利湿，凉血解毒；外用消肿止痛。用于热病心烦，湿热黄疸，淋漓涩痛，血热吐衄，目赤肿痛，火毒疮疡，外治扭挫伤痛。

【生长环境与产地分布】　生于山顶草地、林中或溪边。产宣汉、万源。

【资源保护与开发利用】　综上所述，蜘蛛香有效活性成分丰富，药理活性广泛，其中镇静活性作用得到大量生物学以及药理学临床实践的检验，这些成果对系统地研究和开发蜘蛛香起到积极的促进作用。迄今为止，蜘蛛香公认的活性成分主要为挥发油和缬草三酯混合物，由此可见蜘蛛香的化学成分种类比较集中，活性成分较为专一。另外，蜘蛛香具有一定的抗肿瘤作用，但作用机制尚待进一步深入研究，尤其是环烯醚萜类具有很大的开发潜力，有望从中寻找出新型的抗肿瘤药物。

中国旌节花

【药名】　小通草。

【来源】　本品为旌节花科植物中国旌节花*Stachyurus chinensis* Franch的干燥茎髓。秋季割取茎，截成段，趁鲜取出髓部，理直，晒干。

【植物形态要点】　落叶灌木，高2～4 m。树皮光滑紫褐色或深褐色；小枝粗状，圆柱形，具淡色椭圆形皮孔。叶于花后发出，互生，纸质至膜质，卵形，长圆状卵形至长圆状椭圆形，长5～12 cm，宽3～7 cm，先端渐尖至短尾状渐尖，基部钝圆至近心形，边缘为圆齿状锯齿，侧脉5～6对，在两面均凸起，细脉网状，上面亮绿色，无毛，下面灰绿色，无毛或仅沿主脉和侧脉疏被短柔毛，后很快脱落；叶柄长1～2 cm，通常暗紫色。穗状花序腋生，先叶开放，长5～10 cm，无梗；花黄色，长约7 mm，近无梗或有短梗；苞片1枚，三角状卵形，顶端急尖，长约3 mm；小苞片2枚，卵形，长约2 cm；萼片4枚，黄绿色，卵形，长约3.5 mm，顶端钝；花瓣4枚，卵形，长约6.5 mm，顶端圆形；雄蕊8枚，与花瓣等长，花药长圆形，纵裂，2室；子房瓶状，连花柱长约6 mm，被微柔毛，柱头头状，不裂。果实圆球形，直径6～7 cm，无毛，近无梗，基部具花被的残留物。花粉粒球形或近球形，赤道面

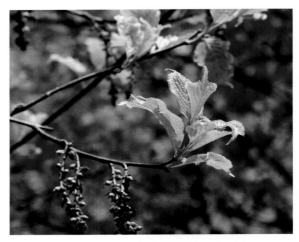

原植物

观为近圆形或圆形，极面观为3裂圆形或近圆形，具三孔沟。染色体数目2 n=24。花期3—4月，果期5—7月。

【功能主治】　清热，利尿，下乳。用于小便不利，淋证，乳汁不下。

【生长环境与产地分布】　生于海拔400～3 000 m的山坡谷地林中或林缘。

【资源保护与开发利用】　通草入药历史悠久，是一种临床常用中药。市场上有大通草和小通草之分，实际上大通草、小通草是名称相似、功效接近而来源不同的两种药物。大通草为五加科植物通脱木的干燥茎髓；小通草为旌节花科植物喜马山旌节花、中国旌节花或山茱萸科植物青荚叶的干燥茎髓。小通草切面平坦，无空心；大通草切面平坦，中空或有半透明薄膜，实心者少见。小通草的性味与归经是甘、淡、寒，归肺、胃经。其功能与主治为清热利尿，下乳，用于小便不利、乳汁不下、尿路感染。大通草性味与归经是甘、淡、微寒，归肺、胃经。其功能与主治为清热利尿、通气下乳，用于湿热尿赤、淋病涩痛、水肿尿少、乳汁不下。

　　目前药理实验已发现，不同品种的大通草及小通草均具有较好的利尿、抗炎和解热作用。在通草的化学成分研究中发现，大通草及小通草类药材中多糖含量丰富，并经初步药理实验证明，多糖有一定的调节免疫和抗氧化作用。因大通草、小通草均有较好的利尿、消炎、解热作用，尤其是对泌尿系统感染疗效显著，使得其近年需求量明显增多。不仅如此，因其疏通经络功效独特，在治疗中风半身不遂方面用途也有拓展。

❧ 重齿毛当归 ❧

【药名】　独活。

【来源】　本品为伞形科植物重齿毛当归 *Angelica pubescens* Maxim.f.biserrata Shan et Yuan 的干燥根。春初苗刚发芽或秋末茎叶枯萎时采挖，除去须根和泥沙，烘至半干，堆置2～3天，发软后再烘至全干。

【植物形态要点】　多年生高大草本。根类圆柱形，棕褐色长至15 cm，直径1.0～2.5 cm，有特殊香气。茎高1～2 m，粗至1.5 cm，中空，常带紫色，光滑或稍有浅纵沟纹，上部有短糙毛。叶二回三出式羽状全裂，宽卵形，长20～30（40）cm，宽15～25 cm；茎生叶叶柄长30～50 cm，基部膨大成长5～7 cm的长管状、半抱茎的厚膜质叶鞘，开展，背面无毛或稍被短柔毛，末回裂片膜质，卵圆

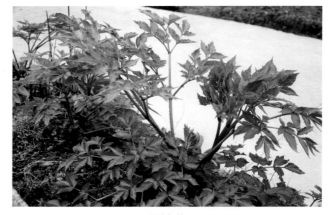

原植物

形至长椭圆形，长5.5～18.0 cm，宽3.0～6.5 cm，顶端渐尖，基部楔形，边缘有不整齐的尖锯齿，或重锯齿，齿端有内曲的短尖头，顶生的末回裂片多3深裂，基部常沿叶轴下延成翅状，侧生的具短柄或无柄，两面沿叶脉及边缘有短柔毛。序托叶简化成囊状膨大的叶鞘，无毛，偶被疏短毛。复伞形花序顶生和侧生，花序梗长5～16（20）cm，密被短糙毛；总苞片1，长钻形，有缘毛，早落；伞辐10～25，长1.5～5.0 cm，密被短糙毛；伞形花序有花17～28（36）朵；小总苞片5～10，阔披针形，比花柄短，顶端有长尖，背面及边缘被短毛。花白色，无萼齿，花瓣倒卵形，顶端内凹，花柱基扁圆盘状。果实椭圆形，长6～8 mm，宽3～5 mm，侧翅与果体等宽或略狭，背棱线形，隆起，棱槽间有油管（1）2～3，合生面有油管2～4（6）。花期8—9月，果期9—10月。

【功能主治】 祛风除湿，通痹止痛。用于风寒湿痹，腰膝疼痛，少阴伏风头痛，风寒挟湿头痛。

【生长环境与产地分布】 栽培。产万源。

【资源保护与开发利用】 独活的化学成分研究已经十分深入，独活的应用领域也十分广阔，这就决定了独活有着巨大的市场需求和广阔的市场前景，但其栽培、育种领域研究甚少，可资利用的高产高效种植技术不成熟，导致独活种植效益相对不高，无法充分调动农民扩大独活种植规模的积极性，造成独活药材价高而量少的市场格局，成了制约独活产业链发展的关键性障碍。因此独活的安全、优质、高效种植技术需要进一步深入研究，以便指导独活药材的生产，促进整个独活产业链条的发展。独活在保健领域的应用历史悠久，《神农本草经》上就有关于独活"久服，轻身、耐老"的记载。独活的食用方法也多种多样，如《药茶治百病》中记载的独活茶、《太平圣惠方》中记载的独活人参酒、《圣济总录》中记载的独活当归酒等。其性温，易伤阴液，阴虚血燥者慎用。近年来，独活在保健领域的应用有所发展，尤其是家畜保健领域。

紫花地丁

【药名】 紫花地丁。

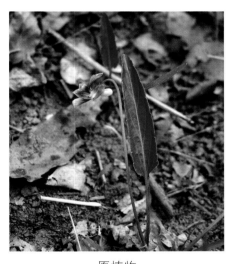

原植物

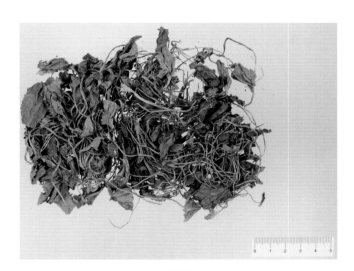

药材

【来源】 本品为堇菜科植物紫花地丁 *Viola yedoensis* Makino的干燥全草。春、秋二季采收，除去杂质，晒干。

【植物形态要点】 多年生草本，无地上茎，高4～14 cm，果期高可达20余厘米。根状茎短，垂直，淡褐色，长4～13 mm，粗2～7 mm，节密生，有数条淡褐色或近白色的细根。叶多数，基生，莲座状；叶片下部者通常较小，呈三角状卵形或狭卵形，上部者较长，呈长圆形、狭卵状披针形或长圆状卵形，长1.5～4.0 cm，宽0.5～1.0 cm，先端圆钝，基部截形或楔形，稀心形，边缘具较平的圆齿，两面无毛或被细短毛，有时仅下面沿叶脉被短毛，果期叶片增大，长可达10余厘米，宽可达4 cm；叶柄在花期通常长于叶片1～2倍，上部具极狭的翅，果期长可达10余厘米，上部具较宽之翅，无毛或被细短毛；托叶膜质，苍白色或淡绿色，长1.5～2.5 cm，2/3～4/5与叶柄合生，离生部分线状披针形，边缘疏生具腺体的流苏状细齿或近全缘。花中等大，紫堇色或淡紫色，稀呈白色，喉部色较淡并带有紫色条纹；花梗通常多，细弱，与叶片等长或高出于叶片，无毛或有短毛，中部附近有2枚线形小苞片；萼片卵状披针形或披针形，长5～7 mm，先端渐尖，基部附属物短，长1.0～1.5 mm，末端圆形或截形，边缘具膜质白边，无毛或有短毛；花瓣倒卵形或长圆状倒卵形，侧方花瓣长，1.0～1.2 cm，里面无毛或有须毛，下方花瓣连距长1.3～2.0 cm，里面有紫色脉纹；距细管状，长4～8 mm，末端圆；花药长约2 mm，药隔顶部的附属物长约1.5 mm，下方2枚雄蕊背部的距细管状，长4～6 mm，末端稍细；子房卵形，无毛，花柱棍棒状，比子房稍长，基部稍膝曲，柱头三角形，两侧及后方稍增厚成微隆起的缘边，顶部略平，前方具短喙。蒴果长圆形，长5～12 mm，无毛；种子卵球形，长1.8 mm，淡黄色。花果期4月中下旬至9月。

【功能主治】 清热解毒，凉血消肿。用于疗疮肿毒，痈疽发背，丹毒，毒蛇咬伤。

【生长环境与产地分布】 生于田间、荒地、山坡草丛、林缘或灌丛中。达州全市均有分布。

【资源保护与开发利用】 紫花地丁药效多、临床应用广泛且分布广，资源丰富，是很有开发前景的一种中药。

❧ 紫金牛 ❧

【药名】 矮地茶。

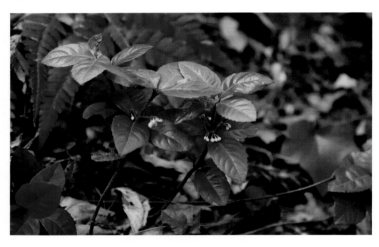

原植物

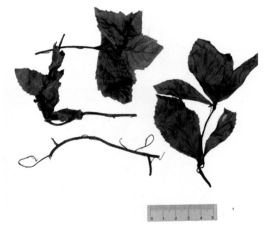

药材

【来源】 本品为紫金牛科植物紫金牛*Ardisia japonica* (Thunb.) Blume的干燥全草。夏、秋二季茎叶茂盛时采挖，除去泥沙，干燥。

【植物形态要点】 小灌木或亚灌木，近蔓生，具匍匐生根的根茎；直立茎长达30 cm，稀达40 cm，不分枝，幼时被细微柔毛，以后无毛。叶对生或近轮生，叶片坚纸质或近革质，椭圆形至椭圆状倒卵形，顶端急尖，基部楔形，长4～7 cm，宽1.5～4.0 cm，边缘具细锯齿，多少具腺点，两面无毛或有时背面仅中脉被细微柔毛，侧脉5～8对，细脉网状；叶柄长6～10 mm，被微柔毛。亚伞形花序，腋生或生于近茎顶端的叶腋，总梗长约5 mm，有花3～5朵；花梗长7～10 mm，常下弯，二者均被微柔毛；花长4～5 mm，有时6数，花萼基部连合，萼片卵形，顶端急尖或钝，长约1.5 mm或略短，两面无毛，具缘毛，有时具腺点；花瓣粉红色或白色，广卵形，长4～5 mm，无毛，具密腺点；雄蕊较花瓣略短，花药披针状卵形或卵形，背部具腺点；雌蕊与花瓣等长，子房卵珠形，无毛；胚珠15枚，3轮。果球形，直径5～6 mm，鲜红色转黑色，多少具腺点。花期5—6月，果期11—12月, 有时5—6月仍有果。

【功能主治】 化痰止咳, 清利湿热, 活血化瘀。用于新久咳嗽, 喘满痰多, 湿热黄疸, 经闭瘀阻, 风湿痹痛, 跌打损伤。

【生长环境与产地分布】 生于林下。达州全市零星分布。

【资源保护与开发利用】 紫金牛属植物是我国的传统中草药及民族药物, 有抗肿瘤、抗HIV、抗衰老、杀虫、观赏、杀菌和抑制肿瘤增生的作用。由于其生长缓慢, 不易繁殖而未得到充分应用。虽然我国的紫金牛属植物分布很广, 但大多数是零星分布。有关紫金牛组织培养的报道罕见, 目前尚无深入的研究, 如果能进行组织培养进行快速繁殖、深入研究, 其在医疗保健和现代化城市园林方面将有很大的应用前景。

紫萁

【药名】 紫萁贯众。

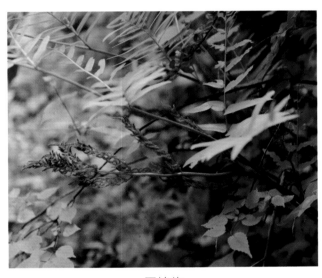

原植物

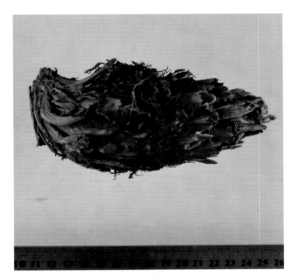

药材

【来源】 本品为紫萁科植物紫萁Osmunda japonica Thunb.的干燥根茎和叶柄残基。春、秋二季采挖, 洗净, 除去须根, 晒干。

【植物形态要点】 植株高50～80 cm或更高。根状茎短粗, 或呈短树干状而稍弯。叶簇生, 直立, 柄长20～30 cm, 禾秆色, 幼时被密绒毛, 不久脱落; 叶片为三角广卵形, 长30～50 cm, 宽25～40 cm, 顶部一回羽状, 其下为二回羽状; 羽片3～5对, 对生, 长圆形, 长15～25 cm, 基部宽8～11 cm, 基部一对稍大, 有柄(柄长1.0～1.5 cm), 斜向上, 奇数羽状; 小羽片5～9对, 对生或近对生, 无柄, 分离, 长4～7 cm, 宽1.5～1.8 cm, 长圆形或长圆披针形, 先端稍钝或急尖, 向基部稍宽, 圆形, 或近截形, 相距1.5～2.0 cm, 向上部稍小, 顶生的同形, 有柄, 基部往往有1～2片的合生圆裂片, 或阔披形的短裂片, 边缘有均匀的细锯齿。叶脉两面明显, 自中肋斜向上, 二回分歧, 小脉平行, 达于锯齿。叶为纸质, 成长后光滑无毛, 干后为棕绿色。孢子叶(能育叶)同营养叶等高, 或经常稍高, 羽片和小羽片均短缩, 小羽片变成线形, 长1.5～2.0 cm, 沿中肋两侧背面密生孢子囊。

【功能主治】 清热解毒, 止血, 杀虫。用于疫毒感冒, 热毒泻痢, 痈疮肿毒, 吐血, 衄血, 便血, 崩漏, 虫积腹痛。

【生长环境与产地分布】 生于林下。达州全市广泛分布。

【资源保护与开发利用】　随着紫萁的经济价值不断被发现，市场需求量日益增大，但近几年的滥采乱挖，造成资源日渐枯竭，仅仅依靠野生种苗已无法满足需求，需要采取人工繁殖栽培的技术来改变现状。同时，随着我国人民生活水平的日益提高，对"绿色食品"的需求不断增长，要求加强产品的多样性开发，以满足食用和药用的不同需求。另外，可在山区推广紫萁快繁、栽培技术，一方面促进山区经济发展，另一方面推行立体林下种植，既不占用耕地还能止水土流失，又具有显著的经济效益、生态效益和社会效益。

❧ 紫 苏 ❧

【药名】　紫苏叶/紫苏子/紫苏梗。

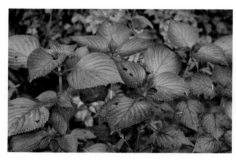 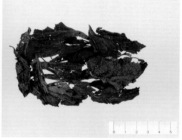 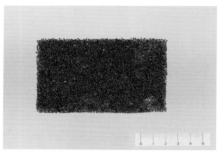

原植物　　　　　　　　　药材（紫苏叶）　　　　　　　　药材（紫苏子）

【来源】　紫苏子，为唇形科植物紫苏*Perilla frutescens* (L.) Britt.的干燥成熟种子。秋季果实成熟时采收，除去杂质，晒干。紫苏叶，为干燥叶(或带嫩枝)。夏季枝叶茂盛时采收，除去杂质，晒干。紫苏梗，为干燥茎。秋季果实成熟后采割，除去杂质，晒干，或趁鲜切片，晒干。

【植物形态要点】　一年生直立草本。茎高0.3～2.0 m，绿色或紫色，钝四棱形，具四槽，密被长柔毛。叶阔卵形或圆形，长7～13 cm，宽4.5～10 cm，先端短尖或突尖，基部圆形或阔楔形，边缘在基部以上有粗锯齿，膜质或草质，两面绿色或紫色，或仅下面紫色，上面被疏柔毛，下面被贴生柔毛，侧脉7～8对，位于下部者稍靠近，斜上升，与中脉在上面微突起下面明显突起，色稍淡；叶柄长3～5 cm，背腹扁平，密被长柔毛。轮伞花序2花，组成长1.5～15.0 cm、密被长柔毛、偏向一侧的顶生及腋生总状花序；苞片宽卵圆形或近圆形，长宽约4 mm，先端具短尖，外被红褐色腺点，无毛，边缘膜质；花梗长1.5 mm，密被柔毛。花萼钟形，10脉，长约3 mm，直伸，下部被长柔毛，夹有黄色腺点，内面喉部有疏柔毛环，结果时增大，长至1.1 cm，平伸或下垂，基部一边肿胀，萼檐二唇形，上唇宽大，3齿，中齿较小，下唇比上唇稍长，2齿，齿披针形。花冠白色至紫红色，长3～4 mm，外面略被微柔毛，内面在下唇片基部略被微柔毛，冠筒短，长2.0～2.5 mm，喉部斜钟形，冠檐近二唇形，上唇微缺，下唇3裂，中裂片较大，侧裂片与上唇相近似。雄蕊4，几不伸出，前对稍长，离生，插生喉部，花丝扁平，花药2室，室平行，其后略叉开或极叉开。花柱先端相等2浅裂。花盘前方呈指状膨大。小坚果近球形，灰褐色，直径约1.5 mm，具网纹。花期8—11月，果期8—12月。

【功能主治】　紫苏子降气化痰，止咳平喘，润肠通便。用于痰壅气逆，咳嗽气喘，肠燥便秘。紫苏梗理气宽中，止痛，安胎。用于胸膈痞闷，胃脘疼痛，嗳气呕吐，胎动不安。紫苏叶解表散寒，行气和胃。用于风寒感冒，咳嗽呕恶，妊娠呕吐，鱼蟹中毒。

【生长环境与产地分布】　生于庭园、路旁。达州全市广泛分布。

【资源保护与开发利用】　紫苏作为一种常见的植物，因其较强的适应能力，遍布在许多地区，在我国食用和药用已有几千年的历史，其叶和籽可食用，茎和紫苏籽粕可用于动物饲料，可谓是全株都可被加以利用。近年来越来越多的紫苏产品出现在市面上，深受人们的喜爱。紫苏的品种繁多，而不同品种又具有各自的特点，如出油率高或茎叶中药用活性成分较高再或是食用美味，因此紫苏产业未来的发展应在于品种培育和利用紫苏根、茎、叶、花、果实等开发保健产品，学术研究将集中在紫苏有效成分分离纯化工艺、作用机理和功效应用等方面。紫苏因其自身的优势一定会走向产业化、精细化和综合化发展道路。

棕 榈

【药名】棕榈。

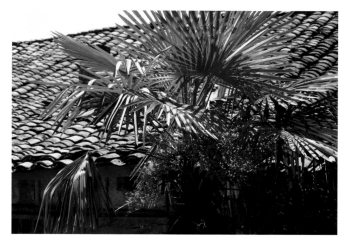

原植物

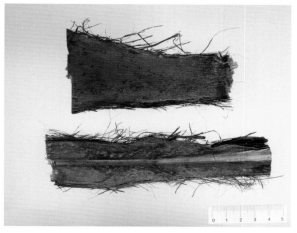

药材

【来源】 本品为棕榈科植物棕榈*Trachycarpus fortunei* (Hook.f.) H.Wendl.的干燥叶柄。采棕时割取旧叶柄下延部分和鞘片，除去纤维状的棕毛，晒干。

【植物形态要点】 乔木状，高3～10 m或更高，树干圆柱形，被不易脱落的老叶柄基部和密集的网状纤维，除非人工剥除，否则不能自行脱落，裸露树干直径10～15 cm甚至更粗。叶片呈3/4圆形或者近圆形，深裂成30～50片具褶皱的线状剑形，宽2.5～4.0 cm，长60～70 cm的裂片，裂片先端具短2裂或2齿，硬挺甚至顶端下垂；叶柄长75～80 cm或甚至更长，两侧具细圆齿，顶端有明显的戟突。花序粗壮，多次分枝，从叶腋抽出，通常是雌雄异株。雄花序长约40 cm，具有2～3个分枝花序，下部的分枝花序长15～17 cm，一般只二回分枝；雄花无梗，每2～3朵密集着生于小穗轴上，也有单生的；黄绿色，卵球形，钝三棱；花萼3片，卵状急尖，几分离，花冠约长于花萼2倍，花瓣阔卵形，雄蕊6枚，花药卵状箭头形；雌花序长80～90 cm，花序梗长约40 cm，其上有3个佛焰苞包着，具4～5个圆锥状的分枝花序，下部的分枝花序长约35 cm，2～3回分枝；雌花淡绿色，通常2～3朵聚生；花无梗，球形，着生于短瘤突上，萼片阔卵形，3裂，基部合生，花瓣卵状近圆形，长于萼片1/3，退化雄蕊6枚，心皮被银色毛。果实阔肾形，有脐，宽11～12 mm，高7～9 mm，成熟时由黄色变为淡蓝色，有白粉，柱头残留在侧面附近。种子胚乳均匀，角质，胚侧生。花期4月，果期12月。

【功能主治】 收敛止血。用于吐血，衄血，尿血，便血，崩漏。

【生长环境与产地分布】 生于四旁、疏林。达州全市广泛分布。

【资源保护与开发利用】 棕榈既有良好的药用价值，也用于人们的日常生活中。据新华社《经济参考》报道：由于海绵泡沫使用寿命短，且长期使用对健康极为不利，在欧美和一些发达国家已被禁止使用。为促进人体健康，减少环境污染，满足人们向往自然、贴近自然、回归自然的需求，采用纯天然、无毒、无副作用的天然绿色原料(如棕丝、椰丝)生产软垫的加工业发展迅速。法国《欧洲时报》曾报道：根据专家研究测定,中国生产的棕丝床垫,是世界睡床中质地最佳的床垫,它刚中有柔,弹性适当,保护脊梁,无毒无味,经久耐用,是健康环保的首选床垫。据东南亚国家和一些地区调查,消费者对高档床垫的需求量日益看好,天然山棕保健床垫市场份额已达到60%,在日本、新加坡等国家年销量在 8 万床左右,其价格在每床 1 000 美元左右。目前在欧美和一些发达国家天然环保床垫生产量远不及于消费需求,市场对天然环保床垫及系列产品进口的依赖性非常大,在过去的几年里,其进口速度一直保持两位数的增长。随着社会发展,国外汽车、火车、飞机、轮船和航空坐垫等需求的增长,其市场容量之大,市场前景之广阔可想而知。